家庭健康宝典

家庭醫生

［主编］闫松

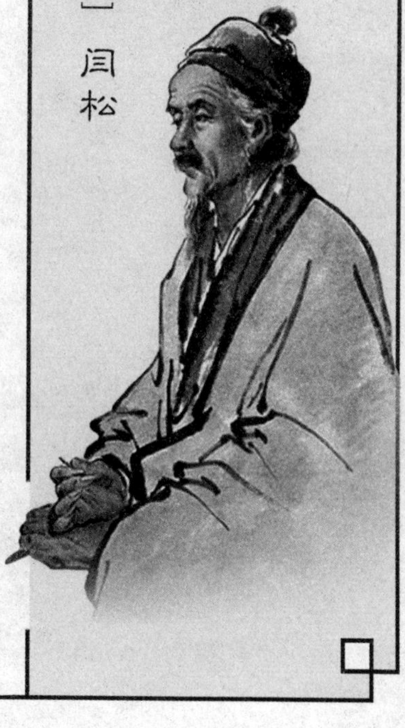

线装書局

中医古籍出版社

家庭醫生

疾病防治篇

[主编] 闫松

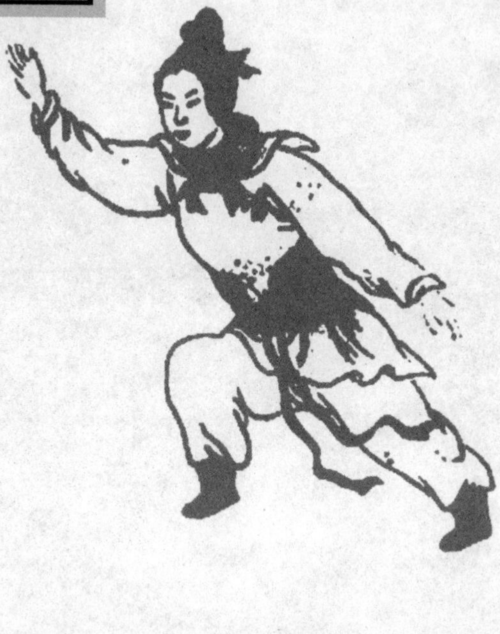

线装書局

中医古籍出版社

卷首语

“大病去医院，小病去药店”，这是当今人们感到身体不适的主要选择和消费理念。但是，现在许多国家的政府都提出，人们要对自己的健康问题承担责任，发挥积极的作用，提倡将自我药疗作为自我保健首要的和最主要的途径之一。

所谓自我药疗，是指人们使用非处方药与保健品预防和治疗一些适合自我诊断的轻微疾病，保持健康状态的一种自我保健方式。这个说法，对我国普通百姓来说，还是一个新名词，实际上，早在几千年前，我们的祖先就开始了自我药疗的实践——以适宜的中草药缓解不适症状。《帝王世纪》中记载的药王神农氏尝百草就是远古人们寻找适宜自我药疗药物的写照。

另外，据《中华现代医院管理杂志》报导，由于当今药物品种、数量的增多，特别是存在不合理药现象，药源性疾病的发生率呈上升趋势，其危害性仅次于心脑血管疾病，恶性肿瘤和感染性疾病。因用药导致药源性疾病，一方面使病人雪上加霜，增加痛苦和遭受不必要的伤害，导致病人健康相关生存质量恶化，甚至威胁病人生命；另一方面，医治药源性疾病需要耗费一定的医疗资源，有形地加重国家、社会和病人的经济负担。同时，由药源性疾病而产生的各种纠纷也不断增多，其中有些纠纷已构成了药源性医疗事故。

鉴于以上两点，为了能够实现自我药疗和避免药疗事故，加强自我防卫，了解一些疾病药疗的知识是十分必要的，本卷正是适应这种需要而编写。此卷图书对内科、外科、男科、妇科、儿科、美容科等常见的疾病都有详细的分析诊断，同时对各种疾病的中西医治疗方案和用药也有详细的记录。读书百遍，其义自见。而读本卷书几遍，也许你就能成为“半个医生”。

目　录

第一章　传染病与寄生虫病 ……………………………………………… (1)

第一节　登革热 ……………………………………………… (1)

第二节　狂犬病 ……………………………………………… (2)

第三节　细菌性痢疾 ……………………………………………… (3)

第四节　白喉 ……………………………………………… (4)

第五节　疟疾 ……………………………………………… (6)

第六节　细菌性食物中毒 ……………………………………………… (7)

第七节　破伤风 ……………………………………………… (8)

第八节　结核病 ……………………………………………… (9)

第九节　肠结核 ……………………………………………… (11)

第十节　猩红热 ……………………………………………… (12)

第十一节　败血症 ……………………………………………… (13)

第十二节　斑疹伤寒 ……………………………………………… (14)

第十三节　伤寒和副伤寒 ……………………………………………… (15)

第十四节　病毒性肝炎 ……………………………………………… (17)

第二章　呼吸系统疾病 ……………………………………………… (19)

第一节　急性支气管炎 ……………………………………………… (19)

第二节　慢性支气管炎 ……………………………………………… (21)

第三节　支气管哮喘 ……………………………………………… (23)

第四节　支气管扩张 ……………………………………………… (26)

第五节　咯血 ……………………………………………………………… (28)
第六节　肺栓塞 …………………………………………………………… (30)
第七节　肺脓肿 …………………………………………………………… (31)
第八节　自发性气胸 ……………………………………………………… (33)
第九节　细菌性肺炎 ……………………………………………………… (35)
第十节　病毒性肺炎 ……………………………………………………… (37)
第十一节　肺水肿 ………………………………………………………… (38)
第十二节　呼吸衰竭 ……………………………………………………… (39)
第十三节　肺出血肾炎综合症 …………………………………………… (41)
第三章　常见循环系统疾病 ……………………………………………… (43)
第一节　动脉粥样硬化 …………………………………………………… (43)
第二节　冠心病 …………………………………………………………… (46)
第三节　心肌梗死 ………………………………………………………… (48)
第四节　心绞痛 …………………………………………………………… (52)
第五节　心力衰竭 ………………………………………………………… (55)
第六节　心血管神经官能症 ……………………………………………… (59)
第七节　心律失常 ………………………………………………………… (61)
第八节　早搏 ……………………………………………………………… (62)
第九节　静脉曲张 ………………………………………………………… (64)
第十节　血栓性脉管炎 …………………………………………………… (67)
第十一节　脑动脉硬化 …………………………………………………… (69)
第十二节　阵发性心动过速 ……………………………………………… (71)
第十三节　高血压 ………………………………………………………… (73)
第十四节　低血压 ………………………………………………………… (78)
第十五节　先天性心脏病 ………………………………………………… (79)
第十六节　心肌疾病 ……………………………………………………… (81)
第十七节　病毒性心肌炎 ………………………………………………… (82)
第四章　消化系统疾病 …………………………………………………… (86)

第一节　消化性溃疡 ……………………………………………………………(86)
第二节　胃炎 ……………………………………………………………………(88)
第三节　腹泻 ……………………………………………………………………(93)
第四节　便秘 ……………………………………………………………………(96)
第五节　急性胃肠炎 ……………………………………………………………(98)
第六节　消化不良……………………………………………………………(100)
第七节　腹膜炎………………………………………………………………(102)
第八节　肠梗阻………………………………………………………………(105)
第九节　吸收不良综合症……………………………………………………(107)
第十节　阑尾炎………………………………………………………………(109)
第十一节　急性胰腺炎………………………………………………………(110)
第十二节　慢性胰腺炎………………………………………………………(114)
第十三节　直肠和肛管损伤…………………………………………………(116)
第十四节　贲门失弛缓症……………………………………………………(118)
第十五节　脂肪肝……………………………………………………………(120)
第十六节　肝硬化……………………………………………………………(123)
第十七节　肝性脑病…………………………………………………………(125)
第十八节　胆囊炎……………………………………………………………(127)
第十九节　胆结石……………………………………………………………(130)
第二十节　胃下垂……………………………………………………………(132)
第二十一节　消化道出血……………………………………………………(134)
第二十二节　溃疡性结肠炎…………………………………………………(137)
第五章　泌尿系统疾病……………………………………………………(140)
第一节　膀胱结石……………………………………………………………(140)
第二节　急性肾功能衰竭……………………………………………………(142)
第三节　急性肾小球肾炎……………………………………………………(149)
第四节　慢性肾功能衰竭……………………………………………………(152)
第五节　慢性肾小球肾炎……………………………………………………(156)

第六节　慢性肾盂肾炎……………………………………………………（159）
第七节　泌尿系感染……………………………………………………（164）
第八节　尿失禁…………………………………………………………（168）
第九节　肾病综合症……………………………………………………（170）
第十节　肾积水…………………………………………………………（173）
第十一节　肾结石、肾绞痛 ……………………………………………（175）
第十二节　肾结核………………………………………………………（178）
第十三节　肾性高血压…………………………………………………（180）
第十四节　血尿…………………………………………………………（183）
第六章　内分泌、代谢系统疾病 ……………………………………（186）
第一节　垂体性侏儒症…………………………………………………（186）
第二节　低血糖症………………………………………………………（188）
第三节　高脂蛋白血症…………………………………………………（192）
第四节　甲状腺机能减退症……………………………………………（194）
第五节　甲状腺机能亢进症……………………………………………（196）
第六节　柯兴氏综合症…………………………………………………（199）
第七节　尿崩症…………………………………………………………（200）
第八节　糖尿病…………………………………………………………（202）
第九节　痛风……………………………………………………………（206）
第七章　神经、精神科疾病 …………………………………………（208）
第一节　臂神经痛………………………………………………………（208）
第二节　老年性三叉神经痛……………………………………………（210）
第三节　坐骨神经痛……………………………………………………（212）
第四节　偏头痛…………………………………………………………（214）
第五节　头痛……………………………………………………………（216）
第六节　多发性神经炎…………………………………………………（218）
第七节　周围神经病……………………………………………………（221）
第八节　面肌痉挛………………………………………………………（222）

第九节　面神经麻痹……………………………………………………………（223）
第十节　周期性麻痹…………………………………………………………（226）
第十一节　重症肌无力………………………………………………………（228）
第十二节　进行性肌营养不良………………………………………………（230）
第十三节　神经官能症………………………………………………………（233）
第十四节　青春期厌食症……………………………………………………（235）
第十五节　神经衰弱…………………………………………………………（237）
第十六节　眩晕………………………………………………………………（239）
第十七节　失语症……………………………………………………………（242）
第十八节　抑郁症……………………………………………………………（243）
第十九节　躁狂抑郁症………………………………………………………（247）
第二十节　焦虑症……………………………………………………………（249）
第二十一节　精神分裂症……………………………………………………（257）
第二十二节　恐怖症…………………………………………………………（260）
第二十三节　痴呆症…………………………………………………………（262）
第二十四节　老年痴呆症……………………………………………………（263）
第二十五节　帕金森氏病……………………………………………………（267）
第二十六节　脑血管病………………………………………………………（269）
第二十七节　脑出血…………………………………………………………（272）
第二十八节　脑血栓…………………………………………………………（274）
第二十九节　脑栓塞…………………………………………………………（276）
第三十节　蛛网膜下腔出血…………………………………………………（277）
第三十一节　短暂脑缺血……………………………………………………（280）
第八章　皮肤疾病……………………………………………………………（283）
第一节　疥疮…………………………………………………………………（283）
第二节　丹毒…………………………………………………………………（284）
第三节　脓疱病………………………………………………………………（285）
第四节　毛囊炎………………………………………………………………（287）

第五节　扁平苔癣……………………………………………………………（289）
第六节　硬皮病……………………………………………………………（291）
第七节　鱼鳞病……………………………………………………………（293）
第八节　皮肤结核病………………………………………………………（294）
第九节　念珠菌病…………………………………………………………（296）
第十节　孢子丝菌病………………………………………………………（298）
第十一节　疣………………………………………………………………（299）
第十二节　单纯疱疹………………………………………………………（300）
第十三节　带状疱疹………………………………………………………（302）
第十四节　痤疮……………………………………………………………（304）
第十五节　湿疹……………………………………………………………（306）
第十六节　荨麻疹…………………………………………………………（308）
第十七节　头癣……………………………………………………………（310）
第十八节　手癣……………………………………………………………（311）
第十九节　足癣……………………………………………………………（313）
第二十节　甲癣……………………………………………………………（314）
第二十一节　股癣…………………………………………………………（315）
第二十二节　体癣…………………………………………………………（316）
第二十三节　花斑癣………………………………………………………（317）
第二十四节　鸡眼…………………………………………………………（318）
第二十五节　手足皲裂……………………………………………………（319）
第二十六节　冻疮…………………………………………………………（320）
第二十七节　隐翅虫皮炎…………………………………………………（321）
第二十八节　白塞氏综合症………………………………………………（322）
第二十九节　红斑狼疮……………………………………………………（324）
第三十节　脂溢性皮炎……………………………………………………（327）
第三十一节　玫瑰糠疹……………………………………………………（328）
第三十二节　牛皮癣………………………………………………………（330）

第三十三节　白癜风…………………………………………………………（332）
第三十四节　黄褐斑…………………………………………………………（335）
第三十五节　雀斑……………………………………………………………（336）
第三十六节　色素痣…………………………………………………………（337）
第三十七节　多毛症…………………………………………………………（338）
第三十八节　粟丘疹…………………………………………………………（339）
第三十九节　过敏性紫癜……………………………………………………（339）
第四十节　酒渣鼻……………………………………………………………（341）
第九章　妇科疾病……………………………………………………………（343）
第一节　痛经…………………………………………………………………（343）
第二节　闭经　………………………………………………………………（345）
第三节　月经不调……………………………………………………………（348）
第四节　功能性子宫出血……………………………………………………（351）
第五节　乳腺增生……………………………………………………………（354）
第六节　宫颈炎………………………………………………………………（356）
第七节　盆腔炎………………………………………………………………（358）
第八节　女性膀胱炎…………………………………………………………（360）
第九节　念珠菌性阴道炎……………………………………………………（361）
第十节　滴虫性阴道炎………………………………………………………（363）
第十一节　老年性阴道炎……………………………………………………（364）
第十二节　外阴瘙痒…………………………………………………………（366）
第十三节　不孕症……………………………………………………………（367）
第十四节　性交痛……………………………………………………………（369）
第十五节　性冷淡……………………………………………………………（372）
第十六节　更年期综合症……………………………………………………（373）
第十章　男科疾病……………………………………………………………（375）
第一节　前列腺肥大…………………………………………………………（375）
第二节　前列腺炎……………………………………………………………（377）

第三节　膀胱炎……(378)
第四节　龟头炎……(380)
第五节　阳痿……(381)
第六节　早泄……(383)
第七节　包茎和包皮过长……(384)
第八节　隐睾症……(385)
第九节　男子不育症……(385)
第十一章　性疾病……(387)
第一节　淋病……(387)
第二节　梅毒……(389)
第三节　非淋菌性尿道炎……(391)
第四节　尖锐湿疣……(393)
第五节　艾滋病……(394)
第六节　生殖器疱疹……(397)
第十二章　肿瘤疾病……(400)
第一节　鼻咽癌……(400)
第二节　口腔肿瘤……(401)
第三节　甲状腺癌……(402)
第四节　肺癌……(403)
第五节　胃癌……(406)
第六节　原发性肝癌……(407)
第七节　大肠癌……(409)
第八节　胰腺癌……(410)
第九节　肾癌……(411)
第十节　睾丸肿瘤……(413)
第十一节　膀胱癌……(414)
第十二节　前列腺癌……(415)
第十三节　宫颈癌……(417)

第十四节　乳腺癌……………………………………………………（418）
第十五节　卵巢癌……………………………………………………（420）
第十六节　恶性淋巴瘤………………………………………………（422）
第十七节　骨肿瘤……………………………………………………（424）
第十八节　多发性骨髓瘤……………………………………………（425）
第十九节　脑恶性肿瘤………………………………………………（427）
第二十节　皮肤癌……………………………………………………（428）
第二十一节　软组织肉瘤……………………………………………（429）
第二十二节　恶性黑色素瘤…………………………………………（431）

第一章 传染病与寄生虫病

第一节 登革热

【病证表现】

1. 发热:起病急,发热 5 ~7 天,然后逐渐退至正常。热程常伴有头痛、眼球后痛、背部、骨骼肌肉及关节痛、恶心呕吐、腹泻或便秘等症状。

2. 皮疹:病程 3 ~6 天出现,为斑丘疹、猩红热样疹、麻疹样皮疹和皮下出血点等。

3. 出血:部分病例有不同程度出血,如牙龈出血、消化道和皮下出血等。少数病例有肝肿大和出现黄疸。

4. 并发症:以急性血管内溶血为最常见,此外有精神异常、心肌炎、尿毒症和眼部并发症等。

【就医指南】

在流行区或在夏秋雨季、伊蚊孳生地,有以上症状者应及时就诊。血象检查可发现白细胞减少,检查尿液可发现蛋白和红细胞。也可做血清学检查,如:红细胞凝集抑制实验,此实验可作为首选的检查。

【一般治疗】

给予易于消化的食物和补充足够的液体,高热者给予物理降温。

【西药治疗】

尚无特效治疗。常采用物理降温、止痛等,注意纠正水电解质紊乱。国外有个别报道试用登革病毒的减毒活疫苗,给少数志愿者接种后无不良反应,并能诱发中和抗体。

【急症处理】

1. 及时隔离患者,注意观察体温高低并降温。

2. 出血、皮疹期要注意皮肤的护理，保持清洁、干燥，特别注意口腔的清洁。

3. 有并发症时要注意观察，并发心肌炎者，应卧床休息。

【名医叮嘱】

1. 预防为主，包括个体预防和及时隔离患者及防止和消灭伊蚊。

2. 疫苗接种后诱发的抗体对再次感染登革病毒有免疫促进作用，应慎用。

第二节　狂犬病

【病证表现】

人感染病毒后一般经 1～3 个月潜伏期后发病，但也有短至一周或长达数年后才出现症状者。患者早期症状有发热、头痛、乏力、伤口周围刺痛感等流涎、流泪，继而出现兴奋性增强，吞咽或饮水时喉头肌肉发生痉挛，甚至听到水声或其他轻微刺激均可引起痉挛发作，发病 3～5 天后，患者转入麻痹、昏迷，最后呼吸和循环衰竭而死亡。病死率几乎达 100%。

【就医指南】

人被犬或其他动物咬伤后，检查动物是否患有狂犬病，对采取防治措施极为重要。若咬人的动物一周后不发病，一般可认为该动物不是病犬或咬人时唾液中尚没有狂犬病病毒。若观察期间动物发病，即将其杀死解剖，取脑组织检查。

对狂犬病患者的生前诊断：取唾液沉渣、角膜刮片或睑颊皮肤活检，用荧光免疫抗体染色检查狂犬病病毒抗原。

【一般治疗】

被疑似狂犬病的动物咬伤后，应立即挤压伤口出血，用 20% 肥皂水、去垢剂或清水充分洗涤伤口，再涂 40%～70% 乙醇、碘酒或季胺盐类化合物。

【中药治疗】

下列药物对治疗狂犬病有效，如：

盘龙散

解毒活命丹（早中期患者）

玉真散（前驱期和兴奋期患者）

【西药治疗】

1. 狂犬病的潜伏期一般很长，人被咬伤后，应及早接种疫苗，可注射破伤风抗毒素、液用人体狂犬病疫苗。

2. 被动免疫可肌肉注射抗狂犬病免疫血清。

3. 静脉注射葡萄糖盐水、血浆等，保证酸碱平衡。

【急症处理】

被咬伤后立即处理伤口：用20%肥皂水或0.1%新洁尔灭反复冲洗至少半小时，力求去除狗涎；挤出污血，冲洗后再用70%酒精擦洗及浓碘酊反复涂拭，伤口一般不予缝合或包扎以便排血引流；及时用狂犬病病毒免疫血清或人用狂犬病免疫球蛋白做局部浸润注射。

【名医叮嘱】

1. 该病以预防为主，出现狂犬病的地区，在一定范围内灭掉所有的狗，这是防止本病的根本措施。

2. 从个人角度，可注射地鼠肾原代细胞培养制备的狂犬病疫苗来诱生较高滴度抗体。

3. 发病后抢救意义不是很大。

第三节　细菌性痢疾

【病证表现】

1. 急性典型菌痢。

起病急，畏寒、发热，同时或数小时后出现腹痛及腹泻，腹痛多见于脐周及下腹，呈阵发性绞痛或钝痛。腹泻每日十余次至数十次。大便初呈水样，后排出脓血便，伴有里急后重感。

2. 急性非典型菌痢。

全身症状较轻，腹泻每日3~5次，糊状或稀便，肉眼无脓血，腹痛较轻，里急后重不明显。

【就医指南】

1. 到医院后可首先做粪便镜检，可见大量红、白细胞（白细胞为主），并有吞噬细胞。

2. 大便培养有痢疾杆菌生长，则可确诊。

3. 血象白细胞增多，以中性多核细胞为主。

【一般治疗】

注意补充水分，即饮用0.9%的盐水，同时给予有效的抗菌药物治疗。

【中药治疗】

选服下列具有清热解毒、厚肠止痢、抗菌杀虫作用的方药，如：

黄白片

红白痢疾丸

香连化滞丸

久痢丸

翻白草汤

双藤汤

【西药治疗】

诺氟沙星

环丙沙星

复方磺胺甲唑

呋喃唑酮

【急症处理】

患者应按肠道传染病隔离，急性期卧床休息，进食清淡少渣易消化的软食。腹痛剧烈时可腹部热敷。高热时物理降温。有呼吸衰竭者应保持呼吸道畅通并予吸氧。

【名医叮嘱】

1. 早期治疗、隔离病员，尤其注意炊事人员和幼托人员。

2. 注意饮水、饮食卫生，养成饭前便后洗手的习惯。

3. 口服多价痢疾减毒活菌苗有一定的预防效果。

第四节　白喉

【病证表现】

潜伏期1～6天，根据病灶所在部位不同，症状也各异：

1. 咽白喉：最多见，成人和年龄大的儿童绝大多数是咽白喉。表现为咽部痛、咳嗽。咽及扁桃体红肿，上覆一层灰白色或近似黄色的膜，称为假膜，假膜逐渐扩展，重症病例可覆盖全部扁桃体。如假膜色污甚至呈黑锈色、口腔有腐臭味提示病情严重。

2. 鼻白喉：多见2岁以下的婴儿，指前鼻部发生的白喉。一般轻度发热，有时体温可正常，病变范围小，全身症状轻微。主要表现为鼻涕中混有血液，鼻塞，鼻孔外口皮肤甚至上唇部皮肤发红、糜烂及结痂。

3. 咽白喉：幼儿多见。发热、咳嗽，咳嗽时呈“空空”的音响，有人称犬吠样咳嗽。有时声音嘶哑甚至失声。假膜在喉头部，口中见不到大的假膜。

4. 其他部位白喉：不多见。皮肤创伤部位、眼睑部、女孩外阴部、中耳等处可发生白喉感染。

【就医指南】

患者如果有发热、扁桃体上有白色斑点或假膜就应考虑咽白喉的可能性，要立即请医生诊断。有经验的医生仅根据咽部所见就可诊断。当可疑时要进行细菌学检查。咽拭子涂片染色及细菌培养阳性基本上可以肯定诊断。

【一般治疗】

白喉应入院治疗，做好消毒隔离工作，一般需卧床休息2~4周，尽早使用抗毒素血清和抗生素治疗。

【中药治疗】

养阴清肺汤

除瘟化毒汤

生脉散

清咽消毒剂

【西药治疗】

1. 抗毒素治疗：抗毒素可以中和游离的毒素，不能中和已与组织结合的毒素。

2. 抗生素治疗：

青霉素

红霉素

【急症处理】

白喉多发生于秋冬及初春。遇有上述症状及表现的患者应及早入院治疗，尽早使用抗毒素血清和抗生素治疗，以免贻误病情。

【名医叮嘱】

1. 病人卧床休息 2～4 周，进食流质或半流质饮食。保持口腔清洁。

2. 合并心肌炎者饮食不宜过饱，保持大便通畅。

3. 有心衰者按心衰常规处理。

4. 现已有百白破三联疫苗，应以预防为主，早注射疫苗为好。

第五节　疟疾

【病证表现】

潜伏期：间日疟 13～15 天，三日疟 24～30 天，恶性疟 7～12 天，卵形疟 13～15 天。部分病人有前驱症状，如疲倦、乏力、头痛、肌肉酸痛、食欲减少等。

寒战期：突起畏寒，剧烈寒战，面色苍白，唇指发绀，脉搏速度加快，寒战持续 10 分钟至 2 小时。

高热期：寒战开始后体温迅速上升达 40℃ 或更高，全身酸痛，口渴，烦躁，面色潮红，皮肤干热，持续 2～6 小时。

大汗期：高热后期全身大汗淋漓，大汗后，体温迅速下降至正常或低于正常，但感疲乏。

根据不同的种类，临床表现亦有不同。

1. 间日疟：常呈间日定时的寒战发作。

2. 三日疟：为三日发作一次，周期常较规则。

3. 卵形疟：与间日疟相似，多较轻。

4. 恶性疟：起病急缓不一，热型多不规则，常先出现间歇性低热，继以弛张热或持续高热。

【就医指南】

症状典型，一般根据症状即可确诊。必要时可做血涂片查找疟原虫。

【中药治疗】

金不换正气散

柴胡截疟饮

白虎桂枝汤

【西药治疗】

以杀灭红细胞内疟原虫、控制发作和杀灭肝内红细胞疟原虫、防止复发为目的，现多采用磷酸氯喹和硫酸伯氨喹啉混合疗法。

【急症处理】

体温过高，可物理降温。服用奎宁。

【名医叮嘱】

对易感人群在流行季节可进行预防性服药，可采用乙胺嘧啶，每周一次。

第六节　细菌性食物中毒

【病证表现】

1. 胃肠型食物中毒：以急性胃肠炎为特征。表现为腹痛、腹泻、呕吐等症状。病程短，恢复快。

2. 神经性食物中毒：起病急剧，以中枢神经症状为主。视力模糊、复视、眼睑下垂、瞳孔不等大、对光反射减退等。常有咀嚼、吞咽、语言及呼吸困难等神经症状。

【就医指南】

根据临床表现作出初步诊断，将可疑食物、患者呕吐物及粪便做细菌培养，可分离出同一病原菌。

【一般治疗】

细菌性食物中毒的治疗原则以对症治疗为主。有失水症状者可口服补液，剧烈呕吐不能进食者用葡萄糖生理盐水静脉点滴。

【中药治疗】

以芳香化浊、清暑解毒为主。可用：

藿香正气散

十滴水

暑症片

【西药治疗】

一般不用抗生素，有高热或脓血便，可用喹诺酮类或其他抗生素治疗。对于神经性食物中毒，早期可用2%氢氧化钠或1∶4000高锰酸钾溶液洗胃，洗胃后可注入5%硫酸镁导泻。

【急症处理】

有进食可疑食物史，同食者在短期内集体发病者，可认为是细菌性食物中毒，应尽早入院治疗或对症治疗。酸中毒可静脉补充适量5%碳酸氢钠或11.2%乳酸钠溶液。腹痛明显者成人可皮下注射阿托品。

【名医叮嘱】

疑为细菌性食物中毒，应尽早入院治疗或对症治疗。饮食要卫生，食物中毒发生后，应尽早对症治疗，以免贻误病情。沙门菌属食物中毒应做床旁隔离。患者应休息，给予易消化饮食，注意水电解质平衡。有失水症状者可口服补液，剧烈呕吐不能进食或腹泻频繁者用葡萄糖生理盐水静滴。

第七节　破伤风

【病证表现】

破伤风潜伏期不定，短者1～2天，长的达2月，平均1～2周，潜伏期越短病情越严重。最初出现局部肌群抽搐，咀嚼肌痉挛，牙关紧闭，随后颈部、躯干和四肢肌肉强直性痉挛，轻微刺激即可引起阵发抽搐，患者全身肌肉强直收缩，角弓反张，呼吸急促，最后因衰竭和窒息致死。

【就医指南】

有牙关紧闭、角弓反张等症状时，要想到有破伤风的可能。必要时，可取伤口渗出物或坏死组织做涂片染色镜检，厌氧培养并以培养物滤液做动物试验，以确定有无毒素产生。

【一般治疗】

大剂量青霉素能抑制破伤风杆菌繁殖，可用于治疗。

【中药治疗】

玉真散

五虎追风散

【西药治疗】

破伤风一旦发病，治疗效果不佳。故预防极为重要。对已发病的病人，须用破伤风抗毒素治疗，以中和游离的毒素。但毒素一旦与神经组织结合，抗毒素无逆转作用。

【急症处理】

正确处理创口，及时清创，冷开水或灭菌生理盐水冲洗伤口是必要的措施。如伤口较深，污染较重应请医务人员进行伤口的清创处理。

【名医叮嘱】

1. 破伤风病死率约50%，一旦发病，治疗效果不佳，故预防极为重要。

2. 自婴儿时期起即应给予自动免疫，经常采用百白破三联疫苗。

3. 对军人和其他易受伤的人群有计划地实施类毒素预防接种，具有重要意义。

第八节　结核病

【病证表现】

肺结核是结核分枝杆菌感染肺脏引起的慢性呼吸道传染病。临床表现如下：

1. 一般症状：低热、乏力、食少、盗汗及体重减轻等。

2. 肺部症状：咳嗽、部分人有胸痛（胸膜受累）、呼吸困难、咯血，严重的咯血可阻塞气管，引起窒息和休克。

【就医指南】

1. 就医检查时，病变严重者可有胸部体征，如患部呼吸运动减低，叩诊呈浊音，听诊有肺泡呼吸音。晚期肺部广泛纤维化，患侧收缩，可见其胸廓下陷，肋间隙变窄，气管移位；叩诊患侧呈浊音，对侧呈空匣音。

2. 痰菌检查：排菌量多者，痰直接涂片抗酸染色检查，可发现抗酸杆菌。

3. 结核抗体测定：用酶联免疫吸附试验检测患者血液，可发现特异性结合抗体。

4. 结核菌素（OT）或纯蛋白衍生物（PPD）皮试：成人结核菌素反应一般阳性，表示曾有结核感染。本实验对小儿有一定的诊断价值。

5. X线检查：透视、摄片、体层摄片和支气管造影，可见肺结核的各种表现，如浸润性病灶、结核球、空洞、钙化、肺不张和肺气肿等。

【一般治疗】

注意休息，加强营养，一般病人无需卧床休息。目前化疗效果好，痰菌阴转较快，一般不需住院治疗，除非有并发症存在。严重开放性肺结核，应注意消毒隔离。

【中药治疗】

中药治疗的原则有两个：其一是杀其虫以绝根本；其二为补其虚以复其原。可用方药：

三妙散

结核灵胶囊

结核散

【西药治疗】

肺结核可选用以下药物，一般采用2种以上联合治疗。

异烟肼（INH）

链霉素（SM）

对氨水杨酸（PAS）

氨硫脲（TB_1）

利福平（RFP）

乙胺丁醇（EMB）

【急症处理】

有与开放性肺结核患者接触史，或肺外结核史，或者出现上述症状者，应到医院就诊。

【名医叮嘱】

1. 结核病是慢性传染病，隔离治疗时间较长，应作好病人的思想工作，安心疗养，树立战胜疾病的毅力和信心。

2. 结核病是慢性消耗性疾病，应注意饮食护理，加强营养，增强体质。

3. 对开放性肺结核患者，应作好呼吸道隔离和消毒（痰液、用物等）工作。

4. 严密观察病情，注意咯血、气胸等并发症的出现。大咯血可引起窒息，应及时进行抢救处理。

第九节　肠结核

【病证表现】

肠结核由结核分枝杆菌侵犯肠道引起，多见于青壮年。主要临床表现有：

1. 午后低热、盗汗、乏力、食欲不振、体重减轻、妇女月经不调、闭经等。

2. 腹胀、腹痛、腹泻或腹泻便秘交替等症状。溃疡型肠结核，常有慢性腹泻，大便可呈糊状或水样，每日约 2～4 次，无里急后重，伴有右下腹痛；增生型肠结核，常有腹胀、便秘，严重者可出现腹部绞痛、呕吐等部分肠梗阻症状。

【就医指南】

1. 肠结核好发于回盲部，常有右下腹部压痛，增生型肠结核右下腹部可触及肿块。肠梗阻时，可出现腹胀、肠型、肠蠕动波及肠鸣音亢进。

2. X 线检查：胃肠 X 线钡餐或钡灌肠检查，可发现回盲部激惹征或充盈缺损。

3. 纤维结肠镜检：可见回盲部结核病变，并进行活体组织检查。

4. 结核菌素试验阳性。

【一般治疗】

注意休息和营养，摄入不足或腹泻严重、体质瘦弱者，可静脉给予高营养治疗，补充水及电解质。腹痛可用抗胆碱能药物，如颠茄、阿托品等。出现部分肠梗阻，应进行肠胃减压治疗。

【西药治疗】

可参照肺结核治疗，并发肠道大出血、完全性肠梗阻、急性肠穿孔或慢性肠穿孔后引起肠瘘者，可考虑外科手术治疗。

【急症处理】

同肺结核处理。

【名医叮嘱】

1. 对肺结核患者，应加强宣传教育，不要吞咽痰液。

2. 加强饮食护理，宜进富含营养、低渣、少吃刺激性食物。

3. 严密观察病情，注意肠梗阻、肠穿孔、肠出血等并发症出现。

第十节　猩红热

【病证表现】

1. 急起发热，持续一周左右，伴畏寒、头痛，全身不适。咽部和扁桃体明显充血，舌乳头增大且呈酱红色（杨梅舌），颌下淋巴结肿大。少数患者可有严重毒血症表现。

2. 典型的皮疹：病程第二天出疹，由头颈部开始迅速蔓延至躯干四肢。典型皮疹是在全身皮肤弥漫性充血发红的基础上广泛散布，如针尖大小、密集而均匀的微隆起的鲜红色点状皮疹，压之褪色。在腋下、肘窝等处皮肤皱褶上，常因压迫、摩擦而致皮下出血，形成紫红色线条状。面部充血潮红而口鼻周围苍白。皮疹约一周左右消退，呈大片状脱皮。

3. 部分患者有中耳炎、鼻窦炎、淋巴结炎等化脓性并发症。少数于病程 2 ~ 3 周可出现急性肾小球肾炎和风湿热。

【就医指南】

血象检查可发现周围血中白细胞记数增多，嗜中性粒细胞占 80%。咽拭子或伤口处细菌培养，获得致病菌可确诊。

【一般治疗】

青霉素肌注即可。

【中药治疗】

应选用辛凉透表、泻热解毒的方药，如：

解肌透痧汤

黑膏汤

清咽养营汤

外用的有：

人中白散

冰黛散

金不换散

【西药治疗】

青霉素

红霉素

螺旋霉素

林可霉素

胎盘球蛋白(肌注)

【急症处理】

病人应按呼吸道传染病隔离。保持口腔及皮肤清洁。

【名医叮嘱】

注意供给足够的液体。饮食要富于营养易于消化,不能进食者,要静脉补充热量和液体。出疹期忌用肥皂擦洗皮肤。脱皮时不要用手撕扯。病愈出院后,3~4周内仍应每周验尿一次。

第十一节　败血症

【病证表现】

1. 全身毒血症症状:起病急骤,常有寒战、高热、全身不适、头痛、关节痛、脉速、出汗、心急、恶心、呕吐、腹痛、腹泻等症状。肝脾可轻度肿大,重者可出现中毒性脑病、心肌炎、肝炎、肠麻痹、休克等。除上述共同特点外,因致病菌不同,所致败血症各有其特征。

2. 革兰氏阳性菌败血症:以金黄色葡萄球菌为主。皮疹形态多样化,可为淤点、荨麻疹、脓疱疹等。关节症状较明显,大关节可有红肿、疼痛等,易发生迁徙性病灶,常多发于肺部浸润、可继发急性或亚急性细菌性心内膜炎。

3. 革兰氏阴性菌败血症:主要为大肠杆菌引起。较多见于女性、老年人,病前一般情况多较差。中毒性休克、双峰热、相对缓脉等症状较多见。

4. 厌氧菌败血症:病原菌主要为脆弱类杆菌,常与需氧菌一起产生混合性败血症。

5. 真菌败血症:临床表现无特异性,常被原发病所掩盖。当严重细菌感染被控制后,又可出现高热等毒血症症状。

【就医指南】

怀疑是败血症时,应做血培养,血培养出病原菌是最重要的诊断依据。脓液、脑脊液、胸腹水、淤点等做涂片或培养，也有可能检出病原菌。有条件可做需氧、厌氧及真菌培养。

【一般治疗】

一般联合使用一种青霉素类（如苯唑西林）或头孢菌素加一种氨基糖苷类。如培养出病原菌，可根据药敏试验来选取合适的药物。

【西药治疗】

青霉素

红霉素

头孢唑啉

万古霉素

链霉素

甲硝唑

【急症处理】

及时选用恰当的抗菌药物，病原菌暂时无法检出时，根据患者年龄及抗体免疫状况、原发病性质或病菌可能侵入途径选用适当的抗菌素。化脓性病灶应做穿刺和引流。

【名医叮嘱】

1. 平时注意保持皮肤黏膜的清洁，对化脓性病灶不要随便挤压和搔抓。

2. 当出现高热、皮肤出血点等败血症症状时，应及时送往医院诊治。

3. 给予易消化、富有营养的食品及维生素 B、C。根据患者情况补充液体，维持水电解质及酸碱平衡。

第十二节　斑疹伤寒

【病证表现】

急起发病，畏寒、寒战、高热伴剧烈头痛，全身肌肉酸痛，结膜及面部充血。80% 以上病例于病程第 4 ~ 6 天出现皮疹，先是躯干，而后是四肢。开始是鲜红色斑丘疹，而后转为暗红色或淤点样，可持续至热退后消失。神经系统症状明显而且出现早，有失眠、听力减退、反应迟钝、狂躁，甚至昏迷等。另外，病人也可有脉搏增快、血压下降、心律不齐、肝脾肿大等。

【就医指南】

应首先做外裴氏反应和补体结合试验，若与变形杆菌抗原的效价在1∶160以上，或恢复期血清抗体效价比早期高4倍或以上时，有诊断意义。发病后1周采血注入雄性豚鼠腹腔，若有阴囊肿大，则为反应阳性。

【一般治疗】

氯霉素和四环素治疗有效。

【中药治疗】

参苓白术散

【西药治疗】

氯霉素

四环素

强力霉素

【急症处理】

除用抗生素治疗外，若有剧烈头痛和严重神经系统症状者，给予止痛剂和镇静剂。严重毒血症可短期使用肾上腺皮质激素。有低血压、休克者给予补充血容量和血管活性药。

【名医叮嘱】

1. 灭虱、灭鼠是预防的关键。

2. 加强个人卫生，对感染机会较多的人群注射斑疹伤寒疫苗。

3. 病人入院应尽快彻底灭虱，保持皮肤清洁，注意皮肤护理，高温时物理降温。

第十三节　伤寒和副伤寒

【病证表现】

1. 起病较缓，持续高热，初起体温呈梯形上升，至第2周多呈稽留高热，第3、4周可呈弛张热。毒血症症状明显，有表情淡漠、听力减退、腹胀或便秘，胸部和背部分批出现淡红色玫瑰疹，肝脾肿大，脉搏变缓，如合并心肌炎时，脉搏快而弱，心音减弱，可有奔马律、血压下降等。

2. 病程第2~3周，可发生肠出血、肠穿孔等并发症。

3. 部分患者呈非典型经过。轻型患者仅有低热，全身中毒症状轻，不易被发现。小儿肠伤寒起病急，呈弛张热，呕吐、惊厥多见。常有腹泻与咳嗽，易并发支气管肺炎。

【就医指南】

检出病原菌是确诊依据。本病早期可取血，后期可取骨髓、粪、尿做培养。血象中白细胞总数正常或减少，中性粒细胞减少，嗜酸粒细胞减少或消失。

【中药治疗】

三仁汤
连朴饮
菖蒲郁金汤
安宫牛黄丸
紫雪丹

【西药治疗】

诺氟沙星
氧氟沙星
氯霉素
复方磺胺甲唑
氨苄西林
头孢三嗪
头孢哌酮

【急症处理】

1. 高热者用温水或乙醇擦浴及冰袋物理降温。

2. 腹胀者可用肛管排气或松节油热敷腹部。

3. 便秘者可用开塞露或生理盐水低压灌肠。

【名医叮嘱】

患者进行消化道隔离，卧床休息，注意皮肤及口腔清洁，转换体位以防止褥疮和肺炎。发热期应进流食或半流质饮食，少吃糖和牛奶以免加重腹胀。

在流行区对易感人群可采用伤寒、副伤寒三联或四联疫苗预防接种。

第十四节　病毒性肝炎

【病证表现】

各种肝炎的临床表现都有差异，其中甲型肝炎一般不发生慢性化，乙型和丙型肝炎可有慢性化。主要临床表现是：

1. 急性肝炎：乏力、食欲不振、程度发热、尿色深、恶心和呕吐；巩膜变黄色，肝肿大，病程一般2~3个月。有些急性肝炎病例症状及转氨酶异常较轻，但胆红素相当高，瘙痒明显，伴碱性磷酸酶升高，呈阻塞性黄疸，持续3周以上，称淤胆型肝炎。

2. 慢性迁延性肝炎：急性肝炎病程过半年，若还有轻度症状比如乏力或肝区胀痛，血清转氨酶活力仍超过正常者，一般是此类型。

3. 慢性活动性肝炎：有肝炎病史，肝肿大，质地中等硬度以上，并伴有黄疸、肝性病容、肝掌、蜘蛛痣等表现：转氨酶活力反复或持续阳性，胆红素长期升高，另外还有关节炎、肾炎、皮疹、脉管炎等肝外器官表现。

4. 重症肝炎：症状重，黄疸明显，有严重的消化道症状，如厌食、恶心、呕吐及腹胀等；严重的精神神经症状有意识障碍、行为反常、烦躁、共济失调和运动障碍等；肝功能严重异常，肝缩小，病程较长者可有腹水。

【就医指南】

1. 酶联免疫吸附法检测甲型肝炎病毒IgM抗体，阳性可确诊。

2. 乙肝表面抗原、表面抗体，e抗原和e抗体，核心抗原和核心抗体的检测有助于乙肝的确诊。

3. 丙肝病毒抗体或RNA阳性时可确诊。

4. 肝功检查可发现谷丙转氨酶、谷草转氨酶等活力升高，黄疸指数和总胆红素升高。

【一般治疗】

病毒性肝炎目前还缺乏可靠的特效治疗，各种肝炎的治疗原则均以休息、营养为主，辅以适当药物治疗。

【中药治疗】

乙肝解毒胶囊

乙肝扶正胶囊
慢肝解郁胶囊
慢肝养阴胶囊
云芝肝泰冲剂
健肝灵胶囊
垂盆草冲剂
黄疸茵陈冲剂
鸡骨草丸
甘露消毒丹

【西药治疗】

无环鸟苷
阿糖腺苷
聚肌胞
门冬氨酸钾镁
联苯双酯
易肝灵
利肝隆
齐墩果酸片
肝泰乐

【急症处理】

主要针对重型肝炎而言:静脉滴注 10% ~25% 葡萄糖溶液,补充维生素 B、C、K,必要时输全血、血浆或白蛋白。

【名医叮嘱】

1. 甲肝通过粪、口途径传播,因而要搞好饮食卫生,可预防接种甲肝减毒活疫苗。

2. 乙肝、丙肝主要通过体液传播,重点要做好对献血员和血液制品的检查,可预防接种乙型肝炎疫苗。

3. 病人多休息,注意补充营养。

第二章　呼吸系统疾病

第一节　急性支气管炎

【病证表现】

本病起病较急，初起时症状类似感冒，病人常感到乏力、头痛、发热等。当炎症累及气管和支气管时，则出现咳嗽、咳痰，痰开始较少，呈黏液性，黏稠不易咳出，2～3日后转为黏液脓性痰，同时痰量增多，咳嗽加剧，偶可见痰中带血，上述这些症状通常在2周后才逐渐消失。期间如支气管发生痉挛，则出现程度不等的气促，伴有胸骨后疼痛。

【就医指南】

临床上根据病人的症状，一般不难作出诊断。如果作痰涂片或培养可发现致病菌，对治疗有辅助作用，X线胸片检查大多数正常或肺纹理增粗。

【一般治疗】

依据症状，做相应的对症治疗。为改善全身状况，头痛、发热时可选解热镇痛药，如阿司匹林；支气管痉挛，要解痉平喘，可服氨茶碱。

【中药治疗】

1. 风寒袭肺型。有咳嗽，痰稀薄色白，同时伴有鼻塞、流清涕、恶寒等，治宜宣肺散寒，可服用下列方药：

通宣理肺丸

风寒感冒冲剂

川贝止咳露

止咳糖浆

复方甘草合剂

2. 风热犯肺型。症见咳嗽，痰黄、黏稠、不易咯出，鼻流黄涕，发热，头痛。治宜宣肺清热，可服用下列方药：

蛇胆川贝液

羚羊清肺丸

银柴冲剂

双黄连口服液

桑菊感冒片

3. 痰热蕴肺型。症见咳嗽，痰黏稠，偶有痰中带血、胸闷、咽痛。治宜清热肃肺、豁痰止咳，可用下列方药：

桑白皮汤

橘红丸

4. 燥热伤肺型。症见咳嗽，少痰，咽干、痛，唇、鼻干燥。治宜疏风清热，可常服下列方药：

止咳化痰丸

养阴清肺膏

贝母二冬膏

穿心莲

急支糖浆

枇杷露

【西药治疗】

1. 根据所感染的病原体及病情的轻重情况，选用相应的抗菌药物进行治疗，如：

青霉素

氧氟沙星

环丙沙星

红霉素

一般病人口服抗菌药即有效，个别人需要静脉注射。

2. 如果病人咳嗽较重，可适当服用止咳药，如：

咳必清

联邦止咳露

3. 如果痰量较多，不易咳出，可用祛痰药，如：

必消痰

氯化铵(吸入)

【急症处理】

对一些病人来说,如幼儿、老人、体质较差者,当病变累及细支气管时,出现呼吸困难及哮鸣音,要给予吸氧,并服用解痉药,如舒喘灵。因该病容易进展为支气管肺炎,应特别注意。

【名医叮嘱】

1. 在患病的急性阶段,应多卧床休息,注意保暖,吃一些易消化的食物,并多喝水。

2. 吸烟的患者应戒烟,至少在发病期间不宜吸烟,以免加重对呼吸道的刺激。

3. 为预防急性支气管炎的发生,平时应加强体育锻炼,多做一些户外活动,增加抗病能力。如果是由于过敏因素引起的,还应注意避免接触过敏源。

4. 在易患感冒的时节,要注意预防感冒,及时添加衣服,远离易感人群,还可以喝板蓝根来预防。

第二节　慢性支气管炎

【病证表现】

患有慢性支气管炎的病人有三大主要症状:咳嗽、咳痰、喘息。但由于临床分型的不同,表现也有所不同。单纯型慢性支气管炎以咳嗽、咳痰为主,症状程度依病情而定,轻者仅早晚有阵发性咳嗽,如果病情加重,则咳嗽剧烈、频繁,而且会有降发性夜间咳嗽。痰液开始为白色黏液或浆液泡沫性,偶可带血。如伴有细菌感染时,则变为黏液脓性,咳嗽和痰量亦随之增加。喘息型慢性支气管炎除咳嗽、咳痰外,还伴有气喘、呼吸时带哮鸣音。

【就医指南】

患者到医院就诊时常咳嗽不止,再通过询问病史,结合一些辅助检查,即可作出诊断。X 线检查在早期无异常,没有多大意义,如果病变反复发作,则两肺纹理增粗、紊乱,呈网状或条状阴影。作痰涂片或培养,可见细菌,如肺炎球菌、链球菌等,如果在急性发作期,可见白细胞增多,同时还有大量中性粒细胞。

【一般治疗】

由于慢性支气管炎是一种慢性病，疾病周期长，易反复发作，所以宜采取防治兼顾的综合疗法。在急性发作期予以抗感染治疗，慢性迁延期以祛痰、镇咳为主，伴发喘息时，同时还要解痉平喘。

【中药治疗】

1. 痰湿阻肺型。反复咳喘，痰多色白，晨起为甚，胸闷，呕吐。治宜健脾燥湿、化痰止咳，常选用的方药有：

二陈丸

止咳橘红丸

杜鹃素片

化痰止咳糖浆

2. 肺气虚型。咳清稀白痰，气短，胸闷，神倦乏力，自汗畏寒。治宜以益气化痰、止咳平喘为主，可选用下列方药：

消咳喘

咳喘宁

止嗽定喘丸

止咳化痰丸

止咳枇杷露

3. 肺阴虚型。痰黏稠，或痰中带血，咯吐不利，咽干口燥，手足心热，舌红，少苔，脉细数。治宜养阴清肺、止咳化痰，可选用下列方药：

养阴清肺丸

益气养阴口服液

百合固金丸

4. 寒饮伏肺型。咳嗽加重，咯稀薄白痰，恶寒，或有发热。治宜温肺化饮、止咳平喘，常选用的方药有：

止咳橘红丸

止咳化痰丸

止咳糖浆

【西药治疗】

病人在急性发作期时，应予以抗感染治疗，同时根据病人的症状进行对症治疗。

1. 如果病证较轻，一般口服下列常用的抗菌药物即可，如：

红霉素

青霉素

2. 如果患者咳嗽较剧烈，可服用下列止咳药：

维静宁

咳美芬

溴已新

必嗽平

3. 对于喘息型慢性支气管炎的病人还应选用下列解痉、平喘药物，如：

舒喘灵

氨茶碱

特布他林

【急症处理】

此病如果长期进展反复发作，常并发阻塞性肺气肿，甚至肺原性心脏病，严重危及病人的生命，因此在急性期要积极进行抗感染对症治疗，防止病情恶化。

【名医叮嘱】

1. 由于感冒常是本病复发的重要诱因，因此应积极预防感冒，尤其在感冒的多发季节，可服板蓝根冲剂或姜汤来预防。

2. 慢性支气管炎患者平时多参加一些活动，如练气功、散步，以增强体质，提高抗病能力。另外，吸烟是导致慢支发生的一个重要外因，所以病人应该戒烟，以免加重病情。

3. 在饮食方面，慢性支气管炎患者应忌酒、辣椒等一些辛辣食物，如果伴有喘息，要少吃海鲜等发物。

4. 保持室内空气清新，并保持一定湿度，可适当使用加湿器。

第三节　支气管哮喘

【病证表现】

无论是何种类型，哮喘发作时病人的表现是相同的，均感觉呼吸困难、胸闷，被迫采取坐位，如果较轻可自行缓解，严重时会出现紫绀。但外源性哮喘由于病人有明显的过敏源接触史，因而发作前先有鼻痒、打喷嚏等一些过敏先兆，发作后，病人别无任何异常。

【就医指南】

临床上一般哮喘病人的病情较严重时才会到医院就诊，哮喘病人自己或家属大都会作适当的处理，使症状得到缓解。根据病人自述的病史，以及一些典型的症状，如反复发作的哮喘史、呼吸困难、胸闷等，并且在排除可造成上述症状的其他疾病后，一般即可诊断。对于外源性哮喘的病人来说，在哮喘的缓解期可做皮肤敏感试验，来查过敏源。

【一般治疗】

患者发病时，让病人取半卧位或坐位，如果症状比较轻的话，可以逐渐自行缓解。如果较严重，首先应去除过敏源，同时兼顾解痉和抗炎治疗。在缓解期时，病人无任何症状，可做试敏试验；如果明确了过敏源，可做脱敏疗法。

【中药治疗】

1. 风寒哮喘。表现为恶寒、发热、面色苍白，可选用的方药：

通宣理肺丸

珠贝定喘丸

2. 肺热哮喘。表现有发热，头痛，痰黄、黏稠，可选用的方药有：

二母宁嗽丸

桂龙咳喘宁

强力咳喘舒

3. 肾虚哮喘。表现有咳嗽、气短、腰膝酸软、耳鸣，可选用的方药有：

贝母止咳丸

百合固金丸

【西药治疗】

随着对哮喘认识的进一步加深和临床经验的积累，在临床上治疗哮喘的原则由过去偏重于应用支气管扩张剂来缓解症状，转为应用抗炎药物治疗，但由于哮喘发生的机理非常复杂，所以常常是抗炎、解痉、祛痰几种疗法并用。

1. 在抗炎治疗过程中，糖皮质激素最能有效地抑制支气管的炎症反应。常用的糖皮质激素有：

二丙酸倍氯松

普米克

必酮碟

普米克都保

2. 解痉药作用于支气管，可使支气管舒张，气道畅通，从而减轻呼吸困难的症状，可选用的药物有：

沙丁胺醇

特布他林

舒喘灵

博利康尼

喘乐宁

喘康速

3. 如果病人的气道里有痰，则会阻塞气道，加重病人的缺氧，常用的祛痰药有：

溴己新（口服或者雾化吸入）

【急症处理】

如果哮喘发作严重，持续在24小时以上，发作时张口呼吸和大汗淋漓，不能躺下，病人的唇部、指尖发蓝，即是我们所说的发绀，甚至出现呼吸、循环衰竭，这就是哮喘持续状态。这种情况比较严重，可先服医生给开的应急药物，如口服舒喘灵或雾化吸入，让病人坐在空气流通的地方，身体向前倾，多呼吸新鲜空气，或者如果家里有条件的话，可吸氧，同时要尽快送医院就诊。

【名医叮嘱】

1. 对哮喘病人来说，发作时是非常痛苦的，但在缓解期时可无任何症状，一旦遇到我们前面所说的各种诱发因素，即可发病。所以，最重要的一点就是要避免接触过敏源，去除引起哮喘发作的诱因，从而降低哮喘的发病率。

2. 如果患者的病情较重，需要雾化吸入时，还应该掌握正确的雾化吸入方法。正确的方法为先吸一口气，然后将气呼出，再把雾化器的接口端放入口内，缓慢深吸气，同时雾化，待药物喷完后，屏住呼吸约10秒钟，然后再漱口。注意不要过于着急，以免药物没有到达气管内，而不能发挥作用。

3. 由于哮喘是突发性的，最好依自身的情况，平时在身上带一些平喘药物，以备应急之用。

4. 平时也应该多做一些运动，增强体质。

5. 养成良好的生活习惯，戒烟酒，多吃一些新鲜的蔬菜和水果，尽量不要吃鸡蛋、鱼、虾等发物。

第四节 支气管扩张

【病证表现】

支气管扩张的主要临床表现为:反复发作的咳嗽、咳脓痰或咯血。早期可能仅有轻微咳嗽和少量黏液痰,并发感染时排痰量增多,痰呈黄绿色、黏液脓性,如果有厌氧菌的感染则带有恶臭味,在早晨起床或入睡变换体位时,上述症状加重,并伴有发热。如果感染频繁,支气管引流不畅,病人会感到胸闷不适,一旦痰被咳出后,才感到轻松些。本病的病程长,在晚期可见病人手指、脚趾的前端肥大呈鼓槌状。

【就医指南】

临床上根据病人的病史、反复咳嗽、咳脓臭痰、咯血、感染时的中毒症状等这些典型的表现,即可明确诊断。进一步可做 X 线检查,早期仅有两肺纹理增粗、紊乱,典型的表现为不规则的透亮阴影。依据病人的病情,医生认为可以做肺部切除手术的话,还要做支气管造影,来明确扩张的部位、范围、程度等。

【一般治疗】

首先要抗感染治疗,尽快控制病情。由于病人咳有大量痰,故在应用祛痰剂的基础上,可以配合体位引流,对治疗有较好的效果。

【中药治疗】

1. 痰浊阻肺型。有长期咳嗽,痰多,咳痰不畅,胸膈胀满。治宜燥湿祛痰、理气宽胸,常用方药有:

橘红丸

蛇胆川贝液

急支糖浆

2. 清毒痰淤型。有大量脓痰、色黄,胸闷,气促。治宜清肺解毒、祛痰逐瘀,常用方药有:

黄连解毒汤

3. 清伤热肺型。有咳嗽,痰中带血,或反复大量咯血。治宜清肺凉血、止血,常用方药有:

黛蛤散

八宝治红丸

羊胆丸

4. 阴伤气耗型。有久咳不已，或咳脓痰，甚或痰中带血，形瘦乏力，手足心热。治宜益气养阴、清肺化痰，常用方药有：

玉露保肺丸

扶正养阴丸

【西药治疗】

1. 支气管扩张急性感染时，要进行抗感染治疗，可口服下列药物：

阿莫西林

环丙沙星

2. 如果病人咳嗽较严重，痰多不能排出，要服止咳祛痰药，如：

必嗽平

溴已新

氯化铵（口服或雾化吸入）

此外，也可进行体位引流，促使痰液排出。

3. 并发少量咯血时，可选用下列药物：

维生素 K_3（口服）

【急症处理】

病人如果大量咯血时，病情比较危急，要稳定病人的情绪，使其卧床少动，把血轻轻咯出，不要屏气，更不要咽下，以防发生窒息。如果仍持续咯血，要送医院治疗。

【名医叮嘱】

1. 呼吸道感染对本病的影响，一定要引起重视，并积极预防感冒。在感冒多发季节，可采取一些预防措施，如远离易感人群，保持空气流通，注意保暖等。

2. 我们已经知道本病的病理改变是不可逆的，也就是说是无法恢复的，所以任何治疗只是缓解症状，也就是所说的治标。所以，不妨同医生交换一下意见，如果符合手术指征，可手术切除病肺组织。

3. 平时加强锻炼，提高机体抗病能力，同时戒掉一些坏习惯，如吸烟、喝酒。

4. 在饮食方面多吃一些高热量、高蛋白、低脂肪、易消化的食物，如瘦肉、蛋类、牛乳和豆制品等，多吃富含维生素 A、C 的蔬菜，但不要喝酒、喝浓茶，不要吃辛辣刺激性食物。

第五节　咯血

【病证表现】

咯血时先喉头发痒，自觉有腥味，然后咳嗽，或血与痰液混合而出，有时带泡沫。小量咯血与咳嗽、咳痰同时出现，即痰中带血，而大咯血时有大量鲜红色血液突然咯出。咯血在临床上仅是一种症状，病人同时还会伴有一些其他的症状，如发热、胸痛、咳脓血痰、心悸、气短等。

【就医指南】

到医院就诊时医生会详细询问病人的病史、咯血量的多少、伴随症状等，以确定患了何种疾病，然后会根据初步诊断来做一些相关的辅助检查来协助诊断，如X线、血常规、痰液检查等。

【一般治疗】

一般情况下，咯血量小，无需特别的治疗；如果咯血较多，应以药物止血为主；如果反复大咯血而药物治疗无效，可进行外科手术治疗。

【中药治疗】

1. 风寒犯肺。症见恶寒，发热，头痛，鼻塞，咳嗽痰稀，痰中夹血，血量一般不多。治宜疏风散寒、肃肺止血。可服用方药：

金沸草散加减

2. 风热犯肺。症见口渴，咽痛，咳嗽，痰黄，痰中夹血（血色鲜红）。治宜清宣肺热、凉血止血。可用方药：

银翘散加减

3. 燥气犯肺。症见发热，咯痰不利，痰中带血，咽干鼻燥，烦躁。治宜清肺润燥、宁嗽止血，可用方药：

清燥救肺汤加减

4. 气不摄血。症见面色晦暗，倦怠无力，头晕目眩，心悸，痰中带血，甚或吐血，鼻衄，便血。治宜益气摄血、健脾养血，可用方药：

拯阳理劳汤加减

【西药治疗】

1. 病人咯血量较多时，要服一些止血药物，如：

安络血

止血敏

2. 咳嗽剧烈者可使用止咳药物，如：

咳必清

咳美芬

溴己新

但应注意，在咳嗽剧烈时应禁用镇咳药：

可待因

吗啡

【急症处理】

病人突然咯血时安慰病人不要恐慌，要安静休息，切勿随意搬动病人。头偏向一侧或取半卧位，轻拍背部，让病人一定要把血咯出，不要屏住气不敢咯出，可以在病人胸部放冰袋或冷的东西起到止血目的。大咯血时取头低脚高位，便于咯出的血排出，以防吸入气管造成窒息，同时要尽快去医院治疗。

【名医叮嘱】

1. 平时病人要避免情绪激动尤其是患有心血管疾病的患者，保持心态平衡，劝告病人戒烟、戒酒。

2. 在生活起居方面，要注意避免各种理化刺激，如冷、热空气，刺激性气味等；还要避免剧咳或用力排便，便秘时可服缓泻剂，以免诱发再次咯血。

3. 病人家属应该注意，在病人咯血的过程中，最好将血咯到固定的容器中，到医院就诊时带上，便于医生估计咯血总量，有助于诊断和治疗。

4. 咯血时暂禁饮食，咯血停止后，吃流质或半流质饮食，如粥、牛奶等。不宜进食过热或过冷的食物，以免诱发再出血。不要喝浓茶、咖啡或吃一些刺激性的食物，如葱、姜、蒜、辣椒等，可以多吃蔬菜和水果。

第六节 肺栓塞

【病证表现】

肺栓塞的临床症状及体征常常是非特异性的，且变化颇大，主要有以下几种：

1. 呼吸困难。常为突然发生的呼吸困难，活动后加重，轻者呈阵发性过度换气，严重者呈持续性呼吸困难，呼吸浅快。

2. 胸痛。可表现为呼吸、咳嗽时胸痛加剧，还可同心绞痛一样，表现为胸骨后压榨性疼痛，并向肩胛和颈部放射。

3. 其他。咯血、晕厥、嘴唇青紫、烦躁不安、惊恐等。

【就医指南】

因肺栓塞的诊断比较困难，因而病人来医院就诊时，应首先排除其他的心肺疾病，然后再根据病人的具体表现，做一些相应的辅助检查，如血管超声检查、肺通气/灌注扫描、超声心动图、肺动脉造影，肺动脉造影是最准确可靠的肺栓塞诊断方法，如果没有条件的话，可做心电图、胸部 X 线胸片，通过以上辅助检查来尽快确诊，进行治疗，以免贻误病情。

【一般治疗】

本病发病急，一旦诊断明确，即应尽早进行急救处理，还要进行适当的抗凝治疗、溶栓治疗，如果符合手术指征，可行血栓切除术。

【西药治疗】

1. 在进行抗凝治疗时，常用的抗凝剂有：

肝素

华法林

2. 临床证实，溶栓越早疗效越好，常用的溶栓剂有：

尿激酶

链激酶

3. 对胸痛严重的病人可给予镇痛药物，如：

杜冷丁

可待因

4. 对一些高危的病人，可以遵医嘱服阿司匹林来预防。

【急症处理】

肺栓塞疾病本身即为一种急症，症状较重，病人的生命危急，病人应安静勿动，绝对卧床，并立即送医院急诊。针对呼吸困难，可进行吸氧；胸痛难忍可用止痛药，如吗啡。

【名医叮嘱】

1. 由于肺栓塞的表现没有明显特征，但却危及病人的生命，所以对于高危人群，比如患有慢性心肺疾病、下肢静脉病变及长期卧床不活动的病人最好不定期作有关血液流变学监测，并遵医嘱小剂量选用抗凝药物治疗来预防肺栓塞的发生。

2. 对一些病人要进行特殊的照顾，比如有些病人患病后需长期卧床，这时家属可帮助病人做一些简单的活动；对手术后病人，在不影响病情的前提下，应劝其尽早离床，但要注意避免长期卧床后突然活动，所以这些对于预防肺栓塞的发生均有一定的效果。

3. 病人经抢救后，在护理方面也应该多注意一些，比如要吃易消化的东西，不要吃高胆固醇、辛辣刺激性的食物，同时还要戒烟。

第七节 肺脓肿

【病证表现】

临床特征为发病急，寒战，高热，体温可达 39 ~ 40℃，畏寒，多汗，全身乏力，咳嗽，大量脓臭痰，痰量每日可达数百毫升，且多数有牙齿、口咽部的感染灶，或手术、劳累、受凉等病史。病程迁延 3 个月以上即转成慢性，慢性者大多有反复发热、贫血、消瘦、咳脓痰、咯血、杵状指等。如果炎症累及胸膜可引起刺激性疼痛，深呼吸时疼痛会加重；肺脓肿破溃到胸膜腔，有突发性的胸痛、气急，并出现脓气胸。

【就医指南】

临床上根据病人的病史及特征性症状应该想到肺脓肿的可能，再结合辅助检查，如血常规、X 线，就可以做出诊断。对慢性肺脓肿还要做支气管造影和纤维支气管镜检查，以协助确诊。痰、血培养，包括厌氧菌以及药物敏感试验，对确定诊断、抗菌治疗有重要意义。血培养对急性原发性肺脓肿诊断帮助不大，而对血源性肺脓肿患者的血培养可发现致病菌。

【一般治疗】

急性肺脓肿的治疗原则是抗菌和痰液引流，治疗最好根据细菌培养及药敏选用合适的抗生素，一般大剂量，疗程1～2个月，直至症状完全消失，X线片显示脓腔和炎性病变完全消散才可。病人在急性期应卧床休息，给予高热量、易消化的饮食。如对慢性肺脓肿的患者，如果经内科治疗后并没有缓解病情，合并有并发症时，可考虑手术治疗。

【中药治疗】

1. 肺痈初期。可见有恶寒，发热，咳嗽，咳痰、痰白黏稠，胸痛，气短。治宜清肺解表，可服方药：

苇茎汤

2. 成痈期。可见有高热不退，咳痰、痰黄稠脓性、有腥臭味，胸痛，烦躁不安，口干咽燥。治宜清肺化瘀、消痈，可服方药有：

犀黄丸

3. 溃脓期。症见有咳脓痰，量多、有腥臭味，或痰中带血，胸闷，胸痛，身热面赤，口渴喜饮。治宜排脓解毒，可服方药有：

加味桔梗汤

4. 恢复期。症有身热渐退，咳嗽减轻，脓痰渐少，倦怠无力，气短，自汗，盗汗。治宜益气养阴、清肺化痰，可服方药有：

复方鱼腥草片

【西药治疗】

1. 在抗菌治疗中，根据细菌培养及药敏选用合适的抗生素，一般常用的药物有：

青霉素

林可霉素

甲硝唑

2. 痰量多时，可适量服用祛痰剂，如：

必嗽平

化痰片

【急症处理】

如果病人发生大咯血时，要让病人咯出血块，以免被吸入，同时要赶紧到医院治疗，否则会因窒息而死。病人体温过高时，可物理降温，如将冰块放在患者头上，或用酒精擦拭全身，尽量不用退热药。

【名医叮嘱】

1. 由于吸入性肺脓肿与口腔内的感染灶有关，所以应该注意口腔卫生，勤刷牙、漱口。

2. 如果病人有咯血，要安慰病人，让其情绪稳定，卧床少动，把血轻轻咯出，不宜服镇咳药。

3. 病人在患病期间，机体抵抗力低，应加强营养，多吃高热量、高蛋白的食物，如瘦肉、鱼、蛋、豆类等，不要吃油腻辛辣的食物，以增强机体抗病能力，争取早日恢复健康。

4. 对吸烟的病人，应该劝其戒烟，因为吸烟会促进支气管的收缩，导致症状加重。

第八节 自发性气胸

【病证表现】

气胸的症状受很多因素的影响，有些人发病是没有明显诱因的，而有些人往往在咳嗽或用力排便后突发刺激样胸痛，可向肩背部、腋侧或前臂放射，深吸气或咳嗽时加重。同时病人还会感到呼吸困难，有些人无明显呼吸困难；如果是肺功能不全或肺气肿、肺纤维化患者，呼吸困难症状就很明显；其他还可有刺激性干咳，较严重的病人就会出现休克症状，如发绀、大汗淋漓、四肢发冷、呼吸加快等。

【就医指南】

临床上依据病人的病史、明显的症状、体征，再配合胸部 X 线检查即可确诊，因为 X 线检查是诊断气胸最可靠的方法。

【一般治疗】

对于气胸的病人应排出胸腔内的积气，缓解临床症状，还要防止复发。气胸的病人应卧床休息，限制活动。对于没有明显症状的病人可不抽气，经休息后，气体可自行吸收；症状比较严重者则要给予抽气减压处理，符合手术指征的病人，要进行手术治疗。

【中药治疗】

1. 肺气虚。症见有面色苍白,自汗,畏风,倦怠懒言,咳嗽,痰白。治宜补益肺气,可服下述方药:

补肺汤

2. 肺阴亏虚。症见有形体消瘦,口干,咽干,颧红,潮热盗汗。治宜滋养肺阴,可服方药:

百合固金汤

3. 肺气阴两虚。症见有面色苍白,倦怠懒言,语声低怯,咳嗽,咳声无力,气急,畏风,食少,形体消瘦。治宜益气养阴,可服下列方药:

补肺汤

百合固金汤加减

【西药治疗】

1. 药物治疗对自发性气胸本身没有意义,只能针对病人出现的症状做一些对症处理,若病人咳嗽可适量口服下列药物:

咳必清

甘草片

2. 针对病因治疗,消除诱因,如果病人感染时,则要用抗感染药物治疗,如:

青霉素

头孢氨苄

3. 如果病人烦躁不安时,可给药物:

安定

【急症处理】

对于大多数病人来说,如果处理得当,一般没有什么并发症。发病后立即让病人半坐半卧,不要乱动,安慰病人保持镇静,有条件的可给予吸氧。如果抢救不及时,则会出现纵隔气肿、脓胸、呼吸衰竭等合并症。

【名医叮嘱】

1. 为防止气胸的复发,对于曾有气胸或有肺气肿者,应注意不要突然用力提重物或用力大便,以减少剧烈咳嗽。

2. 为保持大便通畅,要吃一些有助于通便的蔬菜、水果,如香蕉、西瓜等。

3. 由于本病多数是继发于慢性阻塞性肺气肿,所以这类病人平时要养成良好的习惯，不吸烟，少接触一些刺激性的气体，还要预防感冒。

第九节　细菌性肺炎

【病证表现】

多数患者起病急骤，但在发病前常有明显的诱因，多见于上呼吸道感染，病人突然高热、寒战、呼吸急促、胸痛、咳嗽，体温迅速达39℃以上，开始为刺激性干咳，没有痰或仅有少量黏液痰，随着病情的发展，咳铁锈色脓痰，可作为诊断的一个依据。胸痛与呼吸有关，为缓解疼痛，病人只好取患侧卧位。有些病人还会有恶心、呕吐、腹痛，如果病情较重，则表现出烦躁不安、惊厥等神经系统症状。当并发感染性休克时，病人还会有面色苍白、意识不清、脉搏细数、少尿、四肢冰凉、紫绀等休克症状，称为休克型肺炎，这时病情危急，要马上进行抗休克治疗。其他类型的细菌性肺炎，如金黄色葡萄球菌肺炎，多继发于某种感染疾病或自身免疫力低下的群体，全身中毒症状较肺炎球菌肺炎重，痰液的性质为黄色脓性，而且易并发脓胸和气胸。

【就医指南】

临床上根据病人典型的症状、体征，再询问一下病史找出其诱发因素，可初步做出诊断，再结合X线、血常规、痰涂片即可确诊。

【一般治疗】

首先要对症治疗，纠正病人的全身中毒状况，病人在急性期时，要让病人卧床休息，多喝水。体温高时，可采用物理降温，如用酒精擦拭全身，慎用阿司匹林等类退热药，以防出汗过多，引起虚脱。

【中药治疗】

1. 邪犯肺卫。症见有发热，恶寒，胸闷憋气，口渴，头痛，咽痛鼻塞。治宜清热宣肺、生津，可用方药有：

银翘解毒片

桑菊银翘散

2. 痰热壅肺。症见有高热，反复咳嗽，痰黄稠，或呈铁锈色，呼吸气促，胸痛加重，胸部胀满，恶心。治宜清泄肺热、宣肺化痰，可服用方药：

羚羊清热丸

三蛇胆陈皮末

止咳橘红丸

3. 热入营血。高热不退，气急，咳痰，痰中带血，甚或有神志不清，烦躁谵语。治宜清营透热、清心开窍，可选用方药：

清营汤

4. 温邪伤阴。症见有咳而无力，面色苍白，口干。治宜益气养阴、清肺化痰，可用方药：

养阴清肺丸

【西药治疗】

要尽早选择有效的抗菌素进行抗菌治疗，这是治疗细菌性肺炎的关键所在，在治疗2天后，如果病人的症状无改善或呈进行性加重，则表明此种抗菌素治疗无效，应更换抗菌素治疗。

1. 肺炎球菌肺炎：一般来说，常用青霉素，如果对青霉素过敏可用红霉素、复方新诺明、林可霉素，对肺炎球菌耐药可用左旋氧氟沙星。

2. 葡萄球菌肺炎：一般首先选用青霉素、头孢菌素类抗生素，对青霉素及头孢菌素过敏者可用红霉素、林可霉素、万古霉素等。

3. 绿脓杆菌肺炎：通常要联合用药，比如羧苄青霉素与庆大霉素或丁胺卡那霉素合用，也可用哌拉西林、头孢他啶。

4. 如果病人咳嗽较严重，痰不易排出，可服止咳去痰药，如必嗽平、咳必清、氯化铵。

【急症处理】

对于葡萄球菌肺炎的病人来说，易并发脓胸，应穿刺排浓。如果病情进行性发展，可并发感染性休克，这时要积极抗休克治疗，在应用抗菌素的基础上加用皮质激素。

【名医叮嘱】

1. 多数肺炎球菌肺炎的发病都有一定的诱因，因此要尽量避免一些常见的诱因。

2. 由于病人的机体消耗比较大，所以要给予高蛋白、高热量、高维生素、易消化的饮食。

3. 对于患有慢性病的病人，要积极治疗原发病，避免发病，因为每一次的复发或并发其他疾病，都会导致机体的耐受力下降。在早期有上呼吸道感染症状时，要及时治疗，防止病菌向下侵及肺部，引发肺炎。

4. 平时注意锻炼，多参加一些力所能及的户外活动，来增加机体的抗病能力。

5. 在细菌性肺炎多发季节，也就是春冬的时候，要严格预防上呼吸道感染，保持室内空气流通，及时增加衣服，同时避免接触已经患有感冒的人。

第十节　病毒性肺炎

【病证表现】

临床上病人的症状一般较轻，初起多为上呼吸道感染和全身中毒的症状，如发热、头痛、咽痛、全身无力、肌肉酸痛，当累及肺部时，就会出现咳嗽、胸痛、气急。病毒性肺炎常合并细菌感染，如果在病人的症状好转以后，突然又高热、寒战、咳脓痰，应该考虑是否合并有细菌感染。

【就医指南】

由于单纯病毒性肺炎的临床表现没有特异性，所以还要做其他的辅助检查来帮助确诊，如血常规、X 线、血清学检查对于确诊有十分重要的意义。

【一般治疗】

由于病毒感染本身就有自愈性，如果病人自身情况良好的话，加强支持治疗，大约 2 周即自愈。支持疗法包括卧床休息、多喝水、营养支持。

【西药治疗】

对于免疫功能低下的病人，要进行抗病毒治疗，以免并发其他疾病，常用的有金刚胺、病毒唑等。如果并发细菌感染后，要根据细菌种类选用有效的抗菌素。

【急症处理】

对于使用免疫抑制剂而患病毒性肺炎的病人来说，本身机体抵抗能力下降，病情较常人严重，可能会导致休克、心力衰竭，要及时给予吸氧，远离易感染因素，并进行抗休克治疗，尽快控制病情。

【名医叮嘱】

1. 在患了病毒性肺炎后，要积极治疗，防止并发细菌感染，因为某些细菌性肺炎就是继发于病毒性肺炎。

2. 在患病期间，要多注意休息，避免疲劳过度，保持室内空气新鲜，不要接触刺激性的气体，也不要吸烟。

3. 多吃一些高蛋白、高维生素、易消化的食物和水果，不要吃辛辣的东西。

4. 平时加强锻炼，以增加机体的抗病能力。

第十一节　肺水肿

【病证表现】

患者初期的症状并不明显，仅感到胸闷、气急、咳嗽，随着病情的加重，表现为呼吸困难，且越来越严重，惊恐不安，只能坐着，如果躺下则呼吸困难症状会加重，同时伴有咳嗽，开始是干咳，随后会咳粉红色泡沫痰。

【就医指南】

先期由于症状不明显，诊断较困难，当肺水肿发展到明显的肺泡水肿时诊断较容易，肺X线片检查，有助于早期肺水肿的诊断。

【一般治疗】

给病人吸氧，缓解呼吸困难，同时还要查找病因，针对病因来治疗，这对预后有很大的影响。

【西药治疗】

1. 如果是心源性肺水肿应强调强心、利尿，利尿剂如速尿、丁尿胺等。

2. 如果肺水肿发作是由于胸腔感染引起的，应采用大剂量广谱抗生素，如青霉素、头孢类等。

3. 对急性肺水肿病人最好用吗啡静脉注射而且越快越好，经临床证实有很好的疗效，但对于休克或呼吸受到抑制的病人不要用。

【急症处理】

发病后，病人很快就会感到气促、呼吸困难逐渐加重，要让病人安静下来，取半坐位，减少回心血量来减轻心脏负担，还有很重要的一点就是要通过吸氧来缓解症状，因通常只有在医院才会吸氧，所以要马上去医院。

【名医叮嘱】

1. 病人应卧床休息，如果呼吸困难严重时，可取半坐式，以减少回心血量，减轻症状。

2. 配合医生记录尿量，以便于调整利尿剂的用量，评估疗效，避免并发症的发生。

3. 避免诱发因素，而且发病后要积极治疗原发病，这与预后状况有很密切的关系。

4. 在饮食方面，最好吃一些有利尿作用的蔬菜、水果，比如西瓜、黄瓜、冬瓜、葡萄等。

第十二节　呼吸衰竭

【病证表现】

呼吸衰竭除表现为原发疾病的症状外，还有就是由于缺氧和二氧化碳潴留而致的一系列症状，如呼吸困难、紫绀、头痛、多汗、烦躁、精神错乱。急性呼吸衰竭的精神症状较为明显，严重的还可以昏迷、抽搐等，有的病人还会有消化道溃疡。当病人并发右心衰竭时，就会有颈静脉怒张、水肿、肝脾肿大等一些特征性的表现。

【就医指南】

通过询问病人的病史，再结合缺氧、二氧化碳潴留的表现，很容易做出诊断，但还需要做动脉血气分析，因为它有助于判断呼吸衰竭的类型和病情，对评估氧疗及保证酸碱平衡都有意义。

【一般治疗】

1. 治疗呼吸衰竭的原则就是在保持呼吸道通畅的前提下，纠正缺氧和二氧化碳潴留。氧疗的方法要根据病人的具体情况而定，如对于急性Ⅰ型呼吸衰竭的病人，要吸高浓度的氧气；而急性Ⅱ型呼吸衰竭的病人要进行机械通气，其他还有低浓度持续吸氧，对呼吸兴奋剂要慎重使用。

2. 因为呼吸衰竭患者能量消耗多，而且机体免疫功能低下也会影响治疗效果，所以要给予营养支持。

【中药治疗】

呼吸衰竭在急性期可根据以下证候辨证施治：

1. 痰湿化热。症状有咳嗽、痰多、痰黄黏稠、不易咳出、气促、不能平卧。治宜清肺利痰、止咳平喘，可用下列方药：

小青龙汤

麻杏石甘汤合参苏饮

2. 脾肾阳虚。症状有胸闷、心悸、肢体浮肿、面紫绀。治宜温肾健脾、利水益气，可用下列方药：

黄花鳖甲散

苏子降气汤加减

3. 痰浊蔽窍。症状有咳喘、语无伦次、神志恍惚、昏迷、紫绀。治宜清热豁痰、开窍醒神，可用下列方药：

清营汤

丹溪独活汤

涤痰汤加减

4. 热瘀伤络。症状有咳喘、身热、精神呆滞、皮下淤血、呕血、便血。治宜清热凉血、活血止血，可用下列方药：

犀角地黄汤

济生回生丸

黄土汤加减

【西药治疗】

1. 抗感染治疗。根据细菌培养和药敏试验选用有效的抗菌素。

2. 为保持呼吸道的通畅，可以依据病人的症状，来选合适的药物。

(1) 支气管扩张剂：

氨茶碱

舒喘灵

(2) 祛痰剂：

强力痰灵

必嗽平

3. 控制右心衰竭。如果呼吸衰竭有所改善，而心衰仍不见好转，可考虑应用强心药物，但要严格掌握剂量和适用指征，如：

西地兰

4. 呕血。呕血时可选用一般止血药物和下列药物，如：

洛赛克

甲氰咪胍

5. 消化道出血。为预防消化道出血,可服用下列药物:

西咪替丁

雷尼替丁

6. 呼吸兴奋剂的使用。目前对是否使用呼吸兴奋剂仍有一定争议,所以要慎重使用,如:

尼可刹米

洛贝林

【急症处理】

呼吸衰竭的病人都缺氧,或同时伴有二氧化碳潴留,如果进行性发展,对机体各系统都会产生很严重的损害,如肺性脑病、心律失常、右心衰竭、肾脏功能受损、播散性血管内凝血等,为避免此状况,最重要的一点就是要保证病人呼吸道的通畅,并给予足够的氧气。

【名医叮嘱】

1. 由于慢性呼吸衰竭的急性发作多由于上呼吸道的感染,所以一定要预防上呼吸道感染。在感冒的多发季节,及时增加衣服,保持室内空气流通,远离易感人群等。

2. 加强锻炼,增强机体免疫力。

3. 让病人认识到吸烟对机体的危害性,对于吸烟的患者一定要劝其戒烟。

4. 营养支持也是治疗呼吸衰竭的一个方面,所以在恢复期要给病人高蛋白、高营养饮食。

5. 急性呼吸的发病多无原发疾病,其预后情况与现场急救有很大的关系,所以在送医院之前,要进行一些必要的现场抢救。

6. 对患有慢性呼吸衰竭的病人,如果有条件的话,最好家里备有氧疗器,在突然发病时,可先进行家庭氧疗,这对病人大有好处。

第十三节　肺出血肾炎综合症

【病证表现】

由于最初病变累及的是肺部,所以咯血为最早的症状,同时还会有发热、咳嗽、胸痛，由于病人反复咯血，所以还会出现贫血。当病变累及到肾小球时，就会出现肾脏受损的症状，如少尿、血尿、蛋白尿，有些患者发病急骤，在短期内即可出现肾功能衰竭。

【就医指南】

临床上诊断肺出血肾炎综合症，除了根据病人的病史、临床表现，还要做X线、尿常规、痰液及血清学检查来协助诊断。

【一般治疗】

目前对肺出血肾炎并无特别有效的疗法，仅仅是改善肺部和肾脏的症状。常用皮质激素联合免疫抑制剂，同时用血浆置换清除抗基底膜抗体，从而缓解症状。

【西药治疗】

在激素疗法中，肾上腺皮质激素一般可用甲基强的松龙，免疫抑制剂常用环磷酰胺或硫唑嘌呤。

【急症处理】

有些病人小量咯血，而有些病人会出现大咯血，这时要及时消除咯出的血块，服一些止血药，否则会因窒息而危及生命。如果病变较急骤并呈进行性发展，病人在短期内就会出现尿毒症，要尽快行血液透析治疗。

【名医叮嘱】

1. 病人在急性期，要卧床休息，合理安排生活起居，不要过度劳累，以免加重病情。

2. 后期病人有明显的肾功能受损的症状时，如少尿，要限制食盐的摄入，给予低盐饮食；尿蛋白阳性时，要低蛋白饮食。

3. 由于本病初起即是因为呼吸道感染，所以在患病期间要预防感冒，以防二者形成恶性循环。

4. 早期仅有肺部症状时，很难做出诊断。但当出现肾脏出现病变时，如果病变发展得快，常会危及病人的生命，所以一旦确诊后，就应该积极配合医生治疗，这与预后状况有很大的关系。

5. 有些患者病情较严重，不能单纯依靠药物治疗，要行血液透析或腹膜透析，至于肾移植，由于受到很多因素的限制，只能依个人情况而定。

第三章　常见循环系统疾病

第一节　动脉粥样硬化

【病证表现】

因受累器官的不同，临床表现也有所不同。

1. 一般表现：可见有脑力和体力的衰退，浅表动脉如桡动脉等在触诊时可发现变硬、迂曲等。

2. 主动脉粥样硬化：大多无特异症状，若形成主动脉瘤，且发生在胸主动脉，则可能出现胸痛、气急、吞咽困难等。

3. 冠状动脉粥样硬化：可见有胸痛、胸闷等症。

4. 脑动脉粥样硬化：可有头晕、偏瘫等。

5. 肾动脉粥样硬化：表现以顽固性高血压为主，多发生在 55 岁以后。若有肾动脉血栓形成，可引起肾区疼痛。

6. 肠系膜动脉粥样硬化：可引起消化不良、便秘、腹痛等症状，血栓形成时可出现剧烈腹痛。

7. 四肢动脉粥样硬化：下肢常见，尤其是腿部动脉，可有下肢麻木、发凉、间歇性跛行等。

【就医指南】

本病病变范围广泛，目前尚缺乏敏感而有特异性的检查手段，以下检查有助于明确诊断。

1. 实验室检查：可有血脂增高，脂蛋白电泳可发现图形异常。其中有 90% 以上的病人表现为Ⅱ型或Ⅳ型高脂蛋白血症。

2. X 线检查：主动脉粥样硬化时能见到主动脉相应部位增大、钙化或迂曲等，主动脉结向左上方突出，有时可发现主动脉瘤样扩张。亦可行 CT 及磁共振检查。

3. 动脉造影:可显示冠状动脉、脑动脉、肾动脉、肠系膜动脉和四肢动脉粥样硬化所造成的管腔狭窄或动脉瘤样病变,以及病变所在的部位、病变的程度和范围等,有助于确定手术适应证和施行手术的方式,且结果较为准确,参考价值较大。

4. 超声检查:有助于判断颈动脉、四肢动脉和肾动脉的血流情况和血管病变的情况。

5. 心电图、超声心动图等有助于诊断冠状动脉粥样硬化。

6. 脑电图、肢体及脑电阻抗图有助于判断四肢及脑动脉的情况。

7. 血管镜检查及血管内超声检查:是最新的检查方法。

【一般治疗】

动脉粥样硬化以预防为主,平时常服用肠溶阿司匹林等药有助于防止血栓形成,延缓病情的发展。

【中药治疗】

具体辨证治疗由于受损器官的不同而不同,具体参见冠心病、脑动脉硬化、血栓性脉管炎等相关章节,本节不予赘述。本病病机多属气虚血滞,平时可常服六味地黄丸等方药。另外,现代药理研究认为中药泽泻、首乌、山楂、麦芽、三七、灵芝、玉竹等均有降血脂作用,可参考服用。

【西药治疗】

首先应积极预防动脉粥样硬化的发生,已发生的应积极治疗防止发展,已有并发症的,应防止病情恶化以延长寿命。治疗药物包括:

1. 扩张血管药物:

心痛宝

尼莫地平

尼群地平

卡托普利

依那普利

地尔硫卓

2. 调整血脂的药物:

非诺贝特

苯扎贝特

普伐他汀

洛伐他汀

弹性酶

降胆葡胺

亚油酸

3. 抗血小板药物：

肠溶阿司匹林

潘生丁

噻氯匹定

4. 溶血栓药物：

尿激酶

链激酶

另外，某些闭塞或狭窄的大动脉，还可行手术治疗。

【急症处理】

本病急症包括突发脑血栓、心肌梗塞、血栓性脉管炎等，分别参见各节。

【名医叮嘱】

本病重点在于预防，故老年人常作体格检查并接受正规医疗机构医生的建议，服用适当的药物对本病的改善有很大帮助。平素生活起居应注意以下几点：

1. 合理膳食。

(1)控制肥胖。肥胖是动脉粥样硬化性疾病的高危因素，故有效控制肥胖是防治本病很重要的一环。肥胖是多种因素引起的，可有因饮食不节、过度安逸等所致，但亦有部分病人与遗传因素有关，这种肥胖病人较难改善。前两种原因所致的，可通过适当的体育锻炼，有效控制进食的数量和种类，少吃肥肉，提倡使用植物油，多吃蔬菜、水果等低热量食物能取得一定效果。正常体重参考值：

男性：体重(公斤) = 身高(厘米) - 110

女性：体重(公斤) = 身高(厘米) - 105

超过标准体重的20%以上为肥胖。

(2)禁烟、禁饮烈性酒。

(3)避免服用过多含动物性脂肪和胆固醇等较多的食物，如肥肉、肝、脑、肾、猪油、蛋黄、奶油等。

(4)严禁暴饮暴食。

(5)合并高血压、心衰等病时，应注意限制钠盐摄入。

2. 适当的体育锻炼和劳动是预防本病的一项积极措施，活动以不引起不适为原则，如散步、打太极拳等活动。

3. 劳逸结合，保证睡眠。

4. 积极治疗相关疾病，如糖尿病、高血压等。

第二节　冠心病

【病证表现】

冠心病由于冠状动脉病变的部位、范围、血管闭塞的程度及心肌缺血的程度的不同而表现各异。在临床上常分为五种类型，分别为：隐匿型冠心病、心绞痛型冠心病、心肌梗塞型冠心病、心力衰竭和心律失常型冠心病、猝死型冠心病。

心绞痛型、心肌梗塞型、心律失常和心力衰竭型冠心病由于病性较重，对生活影响较大，从而为广大群众所熟知，故将其作为单独的疾病治疗。

隐匿型冠心病又称为无症状性冠心病。病人多数无临床症状，或仅微感胸闷、不适，常在体检时通过心电图检查发现，亦可从未发现而直接导致冠心病猝死，或演变为其他类型的冠心病。

猝死型冠心病患者在平常一般多无临床表现，直至突然发病，此型病人发病多在隆冬季节，而且年龄往往不是很大，死亡率极高，也有少数病人抢救及时可以存活。因为有抢救成功的可能，故亦有人主张将其称为“心脏骤停型冠心病”。存活病人中多数在发病前有少数非特异性的先兆症状，如轻微的疲劳感、胸痛、情绪改变等。

【就医指南】

冠心病的预防是很重要的，其预防包括早期发现和发病后的积极治疗措施。故我们主张中老年人定期进行身体检查，以便早期发现和早期治疗冠心病。就诊时进行下列检查有助于发现该病。

1. 心电图(ECG)：为首选和必查的项目。检查时可发现有心律失常，包括早搏、传导阻滞、房颤等，或表现为心肌缺血(可出现 ST 段压低或延长，T 波低平或倒置等)。若为心绞痛或心肌梗塞型冠心病可有相应心电图表现。

2. 实验室检查：可见血脂增高，伴有糖尿病者可见血糖增高。

3. 超声心动图：此检查对于心绞痛型、心肌梗塞型及心衰型冠心病均有诊断意义。可见有心肌活动无力、室壁僵硬、心肌活动不协调、左心室功能下降等表现。

4. 24 小时动态心电图：由于冠心病的分型不同，可见有不同的表现。此检查对隐匿型冠心病及心绞痛型冠心病均有意义。可见有暂时性或永久性心肌缺血表现。

【一般治疗】

冠心病的预防极为重要。平时常服肠溶阿司匹林等药物有助于防止其发病或延缓其进展。一旦发病应进入正规医疗机构，并听从医生的建议用药，中药六味地黄丸、地奥心血康、心可舒等对本病患者的康复有一定的帮助作用。

【中药治疗】

1. 冠心病胸痹属气血亏虚型的，平时可有神疲乏力、肢倦懒言、自汗、面色苍白、头晕等症，可选用下列方药：

补心气口服液

活心丸

生脉散

四君子丸

2. 冠心病以肝肾阳虚为主的，平素可见有腰膝酸软、头晕耳鸣、胸痛胸闷等症，可酌情服用下列方药：

天麻补心丹

滋心阴口服液

3. 以气血瘀滞为主的，可见有胸痛较明显，胸闷、喜叹息、心悸、舌质紫黯等症，可选服下列方药：

冠心苏合丸

丹参滴丸

金铃子散

4. 以寒痰凝滞为主的，可见有胸闷如窒、气短喘促、肢体肥胖沉重、痰多、遇寒加重等症状，治法以通阳豁痰为主，可参考下列方药：

苏合香丸

瓜蒌薤白半夏汤

【西药治疗】

1. 扩张冠状动脉药：

硝酸甘油

消心痛

卡托普利

依那普利

心痛定

异搏定

2. 调整血脂药：

非诺贝特

苯扎贝特

普伐他汀

洛伐他汀

亚油酸

3. 抑制血小板聚集药：

肠溶阿司匹林

噻氯匹啶

此外，尚有溶栓药物、手术疗法等。

【急症处理】

常见急症如心绞痛、心肌梗塞、急性心力衰竭等详见相关章节。冠心病猝死型的病人往往发病极为迅速，且可能在随时随地发生。因此，掌握胸外心脏按压、人工呼吸等急救方法可能有帮助。

【名医叮嘱】

1. 一旦出现冠心病证状应及时就医。

2. 平时应提高防病意识，定期进行体格检查。

3. 禁烟，尽量少饮酒。

4. 膳食合理，少进食含油脂、糖类等较多的食物，多吃水果、蔬菜。

5. 作息有规律，不暴饮暴食。

6. 适当的体育锻炼和运动。

7. 控制肥胖。

第三节　心肌梗死

【病证表现】

因梗塞面积的大小、部位、侧支循环建立的情况的不同而有不同表现。

1. 先兆：

多数病人发病前数日至数周有乏力、胸闷、活动后气急等前驱表现。其中以新发生心绞痛或原有心绞痛病情加重为最突出表现。

2. 症状：

(1)疼痛多于凌晨出现，诱因不明显，疼痛部位、性质等类似心绞痛，但程度重、时间长、休息及含服硝酸甘油等不能缓解，病人常有濒死感。少数病人疼痛位于上腹、下颌、颈背等处。亦散见不痛的病例。

(2)全身症状可有发热、心动过速等。

(3)痛剧时可伴恶心、呕吐等胃肠道症状，重者可伴呃逆。

(4)心律失常以室性早搏最为多见。心梗病人出现心律失常一般危险性较大。

(5)低血压及休克。

(6)心力衰竭以急性左心衰为多见。

3. 本病并发症多，且其并发症危险性极大，如：

(1)乳头肌功能失调或断裂。

(2)心脏破裂。

(3)栓塞，可见于脑、肾、脾、四肢等动脉栓塞。

(4)心室膨胀瘤。

(5)心肌梗塞后综合症。

【就医指南】

根据症状可作初步判断，明确病变情况及定位诊断、估计预后等需依赖以下手段：

1. 心电图(ECG)。此检查必须做，并需反复多次观察。检查结果可表现为相应导联的 ST 段下移超过 0.1 毫伏，T 波高耸直立(急性期)及出现病理性 Q 波等(恢复期)，伴有心律失常的，亦可有相应心电图表现，如室性早搏、心动过速、房颤、室颤等。

2. 心电向量图。此检查对于诊断心肌梗塞来说较心电图敏感，但缺乏特异性，须结合临床表现及其他检查结果综合考虑。检查可发现有 QRS 环的改变，ST 向量的出现和 T 环的变化。

3. 放射性核素检查。通过此检查可较为准确地了解心肌梗塞的部位和范围，并有助于对心室功能的判断和心肌梗塞并发症的检出。

4. 超声心动图。通过此检查有助于了解心室壁的动作和左心室的功能，并有利于对室壁瘤和乳头肌功能不全等并发症的诊断。结果可见有心肌运动不协调、室壁僵硬等。

5. 实验室检查,有利于鉴别心绞痛等。

血常规:可见有白细胞增高(急性期)。

血沉(ESR):增快(发病1~3周内)。

心肌酶谱:血清心肌酶检查可见肌酸磷酸激酶(CPK)、谷草转氨酶(GOT)、乳酸脱氢酶(LDH)等均增高。心绞痛时一般不增高。

【一般治疗】

心肌梗死属危急重症,一旦发病应立即入院治疗。

【中药治疗】

急性期以西药治疗为主。中医辨证多属瘀血痹阻,常见有心胸疼痛剧烈,甚则心痛彻背、背痛彻心,可选用下列方药:

血府逐瘀汤

丹参滴丸

冠心苏合丸

生脉注射液

丹参注射液

川芎嗪注射液

恢复期以扶正培本为主,可选用方药:

补心气口服液

滋心阴口服液

地奥心血康

【西药治疗】

心肌梗塞病人必须住院治疗。急性期应严格卧床,同时监测心电图、血压和呼吸,并注意吸氧。治疗上大致有以下几点:

1. 解除疼痛和恐惧,改善心肌缺血。可选用的药物有:

吗啡

杜冷丁

罂粟碱

硝酸甘油

心痛定

倍他乐克

2. 心肌再灌注。具体方法有溶栓疗法，可用药物有：

尿激酶

链激酶

3. 抗凝疗法：

肝素

阿司匹林

4. 极化液疗法。

5. 积极治疗并发症：包括纠正休克、消除心律失常、治疗心力衰竭等。

6. 手术。一般较少用。

【急症处理】

急性心肌梗塞约有半数以上的病人死于入院前的短时间内，因此，有效的入院前的紧急处理，有助于降低入院前的死亡率，缩小梗塞范围及改善预后。其措施包括：

1. 休息。

2. 镇静、止痛。

3. 吸氧。

4. 出现心搏骤停时应立即行胸外心脏按压和人工呼吸等急救措施。

5. 有条件的话，注意监测有无心律失常。若心率小于 50 次/分，可注射极小剂量阿托品；出现室性心律失常可应用利多卡因；若出现心室颤动可行电除颤。

【名医叮嘱】

1. 本病死亡率高，发病后应迅速进入医院治疗，以免贻误病情。

2. 保持病人安静，尽量减少对病人的刺激，减少探视次数。

3. 急性期需严格卧床，进食、翻身、大小便等均由他人帮助，避免病人用力。

4. 饮食以易消化的流质及半流质为主，如牛奶、稀粥、面条等，病情稳定后可逐渐改为软食，如豆制品、面包、馒头等。

5. 注意保证病人大便通畅，避免用力大便，以免造成病情突变。

6. 病情恢复后应注意严格按医生的吩咐用药，切忌私自停药。

7. 禁烟酒。

第四节　心绞痛

【病证表现】

1. 典型表现：

(1)性质：多为压榨性或窒息性闷痛不适。

(2)部位：多位于胸骨体上、中段后方，可波及心前区，界限不清；亦可放射至左肩及左臂内侧，偶见有放射至颈、咽、下颌等部位。

(3)诱因：劳累、情绪激动、受寒、饱餐等。

(4)持续时间：短暂，多为3～5分钟，很少超过15分钟。

(5)缓解：含服硝酸酯类药物(如硝酸甘油)可迅速缓解。

2. 不典型表现：

指上述5个特点中有1个或几个特点不典型，但必须有1个以上。

3. 分类：

(1)劳累性心绞痛：最常见，其特点是疼痛由于劳累、情绪激动等心肌耗氧量增加的情况而诱发，其中又可分为三型：稳定型心绞痛(最常见)、初发型心绞痛、恶化型心绞痛。

(2)自发型心绞痛：主要特点为疼痛与心肌耗氧量的增加无明显关系，疼痛持续时间长、程度重、含服硝酸甘油等不易缓解。

其分型又包括：卧位型心绞痛、变异型心绞痛、中间综合症、梗塞后心绞痛。

(3)混合型心绞痛：即发作兼有(1)、(2)两种情况。

【就医指南】

仅凭临床症状，很难区分不典型心绞痛与心脏神经官能症、肋间神经痛等，故需作以下检查：

1. 实验室检查

血脂：可见有血脂增高，为本病易患因素。

血糖：伴有糖尿病可见有血糖增高。

2. 心电图检查是发现心肌缺血并诊断心绞痛最常见的检查方法。发作时可出现ST段暂时性压低超过0.1毫伏、T波低平或倒置等心肌缺血表现，发作过后恢复正常。心电图运动负荷试验可提高本病的检出率，表现为运动中出现心绞痛或心电图提示心肌缺血。24小时动态心电图对本病的诊断亦有极大价值,可提高检出率并提供临床分型的依据。

3. 冠状动脉造影。根据心电图结果选择相对应的冠状动脉分支,行选择性冠状动脉造影检查,可发现各支动脉狭窄性病变的部位并估计其严重程度。一般认为,动脉管腔直径缩小至70%～80%以上会严重影响血液供应,狭窄达50%～70%者已有一定的诊断意义。

4. 放射性核素检查。通过此检查可较为明确地诊断病变产生的部位及范围。临床上常用的有两种:

(1)201IT－心肌显像及负荷试验,主要可显示病变部位。

(2)放射性核素心腔造影,可测定左室射血分数等。

【中药治疗】

1. 心绞痛以心血瘀阻为主的,可见有胸部刺痛,入夜尤甚,或伴心慌、舌质紫黯等症,治疗以活血化瘀、通络止痛为主。可选用下列方药:

血府逐瘀汤

速效救心丸

冠心丹参片

丹参滴丸

心绞痛宁膏(外敷)

2. 心绞痛以寒凝气滞为主的,常见有心痛、胸闷、怕冷,遇寒加重,或情绪波动时疼痛加重,喜叹气等症,治疗以通阳祛寒或理气和血为主,可选用下列方药:

苏合香丸

冠心苏合丸

金铃子散

柴胡疏肝散

3. 心绞痛以心气不足为主的,常见有胸闷气短、神疲懒言、面色苍白、易出汗等症,治疗上应以补养心气为主,可选用下列方药:

补心气口服液

苏冰滴丸

麝香保心丸

活心丸

四君子丸

4. 心绞痛以心阴亏虚为主的，临床常见有胸闷、胸痛、心悸、口干、盗汗、头晕耳鸣、烦热等症，多采用滋阴清热、活血养心的治法，可选用方药有：

天王补心丹

河车大造丸

滋心阴口服液

地奥心血康

【西药治疗】

治疗原则主要是改善冠状动脉的供血，并减轻心肌的耗氧，同时积极治疗动脉粥样硬化。

1. 避免诱发因素。

2. 可选用药物：

(1) 硝酸酯类：

硝酸甘油

消心痛

2% 硝酸甘油膏（敷贴）

(2) β－受体阻滞剂：

心得安

氨酰心安

倍他乐克

(3) 钙通道阻滞剂：

异搏定

心痛定

地尔硫卓

(4) 冠脉扩张剂：

潘生丁

胺碘酮

(5) 其他：

肠溶阿司匹林

肌苷

【急症处理】

急性发作时，立即让患者休息、稳定情绪。及时给患者口服硝酸甘油或消心痛，亦可选用速效救心丸，并及时与医院联系。尽量保持患者安静，少活动。

用药应尽量从小剂量开始，以免可能出现的低血压、休克等副作用。

【名医叮嘱】

1. 心绞痛患者平时应常随身携带硝酸甘油、速效救心丸等药品，硝酸甘油应装入棕色瓶中，避光、避高温保存。

2. 禁烟酒，饮食不宜过饱，多吃蔬菜，少进油腻食物，注意防寒保暖，注意保持情绪稳定。

3. 控制肥胖。

4. 平时应坚持少量活动，如散步、打太极拳等，以不发生疼痛为宜。

5. 心绞痛控制不佳易发展为心肌梗塞，故应去正规医院就诊，并听从医生的建议治疗。同时，治疗心绞痛的药物均易导致低血压、休克等，故平时用药应绝对按医生指令服用，切忌私自加药及不规律用药。所选药品以长效制剂为佳。

第五节　心力衰竭

【病证表现】

心力衰竭的临床表现多样，分类较为复杂。其中，按病情发展的速度可分为急性和慢性两大类；按发生的部位可分为左心衰、右心衰和全心衰；按症状的有无可分为无症状性心衰和充血性心衰；按心脏功能损害不同可分为收缩性心衰和舒张性心衰等等。在这里，我们按临床常用的分类方式进行阐述，即先按发展速度分为急、慢性心衰，再按病变部位分为左、右心衰。

1. 慢性心力衰竭

此类型临床多见，其中又以左心衰竭为最常见。其发病率高，死亡率亦高，男性多于女性，是心血管病死亡的主要原因。

(1)左心衰竭：

主要表现有肺循环瘀血和心排血量降低的一组综合症。

①肺循环瘀血的症状：主要表现的呼吸困难，可有劳力性呼吸困难、端坐呼吸、阵发性夜间呼吸困难、心源性哮喘等。此外尚有咳嗽、咳痰、咯血等症状，痰多为白色泡沫状，有时带血丝，严重的可呈粉红色泡沫状。

②心排血量减低的症状：可有疲倦无力、失眠、头晕、紫绀、心动过速、血压降低

等，严重的可出现心源性休克。

(2)右心衰竭：

以体循环瘀血为主，患者有恶心、呕吐、食欲不振、腹胀、腹痛及尿少、水肿、夜尿增多等症状。另外还有颈静脉怒张、肝肿大、胸水、腹水等。

(3)全心衰竭：

左、右心衰的症状表现同时存在。

2. 急性心力衰竭

临床上以急性左心衰竭较为常见，而急性右心衰较少。故这里主要讨论急性左心衰。急性左心衰临床上常以急性肺水肿为主要表现，此时病人常突然出现严重的呼吸困难，呼吸频率可以每分钟30～40次，常迫使患者坐起，两腿下垂，两手抓住床沿、椅背等物品以协助呼吸，同时还可伴有频繁地咳嗽等症。此时咯痰常显粉红色泡沫状，患者多表现烦躁、大汗淋漓、面色苍白。严重患者甚至可导致心源性休克。

【就医指南】

根据症状即可作出初步诊断，急性心力衰竭由于发病急，不紧急救治即有生命危险，故大多依赖症状诊断；慢性心力衰竭患者可做以下检查，可以对病情的严重程度作出进一步估计，并有助于与其他疾病鉴别。

1. X线检查：常用X线观察心脏的外形和室的大小有助于对原发性心脏病的诊断。肺瘀血的程度可作为判断左心衰竭严重程度的指标。

2. 心电图检查：必做，可见有左心室肥厚劳损、右心室增大等。

3. 超声心动图：常用，可测定左心室的收缩和舒张功能，包括射血分数、二尖瓣前叶舒张中期关闭速度等。常见功能减低的表现。

4. 放射性核素与磁共振显像：可测定左右心室收缩及舒张末期容积及射血分数，并可清晰分辨心室边缘，可定量测定左、右室的重量。

5. 运动耐量试验：可在一定程度上反映心脏的贮备功能。

6. 血流动力学检查：可测定肺毛细血管楔嵌压(PCWP)、心排血量(CO)、心脏指数(CI)。

【一般治疗】

本病的病情多较严重，故接受长期系统的治疗是控制本病较好的方法，平时患者应在医生的指导下系统用药，不主张私自停药、减药等，平时注意预防感染、休息及限制食盐摄入量等有助于本病的治疗。

【中药治疗】

1. 中医辨证以心脾两虚为主的，临床可见有心慌气短、神疲无力、腹胀便溏、面色无华、健忘等症，治疗应以补血养心益气为主，可选用下列方药：

归脾丸

炙甘草汤

2. 中医辨证以心阳不振为主的，可见有心慌、胸闷、气短、活动后加重、面色苍白、怕冷等表现，治疗上应温补心阳、安神定悸，可选用方药有：

桂甘龙牡汤

苏合香丸

3. 中医辨证以水饮凌心为主的，可表现为心慌、胸闷、腹胀、渴而不欲饮、下肢浮肿、小便短少，或伴有恶心、呕吐、食欲不振等症，治疗上主要以振奋心阳、化气利水为主，可选用方药有：

苓桂术甘汤

真武汤

生脉散

强心灵

4. 以心气不足为主的，常见有心慌、胸闷、头晕、气短、面色苍白、神疲懒言等，可以补养心气、鼓动心脉为主，可选用方药有：

四君子丸

补心气口服液

丹参滴丸

【西药治疗】

1. 治疗原发病，如冠心病、高血压、糖尿病等，参见各节。

2. 消除诱因，如治疗感染，保持情绪稳定、保暖、休息等。

3. 减轻心脏负荷，可用药物有：

(1)利尿剂：

速尿

氯苯喋啶

安体舒通

(2)血管扩张剂：

硝普钠

硝酸甘油

消心痛

卡托普利

依那普利

4. 增加心排血量,可选药物有:

强心甙

多巴胺

多巴酚丁胺

氨力农

5. 其他:钙拮抗剂与β-受体阻滞剂如:

心痛定

地尔硫卓

氨酰心安

倍他乐克

【急症处理】

一般以急性左心衰竭为心衰急症。抢救措施包括:

1. 紧急入院。

2. 使患者取坐位,双腿下垂。

3. 吸氧。

4. 应用镇静剂吗啡。

5. 快速利尿。

6. 血管扩张剂。

7. 强心甙。

8. 氨茶碱。

本症由于病情严重,死亡率高,且药物副作用大,故应由正规医院医师操作,切忌私自在家中处理,以防发生不测。

【名医叮嘱】

1. 听从正规医疗机构医师的建议,系统用药。

2. 防寒保暖,保持情绪稳定,避免过度劳累。

3. 限制食用钠盐的摄入量。

4. 积极治疗原发疾病,避免感染。

第六节 心血管神经官能症

【病证表现】

本病的临床表现多种多样,因个人体质等的不同而不同,其中以心血管方面的症状较为突出。

1. 心悸。病人常自觉心慌,可伴存早搏或心动过速。

2. 呼吸困难。病人常有“气不够用”的主观感觉,喜叹息,可伴有过度换气综合症。

3. 胸痛。多在心尖区和左乳下,呈刺痛或刀割样痛,持续时间长短不一,且与体力活动无关,工作紧张或情绪波动时加重。

4. 可伴见植物神经功能紊乱的表现,如多汗、手足冷等。

5. 其他。可有失眠、疲倦,低热、头昏、头痛等。

【就医指南】

由于本病临床表现多样且无特异性,须与心绞痛、甲亢性心脏病等病鉴别,以下检查手段有助于鉴别诊断:

1. 实验室检查血清 T_3、T_4 等。

2. 心电图检查、运动负荷试验。

3. X 线检查。

4. 冠脉造影。

【一般治疗】

一般本病无须服药,经休息、消除激动情绪后可缓解。亦可给予口服氨酰心安或倍他乐克等药。

【中药治疗】

本病西药无特异疗法,而部分患者服用中药后效果较显著。

1. 辨证以心虚胆怯为主的,常有心悸、易惊恐、少寐多梦、坐卧不安、食少纳呆等症。治疗上可以镇惊定志、养心安神为主,主要方药有:

黄连温胆汤

2. 辨证以阴虚火旺为主的,常见有心悸不宁、心烦少寐、手足心热、耳鸣腰酸、

舌红少苔、口干盗汗等症。治疗应以滋阴降火、养阴安神为主,可选用下列方药:

黄连阿胶汤

朱砂安神丸

天王补心丹

柏子养心丸

安神补心丸

知柏地黄丸

3. 辨证以心脾两虚为主的,可见有心悸气短、头晕目眩、面色无华、神疲乏力、少语等症。治宜补血养心、益气安神为主,可选用下列方药:

归脾丸

养血安神丸

生脉散

丹参丸

4. 以气滞痰阻为主的,临床常见有心悸、胸闷烦躁、失眠多梦、口干口苦、喜叹息、大便干结、小便短小等症。可选用具有理气化瘀、宁心安神的方药,如:

黄连温胆汤

柴胡疏肝散

【西药治疗】

无特异性治疗方法。

一般要求患者解除患病顾虑,避免情绪刺激等可能加重病情的因素。参加适当运动。可口服小量镇静剂,有焦虑情绪的,可适当加用抗焦虑药;有心动过速等的患者,可给予口服药:

氯酰心安

倍他乐克

【名医叮嘱】

1. 保持开朗的心情,有利于减少本病的发生,同时亦有利于本病的症状改善。

2. 避免不良的情绪刺激,以免诱发本病。

3. 适当增加体育锻炼。

第七节　心律失常

【病证表现】

心律失常的临床表现可因为心律失常类型的不同而异，但其较为一致的表现为出现不同程度、不同性质的心慌等，具体表现参见相关章节。

一般在临床上多按发生原理而将其分为冲动形成异常和冲动传导异常两大类：

1. 冲动形成异常

(1) 窦房结心律失常：包括窦性心动过缓、窦性心动过速、窦性心律不齐，窦性停搏等。

(2) 异位心律：包括被动性异位心律和主动性异位心律，被动性异位心律主要指逸搏及逸搏心律；主动性异位心律包括早搏（房早、室早、房室交界性早搏等）、阵发性心运过速（房性、室性、房室交界性）、房扑、房颤、室扑、室颤。

2. 冲动传导异常。

包括房室分离，窦房、房内、房室，室内传导阻滞及预激综合症等。由于心律失常的种类很多，故我们不一一叙述，在以后的章节中只介绍较为常见的早搏、传导阻滞、房扑、房颤、心动过速、病态窦房结综合症等。

【就医指南】

心律失常患者在就诊时，应做以下检查以帮助明确心律失常的类型：

1. 心电图检查。是诊断心律失常最重要的一项非侵入性检查技术，详尽的心电图可直接对很大一部分心律失常如早搏、房扑与房颤等作出较为明确的诊断。

2. 动态心电图检查。有利于发现阵发性的心律失常，但对某些发作时间很短且不常发作的心律失常仍难于检出。此项检查同时也便于了解某些心悸、晕厥等症状的出现与心律失常发作的关系，明确心律失常或心肌缺血与日常活动的关系等。

3. 运动试验。其敏感性不如动态心电图，可明确心律失常与临床症状的关系。

4. 食管心电图。对常见的室上性心动过速的发生机制的判断可提供帮助，此外，有助于对室上性与室性心动过速、预激综合症等的鉴别，以确立诊断。

5. 心肌电生理检查。常用于对以下疾病的诊断：病态窦房结综合症、房室与室内传导阻滞、心动过速、不明原因的晕厥等。其目的主要有三方面：

(1)确立诊断。

(2)辅助治疗。

(3)指导预后。

第八节 早搏

【病证表现】

房性及交界性早搏发作时，患者可无任何症状，或仅有心悸不适。而室早在发作较轻时亦可仅感心悸不适，若室早发作频繁或影响左室射血功能时，可引起晕厥或出现左心衰竭的症状。室早发作时间过长，可引起心绞痛或低血压等症。

【就医指南】

早搏在心电图检查中较易发现，分别表现为提早出现的房性、交界性、室性异位搏动。室早发作较为频繁的，可表现为二联律、三联律等，还可出现室性并行心律。少数阵发性发作的患者，可行动态心电图检查，以提高检出率。

【一般治疗】

房早、交界性早搏及室早轻型无症状的，通常无需治疗。

【中药治疗】

1. 中医辨证以心脾两虚为主的，主要表现为心悸气短、头晕目眩、面色无华、神倦乏力、纳呆、腹胀、健忘等症。治疗上可以补血养心、益气安神为主，可取方药如下：

归脾丸

炙甘草汤

补心气口服液

2. 中医辨证以阴虚火旺为主的，主要表现为心悸易惊、心烦失眠、盗汗，每因思虑过度等使病情加重，伴有耳鸣、腰酸等症。治疗上当以滋阴清火、养心安神为主，取方药如下：

黄连阿胶汤

天王补心丹

朱砂安神丸

柏子养心丸

3. 中医辨证以心阳不振为主的，可见有心悸不安、胸闷气短、动则加剧、形寒肢冷、面色苍白等症状。可以温补心阳、安神定悸为主，可选方药：

桂枝甘草龙骨牡蛎汤

4. 中医辨证以水饮凌心为主的，多见有心悸、胸闷痞满、小便短少、下肢浮肿、形寒肢冷或伴眩晕、恶心呕吐等症状，治疗上可取法以振奋心阳、化气利水为主，可选方药如下：

苓桂术甘汤

真武汤

5. 中医辨证以心血瘀阻为主的，临床可表现为心悸、胸闷不适、胸痛如针刺、唇舌青紫等症。治疗上可以活血化瘀、理气通络为主，可取方药如下：

桃仁红花饮

血府逐瘀汤

丹参饮

【西药治疗】

1. 房早、交界性早搏通常无需治疗。但房早若有较明显的自主感觉或引起室上性心动过速时，则应给予治疗，药物包括如：

安定

心得安

氨酰心安

倍他乐克

地高辛

普鲁卡因胺

2. 室早若发生在无器质性心脏病的病人，且症状不明显的，可不予治疗；若症状明显，治疗则以消除症状为主，可选用 β－受体阻滞剂如：

氨酰心安

倍他乐克

美西律

3. 室早若发生在有器质性心脏病的患者，则须首先治疗原发病，同时加用抗心律失常药物，如：

美西律

胺碘酮

地高辛

西地兰

4. 若原发心脏病为急性心肌梗塞,则应立即用药,并用以静脉用药为主。药物有:

利多卡因

普鲁卡因胺

【名医叮嘱】

1. 早搏病人均应禁烟、少饮酒及咖啡,因三者均可导致早搏的出现,同时也是加重病情的因素。

2. 注意休息,注意保持情绪稳定。

3. 积极治疗原发病,控制感染等。

第九节　静脉曲张

【病证表现】

1. 表现

早期多无明显症状。静脉曲张较重时,可见有下肢浅静脉蜿蜒扩张、迂曲;患者站立稍久,则可出现病肢酸胀、麻木、困乏、沉重感、易疲劳,平卧休息或抬高患肢后则上述症状可减轻或消失。其静脉的扩张辽曲等表现以小腿及踝部明显,常无肿胀,重者可见有静脉卷曲成团。病变发展至后期,若合并血栓性浅静脉炎,可见有局部疼痛、皮肤红肿、局部压痛等症状。病程长,静脉曲张较重者,足靴区皮肤可出现营养性变化,表现为萎缩、脱屑,色素沉着、湿疹、瘙痒及慢性溃疡形成等。

2. 并发症

常见的有血栓性静脉炎、湿疹、溃疡、急性出血等。

【就医指南】

就医时行以下检查有助于诊断和治疗。

1. 大隐静脉瓣膜及在大隐静脉与深静脉间交通支瓣膜功能试验,可发现是否存在瓣膜功能不全的情况及检查功能不全的发生部位。

2. 小隐静脉瓣膜及小隐静脉与深静脉间交通与瓣膜功能试验，意义与“1”相同。

3. 深静脉通畅试验，可检查是否存在加重静脉压力的因素。

4. 下肢静脉造影对本病的诊断与鉴别诊断有重要价值，特别对有深静脉病变时往往多应用此项检查。

【一般治疗】

轻度病变可参考使用弹力袜，同时应适当活动，延长患肢抬高时间等。

【中药治疗】

1. 中医辨证以气滞血瘀为主的，临床可见有下肢筋脉肿胀屈曲、色紫黯或蚓行、伴有隐痛以站立时明显、或有乏力、下肢胀痛等症状，治疗上多以理气活血通络为主，可选用下列方药：

大黄䗪虫丸

2. 中医辨证以血燥筋变为主的，临床可见有下肢筋脉肿胀迂曲，或膨大呈条索状，质韧，局部沉重，伴有瘙痒，色赤沉着等，治疗上以养血润燥、舒筋解痉为主，可用方药有：

小活络丹

【西药治疗】

1. 常用治法：

(1)手术疗法。

为常用的疗法，适用于有症状的中、重度静脉曲张。只要年龄不太大，体质不太差均可应用。方法有：大(小)隐静脉高位结扎术、交通支结扎术，大(小)隐静脉剥脱术等。

(2)注射疗法。

适用于局限性静脉曲张而瓣膜功能健全及术后残留的静脉曲张。常用的注射药物有：

5%鱼肝油酸钠

酚甘油溶液

50%葡萄糖

(3)弹力袜压迫疗法。

适用于范围小、程度轻又无症状者，以及妊娠期妇女及不适宜手术者。

2. 并发症的处理：

(1)血栓性静脉炎。

治疗方法有:热敷、理疗、穿弹力袜、手术等。同时应使用抗生素,药物可用:

青霉素 G

环丙沙星

阿莫西林

(2)湿疹。

可用 1:5000 高锰酸钾溶液,局部清洁消毒,并可使用广谱抗生素:

青霉素

阿莫西林

头孢唑啉

头孢曲松

环丙沙星

(3)慢性溃疡。

是最常见的并发症。常用控制感染药:

青霉素

阿莫西林

头孢唑啉

头孢曲松

环丙沙星

(4)急性出血。

止血:缝扎或加压止血。

【急症处理】

出现急性出血时,由于曲张的静脉往往压力很高,出血难以自行停止,故须作紧急处理,措施有:抬高患肢,与水平线呈 30 度角以上。用绷带等加压止血。如静脉破裂处清晰可见,则可缝扎止血。择期行手术治疗。

【名医叮嘱】

1. 工作性质需长期站立的,应尽力调整工作时间,一段时间之后抬高下肢,以利于静脉回流。

2. 有单纯性静脉曲张家族史的人易于患病。此类人在儿童时期应进行适当的体育锻炼,增强体质。

3. 平日多作踝关节的屈伸活动,加强腓肠肌"泵作用"的功能。

4. 改善劳动条件,减轻劳动强度。

第十节　血栓性脉管炎

【病证表现】

本病的病情进展缓慢,常呈周期性发作。根据病情演变及肢体缺血程度,可分为三期:一期(局部缺血期):为初级阶段的表现,可见有患肢麻木、发凉、怕冷、酸胀、易疲劳、轻度间歇性跛行等,本期的典型表现是出现间歇性跛行。二期(营养障碍期):可见有患肢麻木、发凉、怕冷,酸胀等症状加重,间歇性跛行日益明显、行走距离缩短,所需的休息时间延长、疼痛转为持续性;患侧肢体皮温降低,皮色苍白或出现紫斑、潮红、皮肤干燥、汗毛脱落、趾(指)甲增厚变形、小腿肌肉萎缩以及足背动脉搏动消失等。三期(组织坏死期):原有症状进一步加重,疼痛在休息时亦不缓解,经久不息,患者无法入睡,进食减少,体力减退并消瘦。若合并感染可出现发热、畏寒等全身症状。肢端缺血可导致溃疡或坏疽的产生。

【就医指南】

就诊时可行以下检查,有助于本病的诊断与治疗,同时可以确定动脉闭塞的部位、范围、程度及侧支循环形成情况。

1. 肢体抬高试验:

患者平卧,抬高患肢 45 度,3 分钟后,观察足部皮肤色泽变化,然后坐起,观察下垂的肢体色泽变化,阳性结果提示本病。

2. 皮肤温度测定:

患肢皮温较健侧低 2℃,则表示患侧的血液供应不足。

3. 电阻抗血流图测定:

其改变程度与患肢病变程度相平行,可较明确地了解病变情况。

4. 多普勒超声检查:

可直接探查受累动脉,显示病变动脉的形态、血管的直径和血液的流速等。

5. 动脉造影:

结果清晰准确,但有一定的创伤,一般应用于重建性手术前检查。

【一般治疗】

平卧,抬高患肢等有利于侧支循环的建立。疼痛较重的,可应用消炎痛、索密病等镇痛药物。

【中药治疗】

1. 中医辨证以阴寒为主的，多见于早期或恢复阶段，表现可见有患肢麻木、发凉、怕冷、遇寒加重、间歇性跛行、疼痛等症状，治疗上可以温经散寒、活血化瘀为主，可选用方药有：

阳和汤加减

2. 中医辨证以气滞血瘀为主的，常见于营养障碍期的患者，临床常见有肢体疼痛剧烈，固定不移，入夜加重，伴有患肢麻木、酸胀、皮肤紫斑等症状，治疗上可以舒经通络、活血化瘀为主，可选用方药有：

当归活血汤

3. 辨证以湿热、热毒为主的，临床多见于第一期及其合并感染时，可见有患肢疼痛、发热、烦躁、或见有患侧溃疡流脓等症状，治疗上可以清热利湿解毒为主，佐以凉血化瘀，可用方药有：

四妙勇安汤

茵陈赤小豆汤

四妙活血汤

4. 辨证以气血两虚为主的，多见于恢复阶段及久病体虚者，常见有患肢麻木、发凉、疼痛，伴面色苍白、头晕目眩等症状，治疗上可以补养气血为主，方药有：

固步汤加减

【西药治疗】

1. 药物疗法：

妥拉苏林

罂粟

烟酸

硫酸镁

酚妥拉明

苯苄胺

低分子右旋糖酐

抗栓酶

降纤酶

2. 物理疗法：

超声波疗法

肢体正负压交替疗法

高压氧治疗

3. 手术疗法：

腰交感神经节切除术

动脉内膜血栓剥离术

动脉旁路移植术

分期动静脉转流术

截肢术

【急症处理】

出现发热的病人，可以应用复方阿司匹林、安痛定、氨基吡林等药物。伴有急性感染者，应抗感染治疗，可选用广谱抗生素如青霉素、头孢唑啉、环丙沙星、氧氟沙星、万古霉素等。

【名医叮嘱】

1. 本病患者严禁吸烟，同时要注意防止受冷、受潮以及外伤。

2. 注意患肢保暖，但不宜热敷或热疗，以免烫伤或加大组织耗氧量从而加重组织的缺氧坏死。

3. 不要穿硬底鞋，以免影响足部的血液循环。

4. 尽量取得治疗的最佳效果，尽可能保存肢体，改善生活质量。

第十一节　脑动脉硬化

【病证表现】

本病临床表现多样，常见的有：

1. 脑动脉硬化神经衰弱综合症。

主要症状为神经衰弱的征群如头昏、头痛、疲乏、嗜睡、注意力不集中、记忆力差、四肢麻木等。

2. 脑动脉硬化性痴呆。

最突出的表现为记忆力障碍和性格障碍，常见症状：性格改变、理解力低下、计算能力减退、言语混乱、沉默寡言、反应迟钝、生活不能自理等。

3. 假性球麻痹和假性震颤麻痹综合症。

多由于脑多发梗塞引起，有时亦见于腔隙状态。可参见脑梗塞。表现有吞咽困难等。

【就医指南】

就诊时行以下检查有助于诊断和治疗：

1. 实验室血液检查可见有胆固醇增高等。

2. 血流变学检查可见有血液黏滞度增高等。

3. CT 扫描可提示脑萎缩。

【一般治疗】

伴血脂过高的，可采用洛伐他汀、普伐他汀、烟酸等药物降脂治疗；另外，可应用脑血管扩张剂，如西比灵、尼卡地平等。

【中药治疗】

1. 中医辨证以气血亏虚为主的，可有头痛、眩晕、疲乏、记忆力减退，或伴面色苍白无华、四肢麻木等症状，治疗上可以补气养血、健脾安神为主，可选用方药有：

归脾丸

2. 中医辨证以肝肾阴虚为主的，临床可见有记忆力减退、头昏、目花、反应迟钝、腰膝酸软、五心烦热等症状，治疗上可以滋阴益肾、养肝明目为主，可选方药有：

六味地黄丸

七宝美髯丹

【西药治疗】

本病的治疗无特异性。大概可有以下几点：

1. 防治动脉粥样硬化，降血脂。

2. 应用扩张脑血管药物，如：

西比灵

尼莫地平

【急症处理】

本病一般为渐进性发作，没有急症现象发生。若病程中伴发脑出血、脑梗塞等，可参见相关章节。

【名医叮嘱】

1. 伴有高血压的病人，应积极治疗高血压，可延缓本病的发生。

2. 参加适当的体育锻炼，有助于延缓或改善病情进展。

3. 饮食应清淡，多吃蔬菜、水果，少进高热量饮食。

4. 老年人出现头痛头晕反复发作、失眠、性格改变、记忆减退等，应注意可能是本病的早期症状，应及早就医。

第十二节　阵发性心动过速

【病证表现】

主要表现为心动过速发作突然开始又突然停止，持续时间长短不一，可无任何诱因而发作。症状的轻重主要与发作时心室率的快慢程度以及持续时间的长短有关，亦与原有疾病的严重程度有关。症状包括心悸、焦虑、晕厥、眩晕、心绞痛等，严重者可发生心力衰竭与休克。

【就医指南】

1. 心电图检查。此检查简单易行，但应在发作时检查，否则不易检出。

2. 动态心电图。可提高检出率。

3. 心肌电生理检查。此检查对于阵发性心动过速的诊断有极重要的价值，可明确分型并指导治疗。

【一般治疗】

阵发性室上性心动过速的病人，若原已有较明确的诊断，再次发作时，可采用刺激迷走神经的方法以终止其发作，此方法简单易学，且作用迅速，方法有如下几种：

1. Valsalva 动作，即深吸气后屏息，再用力作呼气动作。

2. 刺激舌根部，以使其恶心为度。

3. 将面部浸入冰水中。

4. 颈动脉窦按摩：病人取仰卧位，先行右侧，每次 5 ~ 10 秒钟，但注意不要双侧同时进行，以免血压降低而产生休克。

【中药治疗】

1. 中医辨证以气血亏虚为主的，临床主要表现为心悸、头晕乏力、面色苍白或无华、少寐多梦等症状，治疗上可以养血安神、益气养心为主，可取方药如下：

归脾丸

养血安神丸

炙甘草汤

2. 中医辨证以肝肾阴虚为主的,可见有心悸、胸闷或痛、心烦失眠、腰膝酸软、盗汗等症,治疗上可以滋阴益肾、养心安神为主,可取下列方药:

麦味地黄丸

左归饮

左归丸

3. 中医辨证以气血瘀滞为主的,可有心悸、胸闷、喜叹息、唇舌青紫、舌带瘀斑等症,治疗上以理气活血化瘀通络为主,可选方药有:

丹参饮

血府逐瘀汤

【西药治疗】

1. 阵发性室性心动过速

(1)无症状且无器质性心脏病的患者,可不予治疗。

(2)有症状者或有器质性心脏病的患者,可适当选用下列药物:

心律平

利多卡因

普鲁卡因胺

胺碘酮

异搏定

氨酰心安

倍他乐克

2. 阵发性室上性心动过速可选用下列药物:

甲氧明

间羟胺

异搏定

西地兰

心得安

氨酰心安

心律平

胺碘酮

【急症处理】

如突然出现晕厥,可采用手掐人中穴或针刺合谷穴的方法以促其清醒。如突然出现心绞痛,可给予含服硝酸甘油以缓解疼痛,但用药宜小量。

【名医叮嘱】

1. 阵发性心动过速的患者在首次发作后应注意预防复发。可选用的药物有:

异博定

地尔硫卓

心得安

2. 发作时注意休息,最好取卧位或头低位,以免发生晕厥。

第十三节　高血压

【病证表现】

1. 表现

原发性高血压的起病往往极为缓慢,且早期症状一般不明显,多于 40 ~ 50 岁时检出。临床可能表现有头晕、头痛、眼花、失眠、耳鸣、周身乏力等。有时亦见有心前区不适、心慌,甚至心绞痛。临床症状与血压增高的水平未必一致。

2. 并发症

高血压持续的时间越久,则出现并发症的可能性越高。其并发症损害的范围极为广泛,心、脑、肾等多个器官都可受损。在我国,目前以心脑血管并发症(脑卒中)最为常见,其发病率约为心肌梗塞的 5 倍,每年约为 12% ~18%。高血压并发症的出现可有两方面的原因导致,其一为血压升高本身的直接作用,其二为高血压加速动脉粥样硬化的进程有关。常见的并发症如下表格:

靶器官	常见并发症
心脏	心绞痛、心肌梗塞、心力衰竭
脑	短暂脑缺血发作(T1A)、脑血栓形成、脑溢血、高血压脑病
肾	肾血管病、肾细小动脉硬化、肾功能衰竭
眼	视网膜动脉狭窄、眼底出血或棉絮状渗出,视神经乳头水肿等

3. 高血压的分类和分期。

(1)分类:

正常:收缩压(SBP)小于140毫米汞柱和舒张压(DBP)小于90毫米汞柱

临界高血压:收缩压140毫米汞柱~160毫米汞柱和/或舒张压90毫米汞柱~95毫米汞柱

轻度高血压:收缩压140毫米汞柱~180毫米汞柱和/或舒张压90毫米汞柱~105毫米汞柱

中重度高血压:收缩压180毫米汞柱以上和/或舒张压105毫米汞柱以上

纯收缩期高血压:收缩压160毫米汞柱以上而舒张压小于90毫米汞柱

分期:世界卫生组织(WHO)将其分为三期,标准如下:

一期:血压增高而无任何靶器官损害的表现。

二期:高血压伴有至少一项器官损害的表现,如左心室肥厚、视网膜动脉狭窄、蛋白尿、血肌酐轻度增高、超声或X线检查有动脉硬化表现。

三期:出现靶器官受损的并发症,如心绞痛、心梗、心衰、脑卒中、高血压脑痛、视网膜动脉出血及渗出伴视乳头水肿、肾衰、主动脉夹层分裂等。

4. 特殊类型高血压

(1)老年人高血压:据不完全统计,我国老年人中约有40%~45%的人患有高血压,而且其中约有半数的人是纯收缩期高血压。

老年人高血压除临床常见的表现外,其特征有:血压波动大;在降压治疗过程中容易出现体位性低血压;容易发生心力衰竭。

(2)临界高血压:临界高血压极为常见,在我国其发病率约为53%,占确诊高血压患者的45%左右。其特点为血压波动较大,且以收缩期血压增高为主,脉压差增大,心率往往偏快。其心血管疾病的发病率与死亡率较正常人为高。

(5)高血压急症:临床上将高血压急症分为恶性高血压、高血压危象、高血压脑病三种。恶性高血压:主要表现为血压明显升高,以舒张压的升高更为明显,伴有眼底出血、渗出及乳头水肿,可迅速出现心、肾功能不全、精神恍惚等症。高血压危象:此类高血压患者可在短期内血压明显增高,并出现头痛、烦躁、心悸、恶心、呕吐、面色潮红、汗多、视物模糊等症,收缩压和舒张压的增高均较明显。

高血压脑病:指高血压患者在血压短期内明显升高的同时,伴有中枢神经系统功能障碍的征象。临床表现可有严重头痛、呕吐和神志改变,较轻的可仅有烦躁、意识模糊、严重者可发生抽搐、症状性癫痫及昏迷。

【就医指南】

高血压的诊断并不困难，只需在不同时间测量三次血压，即可确诊。但较为困难同时也是极为重要的一点是需要明确高血压的病因。只有在排除了继发性高血压之后，原发性高血压的诊断方可成立。因此，我们做检查的目的，首先在于明确病因，其次还要用来评估病情和治疗效果。常做检查如下：

1. 实验室检查，可提示有无并发症的存在，同时指导治疗。常做的有：

血常规（血 Rt）：检查有无血液浓缩、稀释等情况。

尿常规（尿 Rt）：观察有无蛋白尿、管型等，用以提示肾功能情况。

血糖：观察是否合并糖尿病及嗜铬细胞瘤等以提示是否为继发性高血压。

电解质：观察有无电解质紊乱的情况，以排除原发性醛固酮增多症导致的继发性高血压，同时，亦是肾功能检查的一项指标。

肌苷（Cr）、尿素氮（BUN）：观察肾功能的指标，明确有无肾衰。胆固醇、甘油三酯：观察是否已导致脂质代谢紊乱，便于检出早期动脉硬化等。另外还有尿微量蛋白测定、葡萄糖耐量试验、胰岛素水平测定等。

2. 胸透或胸部 X 光片：观察主动脉硬化的情况。

3. 心电图：观察高血压引起的心血管并发症的情况。

4. 超声心动图：目的同心电图，但更精确。

5. 动态血压监测：可明确一天内血压波动的情况，用途有如下几类：用于“白大衣性高血压”的诊断；判断高血压的严重程度；指导降压治疗并评价疗效；了解高血压患者心绞痛与心肌缺血的发生机制。

【一般治疗】

高血压病的治疗应系统用药，不赞成不规律和不科学用药，故一旦出现高血压应进入正规医疗机构听从医生建议进行系统地、长期地服药治疗，不主张私自用药，且高血压用药有个体化倾向，即不同的人对不同的药物敏感性不同，故也不主张延用他人服药的经验。在双耳轮后的凹槽，传统医学中称之为“降压沟”，其部位按摩有降压效果，故穴位平常按摩对降压有辅助治疗效果。

【中药治疗】

1. 中医辨证属风阳上亢为主的，临床可见有眩晕、耳鸣、头痛且胀、遇劳或恼怒等可加重，或伴有肢麻震颤、腰膝酸软、颜面潮红等症，治疗上多以平肝潜阳，滋养肝肾为主，可分别选用下列方药：

天麻钩藤饮

天麻丸

2. 中医辨证以肝火上炎为主的，临床可见有头晕、头痛、目赤、口苦、胸肋胀痛、烦躁易怒、少寐多梦等症，治疗上可以清肝泻火、清利湿热为主，可选用下列方药：

龙胆泻肝汤

栀清水丸

3. 中医辨证以肝肾阴虚为主的，临床可表现为眩晕久发不止、视力减退、两目干涩、少寐健忘、心烦口干、神疲乏力、腰膝酸软等症，治疗上可以滋养肝肾、养阴填精为主，可选用下列方药：

左归丸

左归饮

六味地黄丸

4. 中医辨证以瘀血阻窍为主的，临床可见有眩晕头痛、健忘、失眠、心悸、精神不振、耳鸣耳聋、面唇紫黯、舌有瘀斑或瘀点等症，可用祛瘀生新、活血通络的方法。可选方药有：

通窍活血汤

补阳还五汤

【西药治疗】

原发性高血压的治疗有两个目的，其一是降低血压，尽量降至正常范围；其二是防止或减少心脑血管并发症的产生。其治疗一般是长期的，有的甚至需终身治疗。

目前用来降压的药物种类繁多，常用的有以下几种，可适当选用：

1. 利尿剂：

氢氯噻嗪

速尿

安体舒通

氨苯喋啶

2. β－受体阻滞剂：

心得安

氨酰心安

倍他乐克

3. 钙通道阻滞剂(CCB)：

心痛定

合心爽(恬尔心)

尼群地平

尼莫地平

非洛地平

氨氯地平

4. 血管紧张素转换酶抑制剂(ACEI):

卡托普利

依那普利

苯那普利

【急症处理】

高血压急症包括如前所述的恶性高血压、高血压危象、高血压脑病三种。处理上首先应使血压迅速下降,同时也应对靶器官的损害和功能障碍予以处理,但一般主要先要使血压下降,常用的药物有:

硝苯地平(心痛定):舌下含服,根据不同患者的敏感情况可调整用药量。

硝酸甘油:静滴或舌下含服。但本药常有心动过速、头痛、面红、呕吐等副作用。

硝普钠:多用静滴。作用迅速而剧烈,需密切观察。

【名医叮嘱】

1. 高血压的治疗应系统化,不主张突然加药或停药,以免造成血压的剧烈波动,从而加剧其对靶器官的损伤。

2. 高血压易患人群(包括有家族史者、肥胖者、高原寒冷地区人群及爱吃咸食人群等)改善生活方式对减缓或预防高血压的发作有一定的作用。方法包括减少食盐、高热量饮食的摄入,注意防寒保暖、参加体育锻炼等等。

3. 已患高血压的病人尤应注意限制钠盐的摄入(每天 6 克左右为宜)、减轻体重(体重递增加 10 公斤,血压相应可增加 10 ~ 20 毫米汞柱),多参加体育锻炼(跑步、游泳、行走等)。另外,中国传统的气功、印度的瑜伽功等对降压亦有一定的帮助。

4. 在血压得到满意控制后,可以逐步减少降压药的剂量,但减药以缓慢、不引起血压的过大波动为度,并应接受医生的建议,不主张自行减药。疗效满意的,可以考虑最后停药。

第十四节　低血压

【病证表现】

临床常见有全身乏力、头晕、易疲倦、出汗、心悸等,或有手足发凉、失眠、健忘、胸闷等,重者可突发晕厥等。可因低血压出现的快慢、血压变化的程度等有所不同。

【就医指南】

低血压一般通过反复多次测量血压即可检出。但为了鉴别是否合并有其他疾病,例如心力衰竭等,可行以下检查:

1. 心电图。

2. X 线检查。

3. 实验室检查如血常规等。

【一般治疗】

非继发于其他疾病的原发性与体位性低血压通过适当的体育锻炼及改变饮食习惯等有可能好转。

非病理性低血压一般无须治疗。

【中药治疗】

1. 中医辨证以气血亏虚为主的,可见有头晕、动则头晕加剧、神疲懒言、气短声低等症状,治疗上当以补气养血、健脾安神为主,可选用方药有:

生脉散

归脾汤

补中益气汤

2. 中医辨证以肾精不足为主的,临床可见有精神萎靡、眩晕、少寐多梦、健忘、腰膝酸软、耳鸣等症,可选用方药有:

左归丸

右归丸

健脑补肾丸

【西药治疗】

一般认为,生理性低血压不必服药,通过体育锻炼、改善生活习惯等可使低血压获得好转。体位性低血压轻症亦可不必服药，重症患者可口服下列药物：

酪氨酸

吲哚美辛

双氢麦角胺

原发性低血压患者多合并营养不良，并有家庭遗传倾向，此类患者通过改善营养状况、改善体质，病情可有好转，一般无须药物治疗。

其他继发于某些疾病的病理性低血压，如继发于心肌梗塞、大出血、心力衰竭等时，则应在抢救原发病的同时加用升血压药物或补充血容量，此类药物有：

多巴胺

多巴酚丁胺

肾上腺素

低分子右旋糖酐

【急症处理】

低血压突然出现晕厥时，可急用针刺或按压人中穴（位于鼻唇沟中上1/3处），或用针刺足三里穴（位于膝下3寸，胫骨旁开1指处），可促使患者清醒。

突发低血压休克当立即使用肾上腺素、去甲肾上腺素等药物抢救休克。

【名医叮嘱】

1. 平素体力活动较少的女性，应适当参加一定的体育锻炼，以减少低血压的出现。

2. 注意改善营养，多吃动物蛋白等营养成分较高的食物，多饮水。

3. 体位性低血压患者应注意在起床、站立时动作应缓慢，或先保持头低位，再慢慢起立，减少低血压发作的程度。

4. 老年人患低血压尤应注意平日行动不可过快过猛，因为老年人心血管代偿机制较弱，易于出现晕厥等。

5. 有的特殊患者表现为排尿时出现低血压发作。这类患者最好使用坐便器，或在排尿时最好用手扶住一个固定物以防跌倒。

第十五节　先天性心脏病

【病证表现】

临床表现的轻重与病变所导致的血流动力学改变的程度密切相关。可因不同的类型而有所不同。常见的症状有:紫绀、发育不良、心慌、气急、胸闷,易患呼吸道的感染如支气管炎等,易疲劳、头晕、胸廓畸形等。

【就医指南】

就诊时行下列检查,有助于明确诊断和指导治疗。

1. 胸部 X 线检查:可显示心脏大致外形。

2. 心电图:判断对心功能的影响并观察分流情况。

3. 超声心动图:可较为明确地观察心脏分流及返流的情况。

4. CT 及磁共振检查:较为精确地显示病变情况。尤以磁共振为佳。

【一般治疗】

本病的治疗一般药物不能达到治疗效果,若用药不当甚至会引发不良反应。消心痛、心痛定等药物或有帮助,但亦由于病变类型不同反应不一致,故不主张乱用药品。

【中药治疗】

1. 中医辨证以心脾两虚为主的,临床可见有心慌、胸闷、头晕、乏力、气短等症状,治疗上以健脾养心,补血益气为主,可选用方药有:

归脾丸

人参养营丸

炙甘草汤

2. 中医辨证以肝肾阴虚为主的,临床可表现为心慌、心烦、胸闷、失眠、盗汗、腰膝酸软等症状,治疗上可以补益肝肾、养心安神为主,可选用下列方药:

天王补心丹

大补阴丸

黄连阿胶汤

【西药治疗】

本病临床上较少应用药物治疗,主要的治疗手段是施行外科手术矫正畸形。一般来说手术进行越早,效果越佳。最佳时间是在学龄前儿童期施行,严重的则应在婴幼儿期手术。

内科治疗多无有效手段。一般可服用纠正心力衰竭的药物:

消心痛

心痛定

氨酰心安

卡托普利

【急症处理】

出现急性心衰时抢救措施同心力衰竭。

若出现晕厥，可急用针刺或掐压人中穴（位于鼻唇沟中上1/3处），或针灸足三里穴（位于膝下3寸，胫骨旁开1横指）。

【名医叮嘱】

1. 注意休息，避免劳累及情绪波动、受累等可加重心脏负担的因素。

2. 尽可能选择在儿童时进行手术治疗，以求根治或尽量延长生存期。

3. 患者应尽可能防止感冒。一旦出现身体各部位的感染应及时治疗，以免诱发或加重心衰。

4. 孕妇应尽量避免发生感染，远离有放射性物质的场所，尽量减少用药量等等。另外，不主张高龄受孕。

第十六节　心肌疾病

【就医指南】

怀疑为心肌病的患者，就诊时应以尽量明确分型及病因为宜，以下检查对此诊断目的有一定帮助：

1. X线检查：适用于各种心肌病。

2. 心电图：均适用。

3. 心音图：适用于扩张型心肌病。

4. 超声心动图：各型均适用。

5. 心导管检查和心血管造影：对于扩张型心肌病、肥厚性心肌病、限制性心肌病等有意义。

6. 心内膜心肌活检：可用于对扩张型心肌病、肥厚性心肌病、限制性心肌病等非特异性心肌病的诊断。

7. 心脏核素检查：可用于非特异性心肌病的诊断。

8. 实验室检查：血常规、血沉、血清心肌酶谱等对诊断有一定参考价值。

第十七节　病毒性心肌炎

【病证表现】

病毒性心肌炎初期的表现极似感冒，称为“感冒”样症状，临床常见有发热，全身倦怠无力，或周身疼痛、亦可见有恶心、呕吐等消化道症状。亦有部分患者发病时以重症感冒而致。病变影响到心肌时开始出现心慌、胸闷、胸痛、呼吸困难、浮肿等，重症患者亦可出现阿—斯综合症，或心源性休克。心律失常常为心肌炎的最常见症状，少数病人自觉症状不明显，而以心电图检出心律失常而发现。

【就医指南】

对于感冒后出现心慌、胸闷等症的病人，应警惕罹患本病的可能。就诊时行以下检查有助于检出该病：

1. 实验室检查

血常规：可见有白细胞（WBC）增高。

血沉：可增快。

心肌谱酶：可见增高。

C 反应蛋白：可见增加。

2. X 线检查

胸部 X 线检查可见心影增大或正常。

3. 心电图

可有各种心律失常、ST－T 改变（ST 压低，T 波低平）、R 波减低、病理性 Q 波等。心律失常以房室传导阻滞和室性早搏最为常见。

4. 心内膜心肌活检

反复行此项检查有助于本病的诊断和预后判断。

5. 心肌放射性核素显像

有助于判断心肌炎性反应和损伤程度。

【一般治疗】

口服抗心律失常药物如异搏定、心律平等药物，对部分室性早搏患者有效。

口服肌苷、ATP（三磷酸腺苷）等药物，对病情的恢复有效。

【中药治疗】

1. 中医辨证以心脾两虚为主的，临床可见有心慌、气短、头晕目眩、面色无华、神疲、乏力、纳呆、腹胀、健忘等症状，治疗上可以补血养心、益气安神为主，可选用的方药如下：

归脾丸

炙甘草汤

人参营养汤

补心气口服液

2. 中医辨证以阴虚火旺为主的，临床可见有心慌、心烦失眠、口干、盗汗、可因思虑而使诸症加重、耳鸣、腰酸等等，治疗上可以滋阴降火、养心安神为主，可选用方药如下：

黄连阿胶汤

天王补心丹

朱砂安神丸

地奥心血康

3. 中医辨证以气滞血瘀为主的，临床可见有心慌、胸闷不适、心痛时作、痛如针刺、唇甲青紫、舌质紫黯、伴喜叹息或胸闷胀痛等症，治疗上可以理气活血、通络止痛为主，可选用下列方药：

桃仁红花煎

丹参饮

血府逐瘀汤

丹参滴丸

4. 中医辨证以心阳不振为主的，临床可见有心悸、胸闷、气短、动则加剧、面色苍白、形寒肢冷、舌淡苔白等症状，治疗上可以温通心阳、安神定悸为主，可选用方药为：

桂枝甘草龙骨牡蛎汤

【西药治疗】

1. 改善心肌代谢的药物常用的有：

辅酶 A

肌苷

三磷酸腺苷

维生素 C

辅酶 Q_{10}

2. 糖皮质激素：

适用于伴有严重的全身毒血症状、严重心力衰竭、心源性休克、高度房室传导阻滞等的心肌炎患者。可用药物有：

泼尼松

氢化可的松

地塞米松

3. 抗感染：

(1)抗病毒：

病毒唑

病毒灵

利巴韦林

(2)抗细菌药物有：

青霉素

环丙沙星

氧氟沙星

阿莫西林

头孢拉定

【急症处理】

1. 发病前伴有高热的病人，应紧急降温。可给予口服 APC，年幼的患者可给予“十滴水”口服，方便的话应给予肌注安痛定、柴胡或氨基吡林。热度高且不易下降者，宜给予物理降温，可采用冰毛巾或冰块湿敷额部的方法。酒精擦身亦有助于降温。

2. 出现急性心衰或房室传导阻滞导致晕厥时，宜给予急救。具体措施参见心力衰竭及心脏传导阻滞。

【名医叮嘱】

1. 积极预防病毒感染可减少病毒性心肌炎的发生。对麻疹、脊髓灰质炎、腮腺炎、流感等病毒预防接种有较好的效果。若已发生病毒感染，则应充分休息并及时治疗，对减少病毒性心肌炎的发生可有一定的效果。

2. 一旦发生病毒性心肌炎，则应充分休息，急性期卧床对治疗效果有极大作用。

3. 治疗必须彻底。一般以为心肌炎至少应休息治疗一个月，病情较为严重的，则应延长至三个月以上。

4. 既往曾患有病毒性心肌炎的病人，平时不宜过度劳累，同时应注意预防和积极治疗病毒感染，以免再度诱发心肌炎。

第四章　消化系统疾病

第一节　消化性溃疡

【病证表现】

上腹部疼痛是消化性溃疡最为典型的临床症状，往往具有以下特点：

1. 有长期反复发作史，即所谓长期性和周期性：整个病程长至六七年，甚至几十年。发病期间溃疡发生后又可以自行愈合，每次发作可以持续数日到数月，一般一年中春秋两季是发病的高峰期。

2. 节律性：消化性溃疡疼痛与饮食有着明显的相关性，十二指肠溃疡疼痛好发于两餐之间，持续不减直至下餐或者服用制酸药。胃溃疡疼痛发生于餐后 1 小时之内，经过 1 ~2 小时后逐渐缓解，直至下餐进食后再次发作。

3. 夜间痛：部分十二指肠患者夜间胃酸分泌较高，常常在凌晨 1 ~2 点时出现上腹部疼痛，常被疼醒，十二指肠球部溃疡患者常有夜间背部放射疼痛。

4. 服用制酸药有明显的止痛作用。

5. 疼痛程度和性质：疼痛一般较轻而能忍受，多呈钝痛、灼痛或者是饥饿样疼痛，由溃疡所致的饥饿样疼痛常常多呈持续性，常可连续半小时或更长，故有别于饥饿感。

6. 疼痛的影响因素：疼痛常因精神刺激、过度疲劳、饮食不慎、药物影响、气候变化等因素加重或者诱发；可以在休息、进食、服用制酸药、以手按压疼痛部位、呕吐之后减轻或缓解。

通常消化性溃疡除：了疼痛之外，尚可有上腹部饱胀、暖气，泛酸、恶心等胃肠道症状。严重者可以并发上消化道出血、胃肠穿孔以及幽门狭窄或梗阻。

【就医指南】

临床诊断消化性溃疡主要依据典型病史、X 线钡餐检查和胃镜检查。X 线钡餐检查发现溃疡的龛影是本病诊断的可靠依据。对于X线未能做出诊断或者难以区分良性、恶性溃疡时，应作胃镜检查。

【一般治疗】

治疗消化性溃疡一个重要的方法：要保持和建立正常的生活规律和饮食规律，调整精神、情绪状态，保持乐观向上的心境。

【中药治疗】

1. 肝胃不和，见胃脘胀满，两胁疼痛，嗳气频繁，每因恼怒而疼痛加重者，可用的方药：

柴胡疏肝散

2. 脾胃虚寒，见胃脘隐痛、喜暖喜按、绵绵不绝，每因受凉、劳累后发作、神疲乏力者可服的方药：

黄芪建中汤

3. 胃阴亏虚，见胃脘灼痛（午后尤甚）、嘈杂心烦、口燥咽干、大便干结者可服方药：

一贯煎

4. 瘀血停滞，见胃脘刺痛、痛有定处、食后痛剧，或见吐血、黑便者，可服方药：

失笑散

5. 常用方药有：

香砂养胃丸

附子理中丸

虚寒胃痛冲剂

气滞胃痛冲剂

阴虚胃痛冲剂

左金丸

【西药治疗】

目前西药治疗主要从抑制胃酸、保护胃黏膜、抗幽门螺旋杆菌三个方面入手，常用药物如下：

1. 抑制胃酸药：

西米替丁

雷尼替丁

奥美拉唑

氢氧化铝凝胶

2. 增强胃黏膜防御功能的药物：

胶体次枸橼酸铋

硫糖铝

前列腺素

3. 抗幽门螺旋杆菌药物：

羟氨苄青霉素

呋喃唑酮

【急症处理】

对于疼痛难忍者，可用敷脐疗法：用麝香暖脐膏烘热后敷于肚脐（即神阙穴），每日 2 次，痛止即停，往往可取得良好效果。

【名医叮嘱】

1. 祛除可以诱发消化性溃疡的环境因素。

2. 尽可能不用解热镇痛药，如保泰松、阿司匹林、消炎痛等。

3. 消化性溃疡痊愈后，应该继续服用维持量药物以防复发，反复发作者要服用至少一年维持量的药物，才可能完全愈合。

第二节 胃炎

【病证表现】

各类急性胃炎中，临床上以感染或者细菌毒素污染食物所致的急性单纯性胃炎多见。一般起病较急，在进食污染食物后几个小时到一天之内即可发病。症状轻重不一，表现为中上腹部不适、疼痛，甚至表现为剧烈的绞痛。伴有厌食、恶心、呕吐，因为常常并发肠炎而表现出腹泻、大便呈水样，严重的还会发生脱水、休克和酸中毒的症状。另外，因为酗酒、刺激性饮食或者药物引起的急性单纯性胃炎，症状主要表现在上腹部，且比较轻微。体检时，一般只有上腹部的压痛和肠鸣音的亢进。

慢性胃炎的临床表现缺乏特异性，不同的患者临床表现各有差异，约占 85% 的患者有上腹部隐痛、食后饱胀、食欲不振及嗳气等，且症状时轻时重，可反复发作或长期存在。少数患者症状较重，表现为上腹胀满不适、食欲显著减退、嗳气、口臭、伴有腹泻，大便中有较多的食物残渣。患者多全身乏力、消瘦、面色苍白。检验可发现贫血。也有约10%的患者没有症状和体征。各种症状表现如下：

1. 最常见症状是上腹疼痛，约占85%。浅表性胃炎患者的上腹部疼痛多数无规律，与饮食有关（有的患者空腹舒适，饭后不适），一般为弥漫性上腹部灼痛、隐痛、胀痛等。常因进冷食、硬食、辛辣或其他刺激性食物而症状加重，少数与情绪波动、气候变化有关。这种上腹疼痛用解痉剂及抗酸剂不易缓解。极个别病例表现为上腹部的绞痛，甚至向肩背部放射，易被误诊为心绞痛或者心肌梗塞。

2. 腹胀，占70%以上。常因食物在胃内滞留、排空延迟、消化不良所致。尤其是进食易发酵产气的食物，如豆类、牛奶制品以及高蛋白饮食后更加明显。

3. 嗳气，约占50%的浅表性胃炎患者有此症状。患者胃内气体增多，经食管排出，使上腹饱胀暂时缓解。每当嗳气时，喉部常有烧灼感。一般萎缩性胃炎的患者较少见此症状。

4. 恶心呕吐，通常浅表性胃炎呕吐者较少见，约占30%，萎缩性胃炎较多见，约占50%。胃黏膜发生炎性改变后，受到各种物理化学因素、生物因素的刺激，以及胃肪道过度膨胀时，常常能够引起恶心呕吐，这主要是由神经反射导致的。

呕吐本来是一种保护性的防御反射，它能够使胃里对人体有害的物质排出来。当然，它也有对人体不利的一面，长期剧烈的呕吐会影响进食和正常的消化吸收，并使大量的消化液丢失，严重时能够造成机体内环境的紊乱。

5. 反复出血也是慢性胃炎的常见表现。这可能因为原发的胃黏膜慢性炎症导致黏膜屏障被破坏，一旦遇到轻微刺激，比如胃酸、胆汁反流、饮酒、药物刺激或应激状态等就会引起胃黏膜的糜烂和浅溃疡而出血。胃黏膜重度糜烂者，可发生黑便或大便潜血阳性。一般认为萎缩性胃炎较浅表性胃炎更易出血。

6. 其他表现还有食欲不振、反酸、乏力、便秘或腹泻等。

7. 慢性浅表性胃炎缺乏典型的阳性体征。体格检查时可有上腹压痛，少数患者可有消瘦及贫血。有许多患者可能完全无体征，在健康检查或普查时（如胃镜、胃电图、X线检查）才发现患病。

【就医指南】

实验室检查主要有：胃酸的测定、胃蛋白酶原测定、胃泌素测定、内因子的测定、幽门螺旋杆菌（HP）检测和胃运动功能检测。

X线钡剂检查可用于定期随访以便了解治疗的结果。目前胃部X线检查通常采用两种方法：单纯钡餐检查和气钡双重对比检查。纤维胃镜是胃炎诊断中最有效的手段,胃黏膜的活检是胃炎诊断中最可靠的方法。可以直接观察胃黏膜的情况,直接对胃黏膜进行特殊处理,较准确进行活组织检查。

【一般治疗】

胃炎的治疗首先是祛除病因,主要是祛除对胃黏膜可能的损害因素,包括饮食方面、药物方面、疾病诱发方面以及身心因素。

此外,用温泉沐浴浸泡,可以调整机体的内在平衡,增加抵抗力,能有效促进慢性胃炎的愈合。

【中药治疗】

1. 急性胃炎

(1)饮食停滞,见胃脘胀满,疼痛拒按,或呕吐酸腐及不消化食物,吐后痛减,食后加重,嗳气反酸,大便不爽者,可用方药:

保和丸

(2)暑湿犯胃,见胃脘痞满,胀闷不舒,按之腹软而痛,纳差食减,口干而腻,头身沉重,肢软乏力,小便黄热,大便滞而不爽,或兼见发热恶寒者,可用方药:

藿香正气散

(3)寒邪犯胃,见胃痛卒发,痛无休止,得温则减,遇寒加重,多有受凉或饮食生冷病史,或伴见呕吐清水、畏寒怕冷、手足不温、喜食热饮、口淡不渴者,可用方药:

良附丸合桂枝汤

(4)胃热炽盛,见胃脘疼痛、胀满,痛处有灼热感,口干、口苦,恶心呕吐(吐出物为胃内容物,有酸臭味或苦味),饮食喜冷恶热,大便干结、尿黄者,可用方药:

大黄黄连泻心汤

(5)肝郁气滞,见胃脘胀满,攻撑作痛,痛及两胁(情志不畅时更甚),或呕吐吞酸、嗳气频作、饮食减少者,可用方药:

四逆散合小半夏汤

2. 慢性胃炎

(1)肝胃不和型,见胃脘胀痛,攻撑胸胁,嗳气吞酸,口干、口苦,食欲不振,大便不畅,且发病多与情志因素相关者,可用方药:

四逆散合柴胡疏肝散

(2)脾胃湿热型,见胃脘痞闷不适或灼痛不已,嘈杂、口苦、口粘,口渴不欲饮,或有腹胀便溏者,可用方药:

三仁汤

(3)脾胃虚弱型,见胃脘隐痛,喜得温按或脘腹痞满,食后加重,纳差少食,肠鸣便溏,或伴倦怠乏力懒言、四肢酸软者,可用方药:

香砂六君子汤

(4)胃阴不足型,见胃脘隐痛或灼痛、嘈杂似饥、口干舌燥、便干者,可用方药:

沙参麦冬汤加减

(5)胃络瘀血型,见胃脘疼痛,日久不愈,或痛有定处、拒按、痛如锥刺,或兼见吐血、黑便者,可用方药:

桃红四物汤合失笑散

3. 常用方药有:

保和丸

越鞠丸

香砂六君子丸

香砂养胃丸

胃苏冲剂

气滞胃痛冲剂

良附丸

温胃舒胶囊

阴虚胃痛冲剂

养胃舒冲剂

胃乃安胶囊

胃康灵胶囊

三九胃泰

【西药治疗】

西药治疗主要包括两个方面,即保护胃黏膜和消除损害胃黏膜的因素。

1. 常用的胃黏膜保护剂主要有:

生胃酮

硫糖铝

麦滋林-S颗粒

胃炎干糖浆

思密达

维酶素

胃膜素

氢氧化铝凝胶剂

盖胃平

前列腺素

2. 消除胃黏膜损害因素。

(1)控制幽门螺旋杆菌(HP)感染的药物:

三钾二枸橼酸铋盐

羟氨苄青霉素

呋喃唑酮

甲硝唑

瑞贝克

(2)胃壁细胞受体拮抗剂:

西咪替丁

雷尼替丁

法莫替丁

丙谷胺

普鲁本辛

洛赛克

(3)控制和改善胆汁反流的药物:

胃复安

吗丁啉

西沙比利

消胆胺

(4)抗胃蛋白酶药物:

硫糖铝

硫酸软骨素

【急症处理】

对于急性腐蚀性胃炎,在没有来得及送医院的情况下,如果知道吞服的是什么,可以用以下方法进行紧急处理:吞服强酸者,要尽快给予牛奶、鸡蛋清或植物油100~200毫升口服,以保护胃黏膜;吞服强碱者,给500毫升食醋加温水500毫升口服，然后再给少量蛋清或植物油。

【名医叮嘱】

1. 对于急性胃炎，应及早彻底治疗，以防病情经久不愈或反复发作而发展为慢性浅表性胃炎。

2. 忌用或少用对胃黏膜有损害的药物。比如：阿司匹林、水杨酸钠、扑热息痛、非那西丁、保泰松、氨基比林、消炎痛、布洛芬、利血平、甲苯磺胺、激素、四环素、吗啡。以上药物可直接刺激胃黏膜，引起上腹部不适、恶心、呕吐，当有活动性胃炎存在时，易引起胃溃疡及不易察觉的胃出血。而且还可抑制体内前列腺素的生物合成，使胃黏膜保护作用减弱，加重胃黏膜损伤。如果必须应用这些药物时，一定要饭后服用，或者同时服用抗酸剂及胃黏膜保护剂以防止对胃黏膜的损害。

3. 积极治疗口腔、鼻腔、咽部的慢性感染灶，以防局部感染灶的细菌或其毒素蔓延，造成胃黏膜的炎症。

4. 饮食宜清淡，富有营养，规律有节，定时定量，切忌过饥过饱、暴饮暴食。同时避免进食浓茶、咖啡、香料、粗糙生硬的食物、戒烟、戒酒，以防损伤胃黏膜。

5. 避免精神紧张、心情忧郁及过度疲劳，生活有节、劳逸结合、情绪乐观，同时应加强体育锻炼，增强体质，加强胃肠运动功能。

6. 积极治疗可导致慢性胃炎发生的全身性疾病，如肝、胆、胰、心、肾等疾病及内分泌病变等。

第三节　腹泻

【病证表现】

1. 起病与病程：起病急剧伴有发热、腹泻次数频繁者应多考虑肠道感染引起的急性腹泻。炎症性肠病、肠易激综合症、吸收不良综合症和结肠憩室炎等病引起的腹泻，可长达数年至数十年之久，且常呈间歇性发作。结肠癌引起的腹泻很少超过2年。

2. 排便情况、粪便外观与腹痛性质：

(1)病变位于直肠和(或)乙状结肠的患者多有便意频繁、里急后重之感，每次排粪量少，有时只排出少量气体和黏液，粪色较深，多呈黏冻状，可混有血液。如有腹痛，多为持续性，位于下腹或左下腹，便后可稍减轻。

(2)小肠病变的腹泻无里急后重,粪便稀烂呈液状,色较淡小肠吸收不良者,粪呈油腻状,多泡沫,含食物残渣,有恶臭。如有腹痛,多为间歇性阵发性绞痛伴肠鸣音亢进。

(3)慢性痢疾、血吸虫病、溃疡性结肠炎、直肠癌等病引起的腹泻,每日排便不过数次,粪便常带脓血。溃疡性肠结核常有腹泻与便秘交替现象。

(4)遇慢性大量水泻伴失水、缺钾和酸中毒表现,不因禁食或抗生素治疗而止泻的病例,要怀疑为少见的胰性霍乱综合症。

(5)肠易激综合症的功能性腹泻,多在清晨起床后和早餐后发生,每日2~3次,粪便有时含大量黏液。影响睡眠的夜间腹泻多系器质性疾病所致。

3. 其他症状和腹部体征:

(1)慢性腹泻伴发热时,可能是克隆病、溃疡性结肠炎、阿米巴病、淋巴瘤或肠结核。

(2)显著消瘦和(或)营养不良要考虑引起小肠吸收不良的各种疾病,如胃肠道癌或甲状腺功能亢进。

(3)有关节炎症状的要考虑溃疡性结肠炎、克隆病。

(4)肠易激综合症常伴头昏、失眠、健忘等神经官能性症状。

(5)腹泻伴严重消化性溃疡表现者要排除卓—艾综合症。

(6)腹块常提示肿瘤或炎性病变,炎性腹块的质地一般比肿瘤软,但压痛较显著。

(7)腹部显著压痛常见于结肠炎、结肠憩室炎、克隆病和阑尾脓肿等。

(8)部分性肠梗阻时常有肠鸣音亢进。

【就医指南】

腹泻患者必须做常规化验特别是粪便检验,如果不能准确诊断,可进一步作X线钡灌肠和钡餐检查和(或)直、结肠镜检查。还可根据不同情况选用超声、CT、内镜逆行胆胰管造影等影像诊断方法以检查胆、胰疾病,或进行小肠吸收功能试验、呼气试验、小肠黏膜活检以检查小肠吸收不良。此外,直肠指检对诊断直肠癌十分重要,在检查病因不明的慢性腹泻患者时一定要做。

【一般治疗】

1. 把车前子炒后研末,每次服用6克。日服3次,可以治疗水泻如注者。

2. 用山楂、生焦各半,水煎服,可以治疗伤食泄。

3. 生姜、陈茶叶各10克,水煎服,主治湿热泄。

4. 腹泻特效穴：足外踝最高点直下，赤白肉际交界处，用艾条点火灸，左右两穴各15分钟，每日2次。

【中药治疗】

针对不同情况，常用方药有：

保和丸

理中丸

四神丸

痛泻要方

藿香正气水

参苓白术散

【西药治疗】

1. 抗感染治疗药物：

复方新诺明

氟哌酸（诺氟沙星）

环丙氟哌酸（环丙沙星）

氟嗪酸（氧氟沙星）

甲硝唑

2. 对症治疗

（1）止泻药：

活性炭

鞣酸蛋白

次碳酸铋

氢氧化铝凝胶

复方樟脑酊

可待因

复方苯乙哌啶

氯苯哌酰胺

培菲康

（2）解痉止痛剂：

阿托品

普鲁本辛

山莨菪碱

普鲁卡因

(3)镇静药：

安定

利眠宁

苯巴比妥类药物

【急症处理】

常规止泻药无效时可以试用易蒙停，该药可以抑制肠蠕动，延长肠内容物的滞留时间，抑制大便失禁和便意。

【名医叮嘱】

1. 本病饮食控制相当重要，包括限制浓茶、酒类、辛辣刺激物等。高渗性腹泻应停食或者停止服用高渗的食物和药物；分泌性腹泻要积极补充盐类和葡萄糖液等。

2. 目前对本病尚无特效疗法，应该积极检查，配合医生尽早查明病因，针对病因进行治疗。

3. 功能性腹泻，西医多采用解痉止痛、止泻等对症治疗的方法，配合中医的舒肝健脾之品，能够迅速缓解症状。

第四节　便秘

【病证表现】

本病多见于妊娠妇女或老年人。主要症状是排便次数减少，大便干燥或者秘结不通，排便后没有正常的舒快感。部分患者可有头晕、食欲不振、腹胀、腹痛、口苦、肛门排气多，伴随全身不适、烦躁、失眠甚至体重下降等症状。

【就医指南】

有了便秘的症状时，要及时就医，进行检查，排除器质性病变。所做检查应该包括：直肠指诊，可发现直肠癌症、炎症性狭窄等；肛门镜和直肠、乙状结肠镜检，明确肠道病变的性质；X 线检查，对各种器质性病变特别有诊断价值。

【一般治疗】

每日起床前，在腹部以肚脐为中心，顺时针方向按摩 100 次，然后起床饮用淡盐温开水500毫升,饮水后慢跑或者疾走200米,接着排便。每日1次,10次为一个疗程,坚持2~3疗程,对便秘有改善作用。

【中药治疗】

辨证论治如下:

1. 热秘者。见大便干结,或腹部胀满,面赤身热,口干思饮,口臭或口疮,心烦不寐,小便短赤,可用方药有:

麻子仁丸

2. 气秘者。见大便涩滞不行,伴有胸膈痞满,嗳气频作,食欲不振,腹胀腹痛,可用方药:

苏子降气汤

3. 虚秘者。见大便多日不行,临厕努挣乏力,身倦气短或者面色萎黄,头晕心悸,夜寐不宁,可用方药:

补中益气汤

四物汤

4. 冷秘者。见大便艰涩,面色青白,腹胀腹痛,四肢不温,可用方药:

温脾汤

临床上常用方药有:

当归芦荟丸

通便灵胶囊

四磨汤口服液

牛黄解毒片

【西药治疗】

常用药物如:

硫酸镁

琼脂

山梨醇

蓖麻油

酚酞

开塞露

石蜡油

【急症处理】

急性便秘多为肠麻痹、肠梗阻、急性腹膜炎、肛门周围脓肿等器质性病变引起，要及时检查，尽早治疗原发病。

【名医叮嘱】

1. 情绪安定，戒忧思郁怒，保持心情舒畅。

2. 增加体育锻炼，养成每天按时排便的习惯。

3. 调整饮食内容，多食蔬菜、杂粮和水果，宜多摄取纤维素。蔬菜中以茭白、韭菜、菠菜、芹菜、丝瓜、藕等含纤维素多；水果中以柿子、葡萄、杏子、鸭梨、苹果、香蕉、西红柿等含纤维素多。

4. 多食药粥，加入苏子、麻仁、桃仁、松子仁等，简便有效。

5. 使用泻剂的原则是交替使用各种泻药，并避免使用强烈的泻药。

第五节　急性胃肠炎

【病证表现】

急性胃肠炎起病急，多在进食后数小时突然出现恶心、呕吐频繁、剧烈腹痛，频繁腹泻。腹泻每日数次至十余次，呈黄色水样便，可含有未消化食物，一般无黏液脓血。腹痛多发于脐周，呈阵发性钝痛或绞痛。病变累及胃时，有恶心呕吐、上腹不适等。伴有发热、头痛、周身不适、四肢无力等全身症状。呕吐、腹泻严重者，可有脱水、酸中毒，甚至休克。上腹及脐周有压痛，肠鸣音多亢进。

【就医指南】

患急性胃肠炎症状持续超过2天，体温达到或超过39℃，或经过治疗后病情复发，说明可能有更严重的消化系统疾病。大便中有黏液或血，或是呕吐物中有血，表明有内出血，应立即去看急诊。极度口渴、尿少、口干、精神萎靡者，可能有脱水，需要补液；如果出现严重的腹痛和腹胀，可能是阑尾炎或其他腹部疾病。临床化验检查血象：白细胞计数大多在正常范围内，部分病人的白细胞稍减少。粪便镜检：有不消化食物成分，少量黏液、白细胞和红细胞。粪便培养可发现致病菌。

【一般治疗】

治疗效验方：

1. 炒车前子研末,温开水冲服。治暴泻不止、小便不通。

2. 胡椒粉填满肚脐,纱布敷盖,隔日换1次,主治寒湿泄泻。

【中药治疗】

中医治疗分以下几种类型:

1. 寒湿伤脾,见泄泻清稀如水样,腹痛肠鸣、食少胸闷,或兼寒热、头痛、口干不欲饮水、小便短少者,可用方有药:

藿香正气水

2. 湿热下注,见腹痛即泻,大便迫急、臭秽、肛门灼热,烦热口渴,小便短赤者,可用方药:

葛根芩连汤

3. 食积滞中,见泻下、臭秽粘腻,夹杂有不消化食物残渣,脘腹胀满,泻后痛减、不思饮食者,可用方药:

保和丸

【西药治疗】

1. 根据不同的病菌选择针对性药物:

(1)若是葡萄球菌感染的,可用药物:

氯霉素

(2)若是沙门氏菌引起的急性胃肠炎,可用药物:

复方新诺明

(3)若是爱尔托弧菌感染的,可用药物:

土霉素

2. 腹痛严重的病人可服用药物:

阿托品

山莨菪碱(口服、肌注或静滴以解除胃肠痉挛)

3. 呕吐下泻严重的病人,要及时补液,一般可口服5%葡萄糖盐水,不能口服者可给予静脉输液,同时纠正水、电解质及酸碱平衡紊乱。

4. 其他可用的药物:

痢特灵

鞣酸蛋白

呋喃唑酮

黄连素

磺胺脒

氟哌酸

【急症处理】

重症患者剧烈呕吐时，应卧床休息，禁食及口服药物 6～12 小时以后渐进流质、半流质，忌食多脂肪及多纤维素食物。腹泻量多者应多饮淡盐水。呕吐物及粪便应妥善处理，防止交叉感染。

【名医叮嘱】

1. 加强饮食卫生，养成良好的个人卫生习惯。

2. 加强食品、肉类管理，扑灭鼠、蝇、蟑螂等，防止食品污染。

3. 在腹泻治愈后，2 周内不要吃奶制品。

4. 在胃肠炎症状消失后多吃含乳酸杆菌的新鲜酸奶、香蕉、全谷类及蔬菜，这些食物均可以缓解胃部不适，并在消化系统内保存对人体有益的细菌。

第六节　消化不良

【病证表现】

功能性消化不良其典型临床表现为慢性上腹部或胸骨后疼痛不适、脘胀痞满（常在进食后加重）、恶心呕吐、烧心等上消化道症状。这些症状以慢性、持续性或复发性出现，并与体力劳动、局部或全身疾病无关。目前临床上分为以下几型：

1. 反流样型：以烧心、反流、胸骨后疼痛为主要表现。

2. 溃疡样型：上腹痛常于夜间发作，进食和服用抗酸剂可缓解，症状可消失或复发。

3. 运动障碍型：以嗳气、恶心、腹胀、早饱为主要表现。

4. 混合型（不定型）：兼有上述两种以上的临床表现，不能归为某一类的消化不良。

【就医指南】

出现消化不良症状持续 4 周以上者，就可能是患有功能性消化不良了，要尽早去医院做检查。内窥镜检查可以排除消化性溃疡及食管和胃内肿瘤；做 X 线及 B 超检查排除肝、胆、胰病变。同时，尽可能做胃肠功能检查、胃分泌功能检查和幽门螺旋杆菌检查,以配合治疗。

【一般治疗】

消除诱因是治疗消化不良的一个重要方面,如避免长期劳累、生活不规律、吸烟、嗜酒,特别是要消除由于社会、工作和家庭带来的不良情绪和抑郁等诱因。

【中药治疗】

中药辨证使用如下方药:

1. 实证:

加味保和丸

开郁顺气丸

调脾止泻丸

柴胡疏肝散

五磨饮子

2. 虚证:

香砂六君子丸

黄芪建中汤

一贯煎

启脾丸

【西药治疗】

可选用的西药如下:

1. 反流样型:

胃复安

吗丁啉

西沙必利

泰胃美

硫糖铝

2. 溃疡样型:

雷尼替丁

法莫替丁

丽珠得乐

3. 运动障碍型:

红霉素

吗丁啉

西沙必利

【急症处理】

诊断为功能性消化不良后，如果感到上腹部持续疼痛，且为有规律的节律性疼痛并和进食有密切关系，如进食后上腹疼就明显加重，则有胃、十二指肠溃疡的可能，应及时去医院做进一步检查诊治。

如果有胃不适，又有明显的进行性消瘦，应去医院进行胃镜检查，看是否患有胃癌或其他器质性病变。

【名医叮嘱】

功能性消化不良主要和饮食因素密切相关，防治的关键也在于改良饮食习惯，现介绍几个平时需要注意的饮食禁忌：

1. 进餐时应保持轻松的心情，不要仓促进食，也不要囫囵吞食，更不要站着或边走边食。

2. 不要吃泡饭或和水进食，饭前或饭后不要马上大量饮用液体。

3. 进餐时不要讨论问题或争吵，这些讨论应留到饭后 1 小时之后进行。

4. 不要在进餐时饮酒，进餐后不要马上吸烟。

5. 不要穿着束紧腰部的衣裤就餐。

6. 进餐应定时。

7. 避免大吃大喝，尤其是辛辣和高脂肪的饮食。

8. 有条件可在两餐之间喝 1 杯牛奶，以避免胃酸过多。

9. 少食过甜或过成食品，以免刺激胃酸过度分泌。

10. 进食不要过冷或过烫。

第七节　腹膜炎

【病证表现】

由于致病原因的不同，腹膜炎可以突然发生，也可以逐渐发生。例如：胃、十二指肠溃疡急性穿孔或空腔脏器损伤破裂所引起的腹膜炎，常为突然发生。而急性阑尾炎等引起的，则多先有原发病的症状，尔后再逐渐出现腹膜炎征象。

急性腹膜炎的早期为腹膜刺激症状，如腹痛、压痛、腹肌紧张和反跳痛等。后期由于感染和毒素吸收，主要表现为全身感染中毒症状。

1. 腹痛

这是腹膜炎最主要的症状。疼痛的程度随炎症的程度而异。但一般都很剧烈，不能忍受，且呈持续性。深呼吸、咳嗽，转动身体时都可加剧疼痛。故病人不愿变动体位，疼痛多自原发灶开始，炎症扩散后蔓延及全腹，但仍以原发病变部位较为显著。

2. 恶心、呕吐

此为早期出现的常见症状。开始时因腹膜受刺激引起反射性的恶心呕吐，呕吐物为胃内容物。后期出现麻痹性肠梗阻时，呕吐物转为黄绿色（含胆汁液），甚至为棕褐色粪样肠内容物。由于呕吐频繁可呈现严重脱水和电解质紊乱。

3. 发热

突然发病的腹膜炎，开始时体温可以正常，之后逐渐升高。老年衰弱的病人，体温不一定随病情加重而升高，脉搏通常随体温的升高而加快。如果脉搏增快而体温反而下降，多为病情恶化的征象，必须及早采取有效措施。

4. 感染中毒

当腹膜炎进入严重阶段时，常出现高烧、大汗、口干、脉快、呼吸浅促等全身中毒表现。后期由于大量毒素吸收，病人则处于表情淡漠、面容憔悴、眼窝凹陷、口唇发绀、肢体冰冷、舌黄干裂、皮肤干燥、呼吸急促、脉搏细弱、体温剧升或下降、血压下降、休克、酸中毒。若病情继续恶化，终因肝肾功能衰弱及呼吸循环衰竭而死亡。

5. 腹部体征

首先是明显腹胀，而且常是判断病情发展的一个重要标志。压痛、反跳痛是腹膜炎的主要体征，始终存在，通常是遍及全腹而以原发病灶部位最为显著。腹肌紧张程度则随病因和病人全身情况的不同而有轻重不一。突发而剧烈的刺激，胃酸和胆汁这种化学性的刺激，可引起强烈的腹肌紧张，甚至呈“木板样”强直，临床上称为“板样腹”。

【就医指南】

有上述典型腹痛的症状，伴高热、恶心、呕吐、面色苍白、神志改变或早期休克现象，腹部膨胀明显压痛，腹肌紧张，有时呈木板样，有反跳痛，肠鸣音减弱就可能是腹膜炎，应立即停止进食，切勿滥用止痛药以防掩盖病情，尽快到有条件的医院做化验、B 超、X 线、腹腔穿刺等检查，一经确诊，早期安排正规治疗。

【一般治疗】

在腹膜刺激症最明显的地方，可用“如意金黄膏”外敷，敷药厚度约 0.5 厘米，外面用塑料薄膜覆盖，每日更换 1 次，对于减轻症状有一定效果。

【中药治疗】

中药主要用于腹膜炎早期和恢复期，可选方药如下：

良附丸

失笑散

香连丸

十香止痛丸

元胡止痛片

附子理中丸

六君子汤

人参健脾丸

【西药治疗】

腹膜炎除十分局限者外，一般不能依靠药物治疗，需及时进行手术处理，手术原则有两个：一是正确修复损伤脏器或切除病变部位脏器；二是充分腹腔引流，将腹腔内脓液或胃肠道进入腹腔的内容物，抽吸干净，并放置引流物，继续引流，同时保持大剂量抗菌药物治疗如：

青霉素

氯霉素

先锋霉素

庆大霉素

氯林可霉素

甲硝唑

氨苄青霉素

菌必治

【急症处理】

腹膜炎的病人，必须注意以下两个问题：

1. 体位

在无休克时，病人应采取 35 ~ 40 度的半卧位，以有利于腹内渗出液积聚在盆腔，便于引流处理。半卧位时要经常活动两下肢，改换受压部位，以防发生静脉血栓和褥疮。

2. 禁食

对胃肠道穿孔病人必须绝对禁食，以减少胃肠道内容物继续漏出。对其他病因引起的腹膜炎已经出现肠麻痹者，进食能加重肠内积液、积气使腹胀加重。必须待肠蠕动恢复正常后，才可开始进食。

【名医叮嘱】

1. 未确诊和观察期间不宜用吗啡类止痛剂，以免掩盖病情。

2. 急性腹膜炎病人的观察、护理，必须在医护人员的监护下进行，家属要积极配合，不要擅自处理，以免贻误病情。

3. 恢复期中医药治疗效果良好，可选用健脾益气之剂。

第八节　肠梗阻

【病证表现】

主要包括以下几点：

1. 剧烈腹痛：肠梗阻以上肠道强烈蠕动，引起阵发性肠绞痛为主要表现，病人满地打滚或呻吟不止。腹部可见到肠的形状和胃肠蠕动波（腹部鼓大包，此起彼伏）。

2. 反复呕吐：病人呕吐不止，可呕出胃内容物、胆汁，有时呕出粪臭样肠内容物。

3. 腹胀明显：叩之为“咚咚”的鼓音。

4. 停止排便和排气：个别高位梗阻以下残留的气体和粪便仍可排出。

5. 其他症状：由于呕吐和毒素吸收，病人可出现脱水和休克症状。肠道坏死和穿孔后出现弥漫性腹膜炎的表现。

【就医指南】

出现阵发性腹部绞痛，停止排气、排便，呕吐腹胀，肠型及肠鸣音亢进或血便等应及时到医院诊治，除必要的病史症状询问及检查外，应行胸腹透视及腹平片检查，X 线腹部平片可见到气液平面，有助于诊断。早期症状体征不明确者应作短期密切的病情观察，切勿轻易离开医院，以防延误诊治，导致肠绞窄，肠坏死及出现严重脱水、低血容量性和全身中毒性休克死亡。

【一般治疗】

对于早期肠扭转、肠粘连引起的肠梗阻，可以试用颠簸疗法。方法是：术者立于病人一侧或背后，病人腹部放松下垂，术者双手合抱病人腹下，抱起病人腹部后突然放松，逐渐加重颠簸。每次连续3～5分钟，休息1～2分钟，至少进行3～4次，病人多有欣快感，随后症状减轻，有排便感。如无效要尽快送医院救治。

【中药治疗】

对于非绞窄性肠梗阻及肠梗阻术后，辨证应用活血化瘀、攻里通下的方药，有良好效果：

1. 腑实热结，见腹部绞痛阵作、腹软有压痛、或可触及肿块，呕吐、腹胀、食气不通、大便秘结、口干而苦者，可用方药：

大承气汤

2. 寒结肠腑，见腹中突然绞痛、得热稍缓、大便不通、手足厥逆者，可用方药：

大黄附子汤

三物备急丸

3. 虫团内阻，见小儿腹痛阵作，不痛时嬉笑如常，面色少华、身体消瘦、腹痛按之有块，或有条索状物感，呕吐食物或清水者，可用方药：

驱蛔承气汤

乌梅丸

4. 食积内滞，见腹胀腹痛、胃脘胀满、拒按、嗳腐吞酸、厌食呕恶、大便不通者，可用方药：

消导承气汤

5. 血瘀肠腑，见腹部剧烈疼痛、痛处不移、拒按、或可触及肿块，呕吐频繁、大便秘结者，可服方药：

桃仁承气汤

【西药治疗】

胃肠减压以预防肠胀气，补充水电解质以纠正水电解质紊乱，尽快投入抗生素以控制感染是临床治疗的主要方面。常用的广谱抗菌素如下：

氨苄青霉素

庆大霉素

灭滴灵

【急症处理】

对于任何肠梗阻患者来说，最迫切、最基本的问题是解除梗阻，所以除非是粘连型或者克隆病宜慎重考虑治疗方案，其余均以手术治疗为宜。故绞窄性肠梗阻、完全性肠梗阻、有腹膜刺激症或弥漫性腹膜炎征象的各型肠梗阻，经6~8小时观察治疗不见好转，或见腹痛、腹胀加重，肠鸣音减弱或消失，脉搏加快，血压下降，或出现腹膜刺激症者，要尽早安排手术治疗。

【名医叮嘱】

1. 平时注意饮食卫生，以免蛔虫滋生。

2. 确诊或可疑绞窄性肠梗阻的病人，到达医院前可把抗生素作为应急用药。

3. 对于肠梗阻的病人，止痛药和止吐药一般不能奏效，尽量不用。

4. 实施手术后，尽早活动和进食，以促进肠蠕动，避免发生肠粘连、梗阻。

第九节　吸收不良综合症

【病证表现】

临床表现一般取决于病情的轻重，主要为吸收不良所致的继发表现，如腹泻肠鸣、体重减轻、消瘦乏力、食欲不振、继发营养不良及维生素缺乏等。多数病人大便次数多，典型者为稀便或者溏便，呈淡黄至灰色的油性软便，有恶臭及泡沫。随着病情进展，症状逐渐加重，出现各种营养物质缺乏的表现，如水肿、贫血、出血倾向、骨痛、骨折、舌炎、神经炎等。有些病人仅长年倦怠乏力或者长期忧郁，早期体重减轻，以后维持低水平。典型病人可以出现极度消瘦、营养不良、水肿、贫血、皮肤粗糙、出血倾向、色素沉着及舌炎，甚至出现骨骼畸形，如脊柱后凸等。另外，本病可以有某些并发症，如重复感染、低钾血症、进行性营养不良等。

【就医指南】

吸收不良综合症临床表现多种多样，凡有腹泻、消瘦、营养不良和贫血的病人，均应怀疑本病，要治疗成功，必须明确是何种缺陷，这就需要做辅助检查，除了常规血液检查：血象、电解质、白蛋白、凝血酶原时间等，还应该做以下几种特殊检查：粪脂含量测定（增高是诊断本病的必需条件）、d－木糖试验（反映上段空肠的吸收功能）、小肠X线检查、小肠镜检查等。

【一般治疗】

久泄不止时，可用罂粟壳蜜炙、厚朴姜制各120克，研为细末，每次服用适量，以米汤送下，服药期间忌食生冷。

【中药治疗】

常用方药如下：

四神丸

保和丸

六君子丸

温脾固肠散

桂附理中丸

补中益气丸

【西药治疗】

可以依据情况选用下列药品：

胰酶片

多酶片

庆大霉素

氨苄青霉素

氟哌酸

强的松

白蛋白

丙种球蛋白

复方苯乙哌啶

【急症处理】

病情严重者可用全胃肠外营养疗法，也可酌情输血浆、水解蛋白或复方氨基酸液。

【名医叮嘱】

1. 患者主要以高蛋白、高热量、低脂肪的食物为主。

2. 饮食注意补充各种维生素及铁。

3. 营养缺乏期，可以多食动物内脏，以脏补脏。

4. 不宜长期卧床，应多做适当运动，改善体质。

第十节　阑尾炎

【病证表现】

急性阑尾炎常见的症状包括以下几个方面：

1. 转移性右下腹痛。典型的急性阑尾炎，腹痛开始时多在中上腹或肚脐周围，病人不能准确地辨明疼痛的确切部位。经数小时或十几个小时后，腹痛转移到右下腹部，疼痛呈持续性。大约有70% ~80%的病人有上述腹痛史。

2. 胃肠道症状。急性阑尾炎患者，一般都伴有恶心、呕吐、食欲减退、腹泻或便秘等症状。

3. 有显著的压痛点。阑尾炎发作后，一般在右下腹部有一个明显的压痛点，它也是阑尾炎的最重要特征。

4. 全身症状。一旦起病，多伴有头晕、头痛、无力等症状。如果病情严重还会出现发烧、心慌等症状。

慢性阑尾炎病人可有或无典型急性阑尾炎发作病史，患者经常感到右下腹隐痛，尤其在饭后急步行走时为甚，可反复多次发作；也可表现为消化系统功能紊乱症状、腹闷胀痛、饱胀感、胃纳差、消化不良、便秘或恶臭、稀烂便交替；或有患者表现为类似消化性溃疡症状。

【就医指南】

现在随着抗生素的发展，有相当部分阑尾炎患者应用抗菌素可以好转，但药物治愈的病人，大约3/4还将复发。阑尾炎反复发作后，阑尾会粘连，这将给手术治疗带来一定困难。如果手术无禁忌症，最好手术治疗。手术虽然不是唯一办法，但却是根治阑尾炎的最有效的方法。一旦出现上述症状，要尽快到医院做血常规、X线钡餐检查和B超检查确诊，以免延误病情。

【一般治疗】

生姜、芋头等量，芋头削皮切碎，捣烂如泥，生姜捣烂绞汁，同时搅拌，再加入适量面粉搅如糊状，依患部大小摊于布上贴患部（冬季宜加温后贴），每日更换3次。此药必须现配、现用。适应于阑尾炎之轻症患者。

【中药治疗】

常用方药有：

大黄牡丹汤

阑尾消炎片

清热消炎宁胶囊

【西药治疗】

常用的广谱抗菌素有：

青霉素

庆大霉素

氨苄青霉素

红霉素

灭滴灵

【急症处理】

发病时如果疼痛已不局限于右下腹，而扩展至全腹，则提示阑尾炎症已发展到化脓、坏疽的阶段，可能引发弥漫性腹膜炎，要马上送医院进行紧急手术，切勿延缓。

【名医叮嘱】

1. 无论急性、慢性患者，均可早期手术，特别是慢性患者虽可以抗炎保守治疗，但可能会反复发作。对于长期从事野外工作、远离医疗条件的人员，预防性手术也可以说是上策，以免后患。

2. 手术后应尽早下床活动，防止肠粘连。

3. 当右下腹痛而怀疑有急性阑尾炎可能时，千万不要盲目服用止痛药，尤其在出现恶心、呕吐、发热等症状时，更应及早去医院诊治。

4. 饮食宜清淡，易消化，低纤维，避免生冷、肥腻、辛辣及易引起便秘的食物。

第十一节　急性胰腺炎

【病证表现】

常见症状包括：

1. 腹痛：是最主要的症状（约 90% 的病人），多为突发性上腹或左上腹持续性绞痛、钻痛或刀割样疼痛，上腹腰部呈束带感，常在饱餐或饮酒后发生，伴有阵发加剧,可因进食而增强。常向左肩或两侧腰背部放射。轻者3~5天可以缓解。出血坏死型持续时间长,并可波及全腹。

2. 恶心呕吐:约2/3的病人有此症状,发作频繁,早期为反射性,常于进食后发生,内容为食物、胆汁。晚期是由于麻痹性肠梗阻引起,呕吐物为粪样。如呕吐蛔虫者,多为并发胆道蛔虫病的胰腺炎。

3. 黄疸:约20%的患者于病后1~2天出现不同程度的黄疸。常为暂发性黄疸,在几天内可以消退。由胆总管结石引起者,黄疸持续不退并加深,提示病情严重,预后不良。

4. 发热:多为中度以上发热,在38~39℃之间,一般3~5天后逐渐下降。但重型者则可持续多日不降,并出现中毒症状。合并胆管炎时可有寒战、高热。

5. 其他:如低血压、休克、胰腺假性囊肿、急性呼吸衰竭、急性肾功能衰竭、循环功能衰竭、腹水、电解质紊乱等。

【就医指南】

临床检查主要包括:

1. 血常规:白细胞计数增高,中性粒细胞明显升高。

2. 淀粉酶测定:常为主要诊断依据,血清淀粉酶值在发病3小时后即可增高,并逐渐上升,24~48小时达高峰以后又渐下降。尿淀粉酶也同样变化,但发病后升高较慢,病变缓解后下降的时间比血清淀粉酶迟缓,且受肾功能及尿浓度的影响,故不如血清淀粉酶准确。常用苏氏法,正常值是40~180单位,如果达到每毫升500单位以上,就有诊断价值。

3. 血清脂肪酶测定:在发病24小时后开始升高,持续高值时间较长,可作为晚期病人的诊断方法。正常值为5~15单位。

4. 腹腔穿刺:严重病例导致腹膜炎者,难与其他原因所致腹膜炎相鉴别,此时如腹腔渗液多,可行腹腔穿刺。根据腹腔渗液的性质(血性、混有脂肪坏死)及淀粉酶测定有助于诊断。

5. B型超声波检查:对水肿型胰腺炎及后期并发胰腺囊肿者的确诊有价值,前者显示胰腺明显增大,后者显示囊性肿物与胰腺相连。

【一般治疗】

对于轻症水肿型患者,可用外敷疗法:将生大黄粉、生山栀子粉和冰片各适量,用蓖麻油或者蜂蜜调成糊状,敷于痛处,外用纱布包裹,每日换药1次,有较好疗效。

【中药治疗】

中医辨证治疗如下：

1. 气滞食积热郁，见胃脘或左上腹胀痛不解、阵痛加重、干呕、呕吐不爽、嗳腐吞酸，甚者腹胀结痛、食气可以缓解者，可用方药有：

清胰汤合剂

开郁顺气丸

2. 脾胃实热，见脘腹满痛，拒按，呈持续性、阵发性加重，腹胀如鼓、痞胀燥实、大便不通、口干渴、身热者，可用方药有：

大柴胡汤加减

清开灵注射液

3. 肝胆湿热，见脘胁胀痛、胸脘阻满、呃逆发热、身黄倦怠者，可用方药有：

清胰汤合龙胆泻肝汤

茵栀黄注射液

龙荟丸

4. 热实结胸，见胸腹痛、胁痛心下满硬、痛不可近、发热畏寒、口苦纳差、气息短促者，可用方药有：

大陷胸汤

小陷胸汤

5. 气血暴脱，见面色苍白、口唇无华、汗出肢冷、呼吸微弱者，可用方药有：

参附汤

独参汤

四味回阳饮

6. 热甚厥深，见面色晦黯、神志昏沉、口渴喜冷饮、腹胀满、肢冷不恶寒者，可用方药有：

犀角地黄汤

黄连解毒汤

【西药治疗】

包括以下几类：

1. 抑制或减少胰液分泌的药物：

硫酸阿托品

奥美拉唑

雷尼替丁

奥曲肽

丙谷胺

2. 解痉止痛的药物：

阿托品合异丙嗪

杜冷丁

普鲁卡因

3. 抗生素类药物：

氨苄青霉素

庆大霉素

先锋霉素

灭滴灵

4. 激素应用：

氢化可的松

地塞米松

5. 胰酶抑制剂：

抑肽酶

甲贝脂

5－尿酸嘧啶

川芎嗪

【急症处理】

急性胰腺炎一般经过非手术疗法约3～7天后，症状消失，逐渐痊愈。只有在以下情况时考虑手术：

1. 非手术治疗无效，高烧持续不退、精神不好、腹胀、腹肌紧张、压痛不减轻者，须手术探查，同时实施腹腔引流。

2. 诊断不明确，不能除外其他外科急腹症者，应尽早手术。

3. 并发局限脓肿及巨大胰腺假性囊肿者，须行切开引流或与消化道行内引流术。

【名医叮嘱】

1. 由于胰腺炎的发病大多与暴饮暴食、酗酒、胆石症、高脂血症、感染、肠和胆道寄生虫等有关，因此注意饮食卫生和防治原发病十分重要。

2. 急性胰腺炎发作时应予禁食。禁食时间长短取决于病情，轻者数天，较严重者需长达数周。

3. 病情好转后，即症状和体征基本消失、白细胞计数和分类以及血、尿淀粉酶达到正常时，可考虑开始少量多次（每2～3小时1次）低脂流质饮食，如米汤、菜汤、果汁、稀麦糊、藕粉、豆浆、脱脂牛乳、银耳羹等。如能耐受，可进半流质，如粥、豆腐、煮土豆、菜泥以及少量鱼肉、河虾、禽肉、瘦肉等，并逐步加量。

4. 恢复期宜适当限制脂肪量，开始每天20～30克，渐增至50克。

第十二节　慢性胰腺炎

【病证表现】

慢性胰腺炎病情不一，临床表现为有以下几方面：

1. 腹痛：反复发作的上腹痛，可向背部、两肋、前胸和肩胛等处放射，发作间歇可数月或数年，以后逐渐缩短，直至变为持续性疼痛。重症常在半夜痛醒坐起，俯坐位痛减轻。常需注射麻醉药始能止痛，以致麻醉剂成瘾。多数不需要住院治疗。多脂饮食和饮酒可诱发腹痛，可伴恶心呕吐。

2. 胰腺功能不全表现：有食欲减退、食后腹胀、厌油腻、嗳气、脂肪泻、消瘦和体重减轻等消化吸收功能不全症状。也可出现糖尿病证状，是由胰腺内、外分泌功能不足所致。由于胰腺纤维化、炎症水肿和假性囊肿，在部分病人左上腹可触及包块，伴发胆道感染与梗阻时可有黄疸。

本病并发症有：糖尿病、脂肪泻、胰腺囊肿、胰腺癌、胰管梗阻与肝硬化、消化性溃疡、胃肠道出血、胸腹水和水肿。

【就医指南】

患者空腹血糖增高，葡萄糖耐量试验障碍，血清胰型淀粉酶同功酶下降，Lundh试验、胰泌素试验和胰功肽测定可证实胰腺外分泌功能不全。

大便脂肪定性，内窥镜下逆行胰胆管造影，腹部X线平片，B型超声和CT，可了解胰管结石、胰腺钙化纤维化与假性囊肿等变化。

需要了解的是，逆行胰胆管造影可直接发现胰管的扩张和狭窄，并能获得组织做活检，对于鉴别恶性肿瘤有裨益，且对选择手术方式帮助很大，但此种检查属于损伤性，在慢性胰腺炎时可引起较多并发症。

【一般治疗】

1. 苹果粉：将苹果干粉适量，空腹时用温水吞下，每日 2～3 次，可以治疗本病腹泻严重者。

2. 将三七粉、沉香粉、大黄粉、元胡粉混合后开水冲服，可以治疗本病属于气滞血瘀者。

3. 柳马汤：柳树叶、马蹄菜适量，与水一起煮，然后将马蹄菜及汁液取出食用，可以治疗本病湿热黄疸者。

【中药治疗】

1. 脾胃虚弱，食滞不化，见上腹部胀痛不适、拒按，食后加重、嗳气纳差、大便溏泻、脘谷不化、舌苔腻者，可用方药有：

保和丸

香砂六君子丸

人参健脾丸

2. 气血郁滞，见上腹部胀满疼痛、疼痛部位固定、腹部可触及包块、按之疼痛加重、肌肤不泽、舌质黯、瘀紫者、可用方药有：

大黄蛰虫丸

疏肝丸

膈下逐瘀汤

【西药治疗】

西药治疗主要包括以下几个方面：

1. 处理胆道疾病的药物，如：

缩胆囊素八肽

2. 止痛剂的应用：

普鲁卡因

3. 防治呕吐：

胃复安

吗丁啉

维生素 B_6

4. 胰酶制剂的应用：

多酶片

5. H_2 – 受体阻滞剂的应用：

甲氰咪胍

【急症处理】

急性发作者，按照急性胰腺炎治疗。

凡慢性胰腺炎患者经内科治疗3～6个月疗效不显著者，应考虑早期手术。手术适应证为：

1. 内科治疗不能缓解腹痛，合并营养不良者。

2. 胰腺假性囊肿形成或出现脓肿者。

3. 可能合并胰腺癌肿者。

4. 瘘管形成者。

5. 胰腺肿大压迫胆总管发生阻塞性黄疸者。

6. 有脾静脉血栓形成和门脉高压症引起出血者。

手术方法可采用：胰管空肠吻合术、次全胰切除术或远端次全胰切除术、胰十二指肠切除、保留十二指肠的胰头切除术、奥狄括约肌成形术、胰腺神经阻滞术等。至于慢性胰腺炎手术后疼痛复发的处理是一难题，要查清手术失败的原因，B超扫描、CT检查对此有帮助。如有新的囊性病灶形成，或存有胰管扩张和结石，可再切除病灶和重作胰空肠吻合。术后禁酒对疼痛的缓解很有帮助。

【名医叮嘱】

1. 慢性胰腺炎病程迁延，病人应树立战胜疾病的信心，要积极配合治疗，并坚持不懈。

2. 如遇急性发作，要及时到医院就诊，并按急性胰腺炎作进一步处理。如无急性发作也应定期到医院检查。

3. 有伴糖尿病者应根据医嘱控制饮食，并在医师指导下应用降糖药物。

4. 有腹泻者应采用高糖、高蛋白、低脂肪饮食，或加用胰酶片等药物，不要滥用抗菌药物。

5. 如有胆道疾病要积极治疗，必要时作外科手术治疗，以利胰腺疾病的康复。

6. 必须禁酒，戒烟，避免过食、饱餐，以免进一步损伤胰腺功能。

第十三节　直肠和肛管损伤

【病证表现】

肛门直肠的损伤症状，因损伤的轻重、部位和直肠及血管损伤是否广泛而有所不同，常见的症状是疼痛。凡腹膜内损伤，有下腹疼痛，以后有腹膜炎症状和体征，其轻重与穿孔的时间及穿孔的大小有关。腹膜外损伤，疼痛不如腹膜内损伤严重，一般无腹膜炎症状和体征，但感染一般较严重，多合并有厌氧菌感染。如有骨盆骨折、膀胱和尿道破裂时，耻骨部可有疼痛，直肠内有尿，尿内有血及粪便，尿道损伤有尿外渗，另外常有出血和休克，发生感染，可形成脓肿和蜂窝组织炎。

【就医指南】

临床检查首先是直肠指诊，指套上常染有血迹，如损伤部位低，可触到破口，破损区肿胀和压痛，如直肠指诊阴性，仍疑有直肠伤时，应行直肠镜检查，同时应拍腹部平片，盆腔前、后位片以除外骨折及膈下有无积气。

【一般治疗】

肛管直肠损伤均应早期手术，按部位和范围，选用不同治疗方法。

1. 腹膜内直肠伤，处理原则是：

(1)直肠伤口缝合修补。

(2)乙状结肠造口。

(3)直肠后间隙引流。

2. 腹膜外直肠损伤：一般应先剖腹探查后行结肠造口，并冲洗腹腔。

3. 肛管损伤：如损伤轻，伤口小，无污染时，只需实单纯清创缝合，如损伤重，位置深应实行结肠造口，伤口愈合后应定期扩张肛门和直肠，预防狭窄。

【中药治疗】

临床常常配合使用的方药有：

复方紫草油

生肌散

生肌玉红膏

金黄散

九华膏

九华栓

【西药治疗】

常用的抗感染药物有：

庆大霉素

氨苄西林

罗痛定

颅痛定

左旋延胡索乙素

安比西林

潘生丁

甲硝唑

【急症处理】

腹膜内直肠损伤破裂时，应及早进行剖腹手术，仔细检查腹腔内有无其他脏器合并损伤，并注意有无腹膜外直肠损伤。

腹膜外直肠破裂时，创伤局部需行充分的初期扩创术，在会阴部尾骨的一侧作切口，向前切开直肠周围的筋膜，才能显露直肠创伤部，达到直肠周围区域充分引流。

肛门和肛管损伤，在早期应按软组织创伤处理原则，进行清创缝合或引流。并应尽可能地保留组织，以免日后发生变形或狭窄；更不可切除括约肌或再增加损伤，要尽可能修复肛门括约肌。

【名医叮嘱】

1. 避免在结肠、直肠和肛门检查过程中的损伤。

2. 分娩时加强会阴保护。

第十四节　贲门失弛缓症

【病证表现】

本病多见于20~50岁的中青年病人，以女性居多。主要症状为吞咽不畅，在胸骨后有沉重和阻塞的感觉。本病大都逐渐发生，吞咽困难的程度有时与精神情绪有关。梗阻加重或者进食过速均可导致呕吐，呕吐物为几个小时甚至几日前的食物，有的病人甚至会呕血。因长期食物下咽受阻，有的病人会合并呼吸道进入性感染，引起反复发作的肺炎、肺脓肿、支气管扩张等。

【就医指南】

由于本病的临床症状与食管癌有一定的相似性，而且由于食管扩张，一旦在扩张部位发生癌变，症状可能会出现晚而不易做出诊断，所以应该早做检查。主要的鉴别性诊断是食管钡餐造影，本病可见食管下段及贲门部形成牛角形及漏斗形的缩窄，但其边缘光滑，几小时后复查仍可见钡餐潴留；后者则可见病变段充盈缺损、管腔狭窄、管壁僵硬、黏膜紊乱、溃疡龛影和梗阻。

【一般治疗】

多数病人能够通过变动体位或多喝水来帮助食物下咽。

【中药治疗】

中医学无"食管炎"的病名，按照其症状特点，应该属于中医的"噎膈"、"呕吐"等范畴。临床常用方药有：

木香顺气丸

开胸顺气丸

逍遥丸

元胡止痛片

附子理中丸

补中益气丸

【西药治疗】

一般药物治疗效果不大。临床常常采用贲门扩张疗法：开始可以在食管镜下，用探条通过贲门行贲门扩张术，逐渐增大号数，减少次数，由每星期 1 次到每月 1 次。经过一个时期的治疗后，病人可以自己缓缓伸入探条进行扩张术。可服药物有：

硝酸甘油片

消心痛

心痛定片

硫氮唑酮

解痉灵

【急症处理】

如果不能采用贲门扩张疗法或者上述疗法无效，就要采用外科手术进行治疗，行食管贲门肌层切开术或者贲门成形术。

【名医叮嘱】

1. 注意饮食规律。

2. 多吃软食、流食。

3. 少食多餐。

4. 睡前 4 小时内不要再吃东西。

第十五节 脂肪肝

【病证表现】

脂肪肝患者，有一部分除体重增加外无明显症状。大部分人有如乏力、食欲不振、腹胀、腹泻等症状。有的人因肝体积增大、肝包膜被牵拉而感肝区胀痛。少数病人可伴有黄疸。严重情况下可有蜘蛛痣、乳房异常发育、月经过多、闭经、睾丸萎缩、阳痿等。妊娠急性脂肪肝常常突然发病，见剧烈恶心、呕吐，随之出现急性肝衰竭，腹痛、黄疸、高氨血症、精神萎靡、嗜睡，很快进入昏迷。也可发生上消化道出血，或者伴发胰腺炎、肾功能衰竭以及弥散性血管内凝血。

【就医指南】

脂肪肝是各种肝毒性损伤的早期表现，如能早期发现、及时治疗，可使其完全恢复正常。并且，脂肪肝即使已发展为脂肪性肝炎和肝纤维化，在去除病因和控制原发病后，肝脏病变仍可得到逆转。但是如任其发展，则进一步可演变为肝硬化，此时即或积极治疗也难使肝病理学改变恢复正常。因而脂肪肝的早期发现和及时处理对阻止慢性肝病进展十分重要，不但可防治并发症的发生，并可明显改善脂肪肝患者的预后及生活质量。

临床检查主要有：

1. 常规肝功能生化检查。

2. 肝活检组织学检查。

3. 肝脏超声（B 超）。

4. CT 检查。

5. 磁共振（MRI）。

【一般治疗】

戒酒对于单纯性酒精性脂肪肝绝对有效，肝内脂肪沉积一般在戒酒数周或数月内完全消退。大多数药物性脂肪肝在及时停用相关药物后 2 ~ 3 月内，可完全恢复正常。饥饿及蛋白质、热量不足所致的脂肪肝通过在饮食中补充蛋白质或氨基酸以及足够热量后，肝脏病变可迅速逆转。肥胖和糖尿病性脂肪肝的治疗的关键在于有效控制体重和血糖。此外，用果丹皮和红果酱等酸性果品作零食吃，既可降脂，又无副作用，是治疗高脂血症和脂肪肝的好方法。

【中药治疗】

中药治疗最大的优点是副作用相对较小，因此具有广泛的应用和开发前景。临床辨证论治如下：

1. 湿热蕴结，见右胁肋胀痛或胀满不舒、口苦咽干、形体肥胖、肢体重着、食欲不振、腹部胀满、舌质红、舌苔薄黄腻者，可服下列方药：

龙胆泻肝汤

胆宁片

2. 痰瘀阻滞，见肝区刺痛或胀痛、面色晦暗、神倦嗜睡、腹胀不舒、舌质紫黯或有瘀点者，可服下列方药：

温胆汤

桃红四物汤

血脂康

3. 肝脾气虚，见肝区隐痛或隐隐不适、倦怠乏力、头晕、大便溏薄、口黏、食欲不振、腹部胀满、舌体胖大者，可服下列方药：

补中益气汤

轻身消胖丸

绞股蓝总甙胶囊

健脾降脂冲剂

4. 肝肾亏虚，见胁肋隐痛、腰膝酸软、头晕目眩、胸闷、常叹气、视物不清、舌质淡者，可服下列方药：

左归丸

决明降脂片

降脂灵片

【西药治疗】

迄今为止，还未找到治疗脂肪肝的特效药物，总的来说，药物在脂肪肝的治疗中仅起辅助作用，临床可根据脂肪肝的病因、分型、分期及其合并症适当选择 2～3 种药物联合使用。常用药物如下：

胆碱

蛋氯酸

降脂平

维生素 B 族

维生素 E

熊去氧胆酸

苯扎贝特

吉非贝齐

牛磺酸

金牡蛎

泛硫乙胺

肝得健

必降脂

水飞蓟素

甲硫氨酸

肝得健

东宝肝泰片

【急症处理】

妊娠急性脂肪肝往往由于多个系统受累,病情危急,一经确诊应及早终止妊娠,或者进行剖宫产,积极治疗原发病以挽救孕妇生命。合并弥散性血管内凝血时要及早采用肝素,输注新鲜血浆;并发急性肝衰或者肾衰时可应用透析治疗。

【名医叮嘱】

1. 调整饮食被认为是治疗大多数慢性脂肪肝的基本方法,也是预防和控制脂肪肝发展的重要措施。瘦肉、鱼类、蛋清及新鲜蔬菜等富含亲脂性物质的膳食,有助于促进肝内脂肪消退,高纤维类的药物有助于增加饱腹感及控制血糖和血脂,对于营养过剩性脂肪肝尤其重要。需要注意的是,脂肪肝患者饮食中仍要含适量的脂肪,并注意适当控制糖类的摄入。

2. 脂肪肝患者即使没有症状、肝功能完全正常,也需接受治疗,但治疗未必是需要服用各种中西药物,有时单靠调整饮食、增加运动以及戒除不良嗜好即可有效防治肥胖、高脂血症和酒精中毒及其相关的脂肪肝。

3. 由于至今尚无防治脂肪肝的特效药物,如果只把希望寄托在药物上,而不重视其他治疗方法,肯定不会取得满意的疗效,并且可能会诱发药源性疾病。

4. 对于大多数脂肪肝来说预防胜于治疗，故应对肥胖、酒精中毒等脂肪肝高危人群进行卫生宣教及干预，以减少脂肪肝相关疾病的发生，防止脂肪肝的流行。

第十六节　肝硬化

【病证表现】

临床主要表现为：

1. 代偿期

一般状况较好，或仅有轻度乏力、纳差、腹胀等，常因过度疲劳而诱发、经适当休息或治疗后可缓解。肝、脾轻至中度肿大。

2. 失代偿期

(1) 全身症状：消瘦、疲乏、面色晦黯，尿少或下肢浮肿。

(2) 消化道症状：纳差、腹胀，恶心、呕吐、腹泻、腹痛。

(3) 出血倾向及贫血：鼻出血、齿龈出血，紫癜和胃肠道出血及不同程度贫血。

(4) 内分泌障碍：性功能障碍，睾丸萎缩，男性乳房发育，女性月经失调。皮肤出现蜘蛛痣毛细血管扩张，肝掌及色素沉着。

(5) 门脉高压：脾轻、中度肿大、脾功能亢进；侧支循环的建立，以食管、胃底静脉曲张最常见，其次为腹壁、脐周静脉厦痔核形成腹水，部分病人可合并肝性胸水。

肝硬化往往因并发症而死亡，主要并发症如下：肝性脑病（是最常见的死亡原因）、上消化道大量出血、感染、原发性肝癌、肝肾综合症、门静脉血栓形成等。

【就医指南】

凡有病毒性肝炎、长期酗酒、长期接触有毒化学药品、血吸虫病、营养失调等病史者，均要注意定期检查。肝硬化病人临床检查可见：

1. 肝功能试验：肝功能代偿期大多为异常。

2. 食管吞钡 X 线检查：食管静脉曲张者可呈虫蚀样充盈缺损，纵行黏膜皱襞增宽，胃底静脉曲张呈菊花形充盈缺损。

3. 尿检查："尿三胆"试验均呈阳性。

4. 腹水检查：呈漏出液，偶有呈轻度乳糜状。

5. 超声波检查：肝区可见密集微小波或中小波伴分隔波，进波呈鞭状或齿状。有腹水时，可见液平段。

6. 血象检查:常呈轻度贫血。

7. 凝血酶原时间测定:晚期显著延长,注射维生素 K 后不能纠正。

8. 放射性核素检查:肝摄取减少及分布不均匀,脾摄取多增加。

【一般治疗】

肝硬化病人饮食治疗有重要意义,主要包括:合理应用蛋白质;供给适量的脂肪;供给充足的碳水化合物;限制膳食中的水与钠;多吃含锌、镁丰富的食物,补充维生素 C;饮食宜清淡、细软、易消化、无刺激、少量多餐。

【中药治疗】

1. 可在中医辨证指导下选用下列方药治疗:

(1)气郁湿阻型可服:

四逆散

胃苓丸

(2)气滞血瘀型可服方药:

鳖甲煎丸

紫参保肝冲剂

(3)脾肾阳虚型可服方药:

济生肾气丸

参桂理中丸

五苓丸

(4)肝肾阴虚型可服方药:

杞菊地黄丸

滋补肝肾丸

养阴脉安片

2. 可以选用近年来不断经过临床证实的方药,如:

强肝软坚汤

消胀散

复肝丸

舒肝消水丸

复方丹参合剂

桃仁提取物合人工虫草菌丝

扶正化瘀 319 方

【西药治疗】

1. 保肝药物：

干酵母片

B 族维生素

维生素 C

肝泰乐

2. 腹水的治疗：

双氢克尿塞

氨苯喋啶

【急症处理】

肝硬化病人是原发性肝癌的高危对象，应注意定期到医院做肝功能、甲胎蛋白、超声波等检查。

【名医叮嘱】

1. 肝硬化病人要注意休息，避免剧烈运动；要保持乐观的情绪，树立战胜疾病的信心。

2. 有腹水时要卧床休息，增加营养，并限制盐的摄入，最好采用无盐或低盐饮食，每日食盐量以不超过 5 克为宜。

3. 腹水明显时还要限制水的摄入，一般进水量以控制在每日 1000 毫升（相当于医院用的盐水瓶 2 瓶）。严重低钠血症者，应限制在 500 毫升以内。

4. 禁酒戒烟，不要滥用"护肝"药物。

第十七节　肝性脑病

【病证表现】

临床表现为烦躁不安、嗜睡、言语不清、精神欣快或抑郁、举止失常、意识模糊、谵妄、甚至抽搐、昏迷等。

【就医指南】

肝性脑病常在急、慢性肝病等原发疾病基础上出现神经精神症状如嗜睡、意识障碍、谵妄、抽搐及昏迷等临床表现，体检可有黄疸、消瘦、蜘蛛痣、肝脾肿大、腹水、下肢肿等原发性肝病体征,呼气出现一种特殊的肝臭气味,化验检查肝功能异常、血氨升高。

【一般治疗】

每天服用葫芦素及齐墩果酸,能促进肝细胞再生,抑制肝细胞变性坏死作用。

【中药治疗】

1. 痰热偏盛,见神昏、高热、面红、目赤、气粗、口臭、唇燥、谵语、烦躁不安、大便秘结、小便短赤、舌质红、舌苔黄糙或焦黑者,可用下列方药:

神犀丹

安宫牛黄丸

醒脑注射液

犀角地黄汤

清开灵注射液

2. 痰湿偏盛,见神志模糊、呆钝、身重、舌强、口中粘腻、频吐痰沫、喉中有痰声、舌苔腻者,可用下列方药:

至宝丹

紫雪丹

苏合香丸

茵陈解毒汤

【西药治疗】

主要包括以下几个方面:

1. 一般支持疗法:停止供给蛋白质,以葡萄糖液来维持每日必需的热量。适当补充维生素类(维生素 B_1、B_2、维生素 C 等)。有条件者可多次小量输血,并应用三磷酸腺苷及辅酶 A 等。

2. 降低血氨的药物:

谷氨酸钠

精氨酸

γ-氨酪酸

鱼精蛋白

3. 清除肠内毒性物质及控制肠道产氨:

50%硫酸镁溶液(导泻)

新霉素

乳果糖

双歧乳酸杆菌奶

4. 补充钾盐：

氯化钾

5. 其他：

控制全身细菌感染、激素疗法

氢化可的松

左旋多巴

【急症处理】

肝性脑病出现烦躁时可用安定或异丙嗪等，出血用云南白药等止血剂或输注新鲜血，发生血管内凝血，及时应用肝素及丹参制剂。有脑水肿可疑时，给予脱水治疗。注意防治肾功能衰竭。遇突然昏迷者可针刺人中、合谷、涌泉、十宣。

【名医叮嘱】

1. 根据自己的体质，参加适当的锻炼，如练气功、打太极拳等，以增强体质。

2. 绝对戒酒。酒精主要通过肝脏解毒，酒精可加重肝脏负担及肝损害，引起肝昏迷。

3. 饮食宜高热量、高蛋白、高维生素、低脂食品，不宜食用辛辣、刺激性食物。

4. 进食时宜细嚼慢咽，以防止贲门处的曲张静脉破裂，引发大出血而诱发肝昏迷。

5. 保持大便通畅，防止便秘，以免便时用力使直肠静脉丛破裂，引起大出血，而诱发肝昏迷。

6. 积极治疗胃肠道炎症，防止细菌分解产生的毒素进入肝脏而引起肝损害，诱发肝昏迷。

7. 忌滥用药物，特别是忌易引起肝功能损害的药物，如苯巴比妥类及含氮药物。

第十八节　胆囊炎

【病证表现】

1. 急性胆囊炎：可为初发，也可为慢性胆囊炎急性发作。不少病人是在进食了油腻的晚餐之后，半夜突然发病。主要表现为右上腹持续性疼痛，阵发性加剧，并可向右肩胛部或腰背部放射，伴恶心、呕吐和畏寒.、发热。随着炎症病变加剧，可出现右上腹压痛、肌紧张和胆囊区深吸气时有触痛反应(墨菲氏征阳性)。右肋缘下有时可触及有触痛并随呼吸移动的肿大胆囊；或边界不清、活动度不大而有触痛的炎症团块；仅少数病人固感染严重而伴有轻度黄疸。

2. 慢性胆囊炎：可见于急性胆囊炎后反复发作，迁延不愈，但更多患者无急性感染病史。主要表现为消化功能紊乱，食后上腹饱胀不适，进食脂肪类食物后右上腹隐隐作痛，时有心窝部闷胀感，右上腹部轻度压痛，或有低热、恶心、食欲不振等。

【就医指南】

胆囊炎发作时，用左手拇指放于胆区，余下四指放在肋骨上，深吸口气时，压痛会更明显。有上述表现者，应立即去医院检查确诊，检查项目包括：

1. 血常规：白细胞总数大于 10×10^9/升，核左移。

2. 腹部 X 线摄片：胆囊区可见阳性结石。

3. B 超检查：提示胆囊增大，壁厚大于3.5毫米，内有强光团伴声影。

4. 静脉胆道造影：胆囊不显影。

5. CT 检查：显示胆囊结石。

【一般治疗】

橙子中的维生素 C 可以抑制胆固醇转化为胆汁酸，使得分解脂肪的胆汁减少与胆固醇的中和，两者聚集形成胆结石的机会也就相应减少。所以，多吃鲜橙就会大大减少得胆囊炎的机会。玉米须茶：将适量玉米须放入砂锅中，加水煎沸 5 分钟，取汁倒入茶杯，代茶饮用。

【中药治疗】

1. 胆胃不和型，见右上腹阵发绞痛，窜痛，痛引肩背，伴低热口苦、恶心呕吐、食少腹胀、舌苔薄黄者，可服方药：

逍遥丸

四逆散

左金丸

保和丸

沉香疏郁丸

木香顺气丸

2. 肝胆气结型，见右上腹持续性胀痛、硬满拒按、痛引肩背、口渴喜饮、高热寒战、身目黄染、小便短赤、大便秘结者，可服方药：

龙胆泻肝汤

消炎利胆片

肝胆炎片

利胆冲剂

利胆片

【西药治疗】

西医治疗主要分为以下几个方面：

1. 解痉镇痛可用药物如：

硫酸阿托品

硝酸甘油

美散痛

杜冷丁

2. 抗菌治疗药物如：

卡那霉素

氯苄青霉素

头孢羟唑

氯霉素

3. 利胆溶石可用药物如：

消炎利胆片

利胆醇

舒胆通

去氢胆酸

熊去氧胆酸

氧甲基烟酰胺

4. 手术治疗：

胆囊切除术：是胆囊炎的根本治疗手段。

胆囊造口术：主要应用于一些老年病人，一般情况较差或伴有严重的心肺疾病，估计不能耐受胆囊切除手术者。

【急症处理】

少数病人经内科治疗 48 小时后，症状及体征反趋恶化，白细胞增至 2 万以上时，应疑有胆囊化脓或坏疽可能；或见有持续高热，腹痛波及全腹，并出现腹肌强直、压痛、反跳痛和全身中毒症状者，应考虑胆囊穿孔引起弥漫性腹膜炎所致，均应紧急施行手术治疗。

【名医叮嘱】

1. 积极治疗能促发胆囊炎和胆石病的原发疾病，如高脂血症、糖尿病、慢性胃炎和慢性胆道感染。

2. 忌暴饮暴食，少吃油炸、油煎食品，少吃含高胆固醇、高脂肪食品。

3. 忌烟酒，因为烟酒干扰脂肪代谢，使胆固醇分离出来，形成结石。

4. 参加适当的体育锻炼，可改善脂质及胆固醇的代谢，避免胆固醇分离出来，成为结石或胆石病。应定期随访，及时给予治疗。

第十九节　胆结石

【病证表现】

胆结石的临床表现在很大程度上取决于结石的大小、部位、动态、是否并发感染及造成阻塞的程度。

胆囊结石一般不产生绞痛，常有右上腹胀闷不舒之感，伴嗳气、恶心、大便不调等消化不良症状，当进食油腻食物后更加明显。总胆管结石或胆囊结石移动至胆管引起平滑肌痉挛或梗阻时，常有胆绞痛发生，多在饱餐或进高脂餐后数小时内，以及腹部受到震动后发作。开始右上腹持续钝痛，以后阵发性加剧，难以忍受，疼痛常放射至右痈肿或右背部，伴恶心呕吐、面色苍白、大汗淋漓、弯腰打滚，发作后还可有发热、黄疸等症状出现，即所谓胆道梗阻三联症（疼痛、寒战发热、黄疸）。

胆结石的并发症包括急性期并发症和慢性期并发症：

1. 急性期并发症：主要是胆道感染，包括重症肝胆管炎、胆源性肝脓肿及伴随的感染性并发症。感染的诱因与结石的梗阻和胆道的炎性狭窄有关。

2. 慢性期并发症：包括全身营养不良、贫血、低蛋白血症、慢性胆管炎和胆源性肝脓肿、多发性肝胆管狭窄、肝叶纤维化萎缩、胆汁性肝硬化、门脉高压症、肝功能失代偿，以及与长期胆道感染和胆汁滞留有关的迟发性肝胆管癌。

【就医指南】

胆结石的诊断，除了在临床上提高对本病的认识外，确诊主要依靠影像学的检查发现。主要应用的影像学技术有 B 超、CT 和 X 线胆道造影。

1. B 超诊断：B 超是胆结石诊断的首选方法，一般估计诊断准确率为 50% ~70%。

2. CT 诊断：CT 能显示出肝内外胆管及胆囊有无扩张、结石，诊断符合率为 50% ~60%。

3. X 线胆道造影：X 线胆道造影是用于胆结石诊断的经典方法，一般均能作出正确的诊断。

【一般治疗】

中西医结合“总攻”排石法：用排石汤（柴胡、川楝子、郁金、山栀、香附、泽兰、白芍、炙甘草、枳实、路路通、王不留行、牛膝、生大黄）服下后，40 分钟肌注新斯的明 5 毫克，1 小时后再吃油煎鸡蛋 2 个，15 分钟后口服 33% 硫酸镁 40 毫升，半小时后肌注阿托品 5 毫克。可起到“内冲洗”的作用，排石率较高。

【中药治疗】

可在中医辨证指导下选用如下方药治疗：

1. 属肝郁脾虚型的，可服：

调胃疏肝丸

金胆片

胆石通

四逆丸

二陈丸

2. 属肝胆湿热型的，可服方药有：

茵陈冲剂

肝胆炎片

利胆排石片

利胆片

【西药治疗】

1. 溶解胆石药物：

鹅去氧胆酸（长期用对溶解胆固醇结石有效，但易引起腹泻）

2. 利胆药：

50% 硫酸镁

牛胆酸钠

利胆醇

去氢胆酸

凡病情严重者，应及时前往医院治疗以防并发症造成不良后果。亦可考虑选择激光、磁化水疗、手术及总攻疗法等。

【急症处理】

胆结石患者疼痛发作时应暂禁食，口服阿托品，可以起到紧急止痛作用，疼痛缓解后要去医院择期进行手术治疗。

【名医叮嘱】

1. 生活要有规律，避免过度疲劳，室内工作者及身体肥胖者应强调进行户外活动，如做操、跑步、散步、跳绳等。

2. 注意饮食规律，定时定量，提倡少吃多餐。饮食要有节制，不可过饱，逢年过节尤应注意。

3. 注意饮食结构，控制脂肪及胆固醇食物，如肥肉、动物油、动物脑、动物内脏、鱼子、蛋黄等。不可饮酒，少吃辛辣、油炸之物。宜多吃萝卜、青菜、豆类副食。发作期应采用高碳水化合物、低脂流食，如米汤、稀饭、藕粉、豆浆、杏仁茶等。

4. 应注意饮食卫生，积极防治肠道寄生虫和肠道感染，可降低胆结石的发病率。

第二十节　胃下垂

【病证表现】

轻度胃下垂一般没有什么明显的症状，下垂严重者可见上腹部不适，多在餐后、站立以及劳累后加重，平卧时会减轻，容易有饱胀感，伴有厌食、恶心、嗳气与便秘等。胃内能听到振水音，双手托扶下腹部时上腹部坠胀感会减轻。此外，还会伴有其他脏器下垂的表现，比如晕厥、心慌、心悸、低血压等。

【就医指南】

临床常用检查是X线钡餐透视，表现为胃体明显向下向左移位；胃下弯弧线最低点在髂嵴连线以下。其中Ⅰ胃下垂：胃小弯距离髂嵴连线在0.1～0.5厘米之间；Ⅱ胃下垂：胃小弯距离髂嵴连线在1.6～4.5厘米之间；Ⅲ胃下垂：胃小弯距离髂嵴连线在 4.6 厘米以上。

【一般治疗】

这里介绍一种比较有效的外治法：将蓖麻子仁捣烂如泥，拌入升麻粉适量，制成直径 2 厘米，厚度 1 厘米的圆饼即“升胃饼”，外敷百会穴。用绷带或其他方法固定。令患者水平卧位，用盐水瓶（灌入 80℃左右的热水，塞紧橡皮盖）熨烫“升胃饼”，每日 3 次，每次半小时。每块药饼可以连续使用 5 天，休息 1 天后再重复使用，10 天为一个疗程。

【中药治疗】

常用的方药有：

补中益气丸

香砂六君子丸

阴虚胃痛冲剂

元胡止痛片

枳术黄芪散

枳术马钱丸

当归注射液

【西药治疗】

1. 西药主要可服用助消化药，如：

胃蛋白酶合剂

多酶片

乳酸菌素片

2. 胃平滑肌张力下降严重者，可以使用：

加兰他酶注射液

三磷酸腺苷（ATP）注射液

【急症处理】

一般来说胃下垂的预后较好，不会出现什么危重证候。但也可由于患者的体质、慢性疾病等因素的影响和治疗的不及时而发生慢性胃扩张、胃扭转等。

1. 遇呕吐严重者，可以服用：

胃复安

吗丁啉

2. 便秘严重者，可以用：

便塞停片

开塞露

【名医叮嘱】

本病的治疗上尚没有什么特效药，临床大多采用加强锻炼、加强营养、助消化及对症处理的方法。中医药辨证明确、行之有效，是一条治疗捷径。同时应该注意：

1. 加强锻炼：主要是全身锻炼以增强体质，腹部锻炼以增强腹肌张力，必要时可以使用胃托辅助治疗。

2. 饮食调治：患者要节制饮食，切忌暴饮暴食。

3. 可以使用以下药膳：

黄芪粥

参苓粥

麦门冬粥

银耳冰糖粥

第二十一节　消化道出血

【病证表现】

消化道出血的临床表现取决于出血病变的部位、性质，失血量和速度，同时和患者在出血当时的全身情况，包括年龄、有无贫血、心肾功能有关。

1. 上消化道出血的主要临床表现是呕血和黑便。一般情况下，幽门以上的部位出血常常导致呕血，幽门以下的部位出血常常导致黑便，有呕血的病人均伴有黑便，有黑便的病人不一定伴有呕血。呕血的颜色取决于出血量和在胃里的停留时间，时间越长则颜色越呈现暗红色。便血时血在肠中与硫化物相结合刚呈黑色且黏稠发亮，称为柏油样大便。另外，周围循环障碍方面，出血量少或者缓慢中。量出血，可无明显症状或仅头昏，皮肤、指甲、口唇等颜色苍白；若出血量较大，失血速度较快时，常常感到头晕、心悸、恶心、乏力、口渴、少尿或无尿、精神萎靡、烦躁不安甚至晕厥，同时可见血压下降、呼吸急促、四肢湿冷。而且大量出血后，多数患者在24 小时内会出现低热，一般不超过 38.5℃。可持续 3 ~5 天，随后自行恢复正常。

2. 下消化道出血的主要表现是大便的改变，大便可呈鲜红色、果酱色、咖啡色、褐色或者黑便。伴随腹痛、乏力，头晕、心悸以及轻重不一的贫血表现，严重的还会出现休克。

【就医指南】

1. 上消化道出血的病人，有慢性、周期性、节律性上腹部疼痛伴有泛酸、嗳气，出血后腹痛减轻者，提示消化性溃疡合并出血；有慢性肝炎病史或血吸虫病史，伴有肝病面容、脾肿大、肝功能异常及腹水等表现的突发大出血，常为肝硬化门脉高压引起的食管胃底静脉曲张破裂出血；服用损伤胃黏膜药物或大量酗酒后的出血，多是急性糜烂出血性胃炎所致；40 岁以上患者，如果胃病史短、出血量与贫血程度不相称、一次呕血后大便隐血试验持续阳性、上腹痛、消瘦，应高度警惕胃癌。

实验室检查主要包括红细胞计数、血红蛋白和红细胞压积，以动态观察出血量的大小。纤维内镜检查时目前临床上应用最为广泛的方法，诊断阳性率高达 90% 以上。多主张在出血后 24 ~ 48 小时内进行，其价值在于能够即刻确定出血部位、病变性质及出血情况以指导治疗，同时还可用多种方法进行内镜下止血。对于胃黏膜脱垂、食管裂孔疝等病变，可于出血 3 天后进行 X 线钡餐检查。

2. 下消化道出血的病人，既往有反复小量出血病史，可能是痔、息肉或憩室；大便习惯改变或者大便变细有切迹，要警惕结肠、直肠肿瘤；出现脓血黏液并里急后重的病人，要考虑痢疾和直肠癌的可能；便血伴腹痛剧烈者，缺血型肠炎和肠系膜动脉栓塞的可能性较大；便血伴腹部包块，以肿瘤、肠套叠和肠结核多见。

临床做便常规检查，除了颜色和性状的改变外，潜血试验为“ + ~ + + + + ”。内窥镜检查，包括直肠镜、乙状结肠镜和纤维结肠镜可以了解全结肠和直肠的情况，明确病变的部位和性质，具有较高的诊断价值。此外，还可以做选择性动脉血管造影，用于检查血管病变出血、憩室出血、肿瘤出血等；纤维小肠镜、吞线试验、系统钡餐可作为回肠末端以上小肠出血的诊断措施；X 线造影可以作为补充检查手段。

【一般治疗】

患者必须卧床休息，饮食以流食、半流食为主，严重出血者要禁食。

对于实证呕血和便血，吞服生大黄粉，每次适量，每日 3 次，具有泻火凉血、祛瘀止血的作用，疗效显著。

用仙鹤草适量，煎水 200 毫升，早晚服，每日 1 剂，对于各种类型的便血有良好效果。

【中药治疗】

主要以凉血、活血、收敛、固脱达到止血的目的，常用方药如下：

云南白药

紫地宁血散

血宁冲剂

参附注射液

生脉注射液

槐角丸

锡类散

【西药治疗】

上消化道出血者，常用药物有：

1. 抑酸抗酸药：

甲氰咪胍

法莫替丁

雷尼替丁

奥美拉唑

硫糖铝

2. 止血药：

去甲肾上腺素

孟氏液

立止血

凝血酶

3. 降低门静脉压的药物：

垂体后叶素

善得定

4. 下消化道出血者，常用药物有：

维生素 K

安络血

止血敏

【急症处理】

凡出血来势凶猛、出血不止或不易止血者，都要及早进行手术治疗。手术治疗的指征包括以下几点：

1. 大量出血者，经非手术治疗仍出血不止者。

2. 出血量虽不大，但是经过长期保守治疗无效者。

3. 过去有反复出血病史者。

4. 溃疡病病史长，过去有合并穿孔或幽门梗阻症状者。

5. 年龄在 50 岁以上或者胃溃疡的出血者。

【名医叮嘱】

1. 首先要对原发病及时进行治疗，不要等发展到出血。

2. 一旦出血，要冷静对待，过于精神紧张只能加重病情，可酌情服用镇静剂，如安定等。

3. 平时应该注意饮食调养，保持大便畅通。

第二十二节　溃疡性结肠炎

【病证表现】

多数病人起病缓慢，病程可为持续性，也可能是发作与缓解交替的慢性过程。起病急骤的占 5% 左右，病情发展快，全身中毒症状严重，并发症多见，死亡率高；其他病人经过治疗后可以缓解或者转入慢性过程。轻度病人仅有大便性状的改变，常常被忽视，而重者要立即抢救甚至急诊手术。感冒、全身性感染、妊娠、分娩、肠道炎症、外科手术、精神创伤、过度疲劳、食物过敏、月经期、甲状腺功能亢进等经常是本病发作和加重的因素。

本病最主要的临床症状是腹泻，常见的有黏液血便、血便、水样便、黏液便、稀便等，尤其是血性黏液是所有活动期病人都具有的症状。部分病人左下腹和下腹会有痉挛性疼痛，有疼痛——便意——缓解的规律，并常常伴有里急后重。重者还有食欲减退、上腹部饱胀不适、恶心、呕吐等消化系症状。

急性期可有低度或中度发热，重者会有高热、心率加快等毒性症状。病程发展者可出现消瘦、贫血、水与电解质平衡失调、低蛋白血症和营养障碍等。极少病人还会出现情绪不稳定，如抑郁、焦虑、失眠等。

其他器官的表现不如国外多见，部分病人会有关节痛、虹膜睫状体炎、结节性红斑、口腔清疡、慢性活动性肝炎等。

极少数病人还会并发中毒性结肠扩张、肠穿孔、大出血甚至癌变.

【就医指南】

本病就医一般需要做血液检查、粪便检查、X 线检查和内镜检查。其中,X 线钡剂灌肠造影是诊断本病的重要手段之一,气钡双重造影有利于观察黏膜水肿和溃疡,但是对于轻症和早期的病人,X 线检查对诊断帮助不大。内镜主要是指乙状结肠镜和纤维结肠镜,对本病的诊断有重要价值。其优点是直观性好,可确定病变的基本特征和范围,而且可以取活检进行组织学检查。一般治疗由于本病病因未明,所以目前尚无针对性的特效疗法,这里介绍两个验方:

1. 破叶莲生药粉碎,装入胶囊中,每次口服适量,一日 3 次,30 天为一个疗程,好转者可继续服用一个疗程。

2. 鲜片 500 克,洗净加水 2000 毫升,煎至 1500 毫升,凉温后洗脚,早晚各 1 次,15 天为一个疗程,疗程间隔 5 天。

【中药治疗】

1. 湿热内蕴,见大便夹带脓血、里急后重、发热、肛门灼热、舌苔黄腻者,可服方药有:

香连化滞丸

加味香连丸

2. 脾胃虚弱,见大便溏薄或者以水样便为主、食欲不振、舌苔淡白者,可服方药有:

参苓白术丸

泄痢固肠丸

人参健脾丸

3. 脾肾阳虚,见久泻,清晨泄泻,形寒肢冷,腰膝酸软、疼痛,舌淡有齿痕者,可服方药:

四神丸

【西药治疗】

内科治疗的目的是控制急性发作,缓解病情,减少复发,防止并发症,目前尚不能使疾病痊愈。常用药物有:

1. 抗菌药:

水杨酸偶氮磺胺吡啶

青霉素

庆大霉素

灭滴灵

2. 激素：

强的松

氢化可的松

3. 免疫调节剂：

硫唑嘌呤

环孢霉素

【急症处理】

凡发生穿孔、大出血、癌变的病人，必须进行手术治疗；重症患者，内科治疗无效者，有穿孔可能者，中毒性巨结肠，结肠狭窄的病人，应该考虑择期手术。

【名医叮嘱】

首先要注意饮食，少吃韭菜等纤维素多的食物；脓血便明显时要控制饮食，少食多餐；如果水泻明显，应该注意补充水和盐分；患者病久体虚，应避免感染，生活规律，精神愉快；另外一定要定期随访。

第五章　泌尿系统疾病

第一节　膀胱结石

【病证表现】

膀胱结石的临床表现以排尿困难、排尿突然中断、排尿时疼痛和终末血尿为主，其次是膀胱刺激症。

1. 排尿突然中断：为膀胱结石典型症状。排尿时尿流突然中断，改变体位后尿液继续排出。

2. 排尿困难：主要是由于结石嵌顿于膀胱颈部或尿道口，以刺激膀胱肌肉痉挛收缩所引起的。可以出现尿流变细，淋沥不尽和排尿困难。

3. 排尿疼痛：排尿时病人有刺痛、胀痛的感觉，小便终末疼痛加剧，并且可以向阴茎、阴囊、会阴部等处放射，疼痛可因直立或运动而加重，平卧后症状缓解。

4. 终末血尿：由于膀胱黏膜被结石擦破，导致溃疡而发生出血现象。通常肉眼可以看见，有时需经显微镜下证实。

5. 膀胱刺激症状：由于结石刺激膀胱三角区和并发感染，常出现尿频、尿急、尿痛等现象，严重者可以引起脓尿和阴茎异常勃起等症状。

6. 膀胱结石在膀胱内随着每次排尿，对膀胱黏膜都会有一定的损害。通过对膀胱黏膜的局部机械性刺激，导致膀胱黏膜充血，局部形成小溃疡面，随排尿动作导致出血的发生。膀胱结石长期存在，可以引起肾积水；由于膀胱局部充血以及小溃疡的存在，可以并发感染，严重时可以出现肾盂肾炎。随着病情的加重，膀胱结石时间的延长，最后出现膀胱周围组织粘连，引起膀胱周围炎。

【就医指南】

我们认为，膀胱结石的诊断可以根据患者的病史、尿液检查、X 线检查以及膀胱镜检得到答案。病人会不同程度的反应，有排尿时尿流变细、排尿中断、尿末时疼痛加剧等排尿异常的表现。尿液检查出现红细胞,并且可以出现上皮细胞增多。X 线检查对于结石的诊断有一定的指导意义,X 线显示结石为不透光的阴影。膀胱镜检查可以明确结石的大小、位置、形态,而且对膀胱结石引起的合并症也可以明确诊断,是检查膀胱结石最可靠的方法。

【一般治疗】

鼓励患者多饮水,增加肾脏排泄能力,对上下尿路起到冲洗的作用,并且可以稀释尿液,减轻局部的炎症刺激,更主要是减少肾结石的形成。鼓励患者进行活动,促进结石的排出,在结石引起疼痛时,注意适当休息。

【中药治疗】

结石的产生主要是湿热内蕴存于下焦。本病初期主要是以膀胱湿热、痰瘀内阻为主要辨证,随患病时日增加,导致气阴两虚,在临床治疗上要辨明证候给以对症治疗。如以实证为主则重在清利,如以虚证为主则重滋补益气。

1. 膀胱湿热型:病人常见的临床表现为排尿时尿流变细,排尿不畅,并且伴有尿频、尿急、尿痛的膀胱刺激症状,排尿中断、困难,舌红苔黄,脉细数。在治疗上以清热利湿、排石通淋为主,可以选用滋肾通关丸进行对症治疗。

2. 血瘀痰凝型:病人常见的临床表现有腰酸钝痛、小腹坠痛、小便不畅,随尿液的排出可以夹杂血块或污物,食欲不振,纳差,头晕倦怠,舌黯苔薄白,脉细弦。在治疗上要注意以活血化瘀、健脾祛痰、排石消石为主,可选用二陈汤合并失笑散联合进行治疗。

3. 气阴两虚型:患病时日过久,出现气阴两虚。病人常见的临床表现是腰膝酸痛,口干舌燥,小便次数增加,尿线变细,排尿无力或出现排尿中断,大便失调,舌红苔少,脉细缓。在治疗上主要以清热补阴、益气排石为主,可以选用当归六黄汤进行对症治疗。

4. 命门火衰型:久病之果。病人常见的临床表现是腰膝寒疼、酸软无力,肢冷畏寒,尤以下肢常见,疲乏倦怠,小腹坠胀,小便无力,排尿不畅,舌淡胖,有齿痕,脉沉细。在治疗上应该以温补肾阳、消石利湿通淋为主,可以选用肾气丸进行对症合理治疗。

【西药治疗】

鼓励自行排石,如果没有可能或效果不好者,可以给予手术治疗,排除结石。临床上常用的治疗法则主要有以下两种:

1. 经膀胱镜碎石术:经膀胱镜采用钳夹碎石或电击碎石,此种方法适用于膀胱结石在2厘米以下者。

2. 耻骨上膀胱切开取石术：此种治疗方法主要适用于结石过大、过硬者；对于儿科患者或久病导致膀胱感染严重者，应该先进行耻骨上膀胱造瘘术，待病人病情缓解情况好转后，再行耻骨上膀胱切开取石术。

【急症处理】

膀胱结石患者在急诊进行诊断时可以根据病史、临床表现等进行检查。对于男性患者，前列腺有压痛、排尿不畅以及残余尿液等，可以给以磺胺类、呋喃坦啶、氟哌酸、吡哌酸等药物，可以取得良好的效果。在急性期应注意休息，一般用药坚持5~7天的疗程。

【名医叮嘱】

1. 合理的饮食结构与结石的预防有很大的关系，在治疗上还是应该以预防为主。应该限制食物中磷酸的摄入，应用氢氧化铝凝胶减少肠道对磷酸的吸收，有一定的预防作用。适当限制动物内脏的摄入，避免由于进食过多高嘌呤食物而造成的结石。

2. 指导病人采取适当的排尿体位，可以选用侧卧位排尿，减轻患者排尿时的疼痛和排尿困难等。鼓励患者多饮水，非急性期多活动，以增加尿量、稀释尿液、促进结石排出。

3. 如果病人合并有前列腺增生症时，应该注意同时解决由前列腺增生造成的排尿困难。

4. 对于耻骨上膀胱切开取石术后，注意引流要保持通畅，维持膀胱始终处于空虚状态，有利于伤口的愈合，并且注意随时观察病人反应以及引流的情况。如果引流不畅、发生阻塞可能造成伤口裂开，导致尿瘘的严重后果。

5. 长期卧床的患者，医务人员应该鼓励患者多作床上的活动，减少骨质脱钙，也有一定的预防结石形成的意义。

第二节　急性肾功能衰竭

【病证表现】

急性肾功能衰竭常见的病因有以下三种：

1. 肾前性。肾前性肾衰竭是由于长时间肾灌注不良所导致的。主要的原因包括严重的脱水、出血、呕吐所导致的血容量减少；慢性心功能不全所导致的心排血量不足所导致的肾血流进行性减少；低蛋白血症、腹膜炎、烧伤等所导致的功能性细胞外液再分布。

2. 肾性。肾性是肾实质性病变所致，是由于直接损伤肾小球或肾小管的血管。外科病人，常是因为肝功能衰竭、长时间低血容量性休克、肾脏感染等所致的急性肾乳头坏死而引起的。

3. 肾后性。肾后性肾衰竭是由于尿流受阻，肾小管内压增加所致，主要原因包括肾盂及其以下的尿路梗阻，膀胱阻塞，长期尿路阻塞。

各种原因引起的肾缺血和肾中毒均可以导致肾小管坏死而发生急性肾衰竭。临床可以分为少尿期和多尿期：

1. 少尿期。

突然出现少尿(24 小时尿量少于 400 毫升，或每小时尿量少于 17 毫升)，或无尿(24 小时尿量少于 100 毫升)，同时伴有氮质血症及代谢性酸中毒迅速加重等临床表现。

(1)肾缺血、肾小球滤过率降低是由于肾缺血后肾小球毛细血管内皮渗透能力减退之故。急性肾功能衰竭时肾脏的血液供给均有显著降低，少尿期的肾血液供给降至原有水平的 25% ~50% 。

(2)肾再灌注后氧自由基引起的肾损害肾缺血后，恢复血流时可继续加重细胞损害。这种损伤多见于缺血性和肾毒性肾衰。

(3)肾细胞损伤后，代谢障碍性钙内流，导致肾缺血后细胞缺氧，氧张力降低，细胞内 ATP 减少，导致细胞膜的供能缺乏，引起细胞内钠蓄积和钾离子丢失，继而细胞内质网肿胀，细胞变性，蛋白质大量蓄积，最后导致细胞死亡。

(4)肾小管机械性梗阻溶血或挤压伤后产生的血红蛋白、肌红蛋白，形成色素管型，并可引起血管内凝血，纤维蛋白溶解，导致肾小管堵塞。

2. 多尿期。

少尿期后尿量可突然或逐日增加，当每日尿量超过 400 毫升时即进入多尿期，多尿期每日尿量可以多达 2500 ~5000 毫升或更多，尿比重或渗透压降低，氮质血症和代谢性酸中毒早期继续加重，以后逐渐减轻，同时可以伴有脱水、贫血、乏力、纳差、嗜睡、低钾血症、低钠血症等临床表现。多尿现象是由于肾小管再生上皮的再吸收和浓缩功能尚未恢复，若不及时纠正，又会发生水和电解质的失调，引起缺水、低钠、低钾、低镁和低钙血症。

3. 恢复期。

多尿期后尿量逐渐恢复正常，临床常见消瘦、乏力等症状表现。急性肾功能衰竭属于中医“癃闭”、“关格”的范畴。一般初期多为火热湿毒、瘀浊之邪、壅塞结于三焦，影响其通调水道的功能，以实热为主；病至后期，以脏腑虚损、气血亏虚为主。

(1)热毒炽盛型：常见于急性肾衰初期，以壮热不已，口干欲饮，尿少黄赤，甚至是无尿，舌质红绛、苔黄燥，脉数为辨证要点。热毒炽盛，易致灼伤阴津，耗血动血。

(2)邪毒内侵型：多见于误服毒物，误用肾毒药物所致的急性肾功能衰竭，以少尿无尿、腰痛不已、便秘腹胀、烦躁不安、舌质红、苔黄腻，脉滑数为主要辨证。

(3)瘀血内阻型：多见于挤压综合症所导致的急性肾功能衰竭。病人常有外伤病史，腰部刺痛，病人经常突然出现血尿，少尿无尿，舌质瘀紫，苔薄白，脉沉弦紧或沉涩是本病的主要辨证。腰部挤压伤后，应该注意平时的动态观察，如瘀血内阻、治之不力者，容易导致气滞，则出现腰痛、腹痛、吐血便血、血肿等症状。

(4)阴竭阳脱型：多见于肾前性的急性肾功能衰竭。病人常可以因为严重吐泻、失血、心衰、休克等原因所引起，其中以少尿无尿、口干舌燥、气短乏力，畏寒肢冷，舌淡少津，脉象微弱为主要辨证。

(5)湿热瘀结型：多见于诸淋症引起的肾后性急性肾功能衰竭，病人主要以小便不通，尿滴沥，腰部胀痛，或小腹部胀满，舌质黯红、苔腻，脉滑数为辨证要点。

(6)气阴两虚型：多见于急性肾功能衰竭多尿期，病人主要以口渴，多饮，小便多，尿频量多，腰膝酸软，舌质红、苔少，脉沉细为主要辨证点。

少尿或无尿期：

少尿是急性肾功能衰竭的最主要的症状，是指 24 小时尿量少于 400 毫升，或每小时尿量少于 1 毫升。无尿是指 24 小时尿量少于 100 毫升。由于此期少尿或无尿. 水及代谢产物潴留体内，产生各种症状。

(1)水中毒：急性肾功能衰竭的病人，一方面因摄入液体过多，另一方面又不能排出。其结果是液体潴留，临床表现有软组织水肿、肺水肿、脑水肿、心衰等。肺水肿早期，仅在肺底部听到细水泡音和呼吸音减低。严重者，全肺可听见水泡呼吸音，同时因呼吸困难而端坐呼吸，面色苍白，口唇发绀；脑水肿时，由于颅内压升高，病人可以出现头疼，烦躁易激动，肌肉抽搐，有癫痫发作，昏睡，体液潴留，循环血量增加，导致心表、静脉压和血压升高。

(2)氮质血症：在急性肾功能衰竭期间，人体的蛋白质分解代谢的终末产物不能排出，引起尿素氮蓄积，发生氮质血症。早期出现厌食、恶心、呕吐，随病情发展，可以出现烦躁、抽搐甚至昏速。

(5)高钾血症：由于尿量减少，排钾受限，病人出现周身无力，肌张力低下，手足感觉异常，口唇及肢体麻木，神志恍惚、烦躁、嗜睡等一系列的症状。

(4)代谢性酸中毒：病人每日产生的非挥发酸及其他一些有机和无机酸不断蓄积，导致代谢性酸中毒。代谢性酸中毒时，病人呼吸加深加快，通过代偿增加 CO_2 的呼出量。由于影响中枢神经系统，病人出现软弱乏力，嗜睡，甚至昏迷，有时还有心律失常、血压下降等症状。

(5)低钠血症：多数急性肾功能衰竭的病人血清钠水平下降。当血清钠水平低于125毫摩尔/升时，可以出现疲惫、头疼、视物模糊等，严重者发展为嗜睡、谵妄、惊厥以至昏迷。

(6)少尿期病人还可以发生高磷、高镁血症以及低钙血症。

(7)出血倾向：酸中毒和氮质血症可以减少血小板的凝聚力，增加毛蛔血管脆性，容易发生皮下、黏膜、牙龈及胃肠道出血。

多尿期：

少尿期或无尿期后，24小时尿量增加到400毫升时，即为多尿期开始。多尿期尿量每天可达300毫升以上。由于利尿，较多的钠、钾等离子随尿摊出，可以出现低钠、低钾等症状。同时肾功能尚未完全恢复，普遍存在营养障碍，机体抵抗力降低，此期容易并发感染。

恢复期：

该阶段，肾小管功能继续恢复，尿量恢复正常，水、电解质紊乱得到纠正，氮质血症基本消失，但由于严重消耗及营养失调，病人仍练极其衰弱。

【就医指南】

1. 尿常规检查：是早期发现肾损害的重要的指标之一。少尿、无尿期颜色可以出现酱油色或浑浊不清，镜检可以有蛋白、白细胞以及管型；多尿期尿色由于量多而清白。

2. 尿比重测定：少尿期尿比重常大于1.025；多尿期和恢复期尿比重多在1.010～1.016范围内，尿渗透压下降，可以接近血浆水平。

3. 尿钠浓度测定：尿钠浓度常大于400毫摩尔/升，尿钠和血浆尿素氮之比小于20%，有助于急性肾功能衰竭的早期诊断。

4. 血清生化检查：血尿素氮、肌酐、钾、磷进行性升高，血钠、钙降低，内生肌酐清除率明显下降，多在5毫升/分钟。

【一般治疗】

急性肾功能衰竭病人少尿期可以应用一些利尿药物，如呋塞米(速尿)、甘露醇等。早期用药的目的在于减轻肾损害的程度,逆转病情。病人多有体液潴留、水肿、高血压以及低钠血症,应该严格限制液体摄入,尽力减少液体过多引起的并发症。多尿期应该严格记录每日排出量,监测血、尿电解质,根据检测结果,以及给予补充和调整。

【中药治疗】

本病的治疗早期以实证居多,后期以脏腑虚损、气血两虚证居多。攻邪以清热解毒、清利湿热、化瘀利水、通腑降浊为主;补虚以益气养血,调补脾肾为主。

1. 如果病人以热毒炽盛的症状为主时,可以考虑以清热解毒、凉血化瘀为主要治疗方法。临床常用的方药有清温败毒饮,这种药物有清热的功效,适用于急性肾衰初期。

2. 病人如果以邪毒内侵为主要证候时,应该以泻火解毒、通腑降浊为主要治疗方案。临床常用的方药是温肾解毒汤、大黄灌肠汤,用于泻火,适用于急性肾功能衰竭初期,也可以应用黄连解毒汤。

3. 如果病人是以瘀血内阻为主要证候时,应以活血化瘀、通络利水为主要治疗方案。临床常用方药血府逐瘀汤进行对症治疗。

4. 如果病人是以阴竭阳脱为主要的证候时,应以益气固脱、养血滋阴为主要的治疗目的。可用方药生脉散。

5. 如果病人是湿热瘀结引起的疾病时,应以清热利湿、活血化瘀为主要治疗方案。临床上可以应用方药八正散进行对症治疗。

6. 如果病人是气阴两虚为主要证候时,应以益气养阴、扶正固本为主要治疗方向。在临床上可以用方药十全大补汤进行对症治疗。

7. 除以上六种辨证治疗方法以外,在临床上还可以根据急性肾功能衰竭的病因分类,并对症应用不同的方药,如:

急性肾衰竭的患者可以选用具有清热开窍的清开灵注射液;出血热导致的急性肾功能衰竭的患者可选用具有清营凉血的犀角地黄丸;此外急性肾功能衰竭的患者还可以选用具有清利湿热、通腑降浊的肾宁散和尿毒清。

【西药治疗】

1. 少尿期

对于少尿期的病人,主要的威胁就是高钾血症、心力衰竭、肺水肿、脑水肿、并发感染以及尿毒症的危险。所以少尿期病人治疗重点在于维持水和电解质、酸碱平衡,预防感染和排除尿毒素。

(1)维持体液平衡。少尿期由于病人本身肾脏调节能力有限,所以应该严格限制水分的摄入,防止体内水分潴留过多造成肺水肿,以"量出为入,宁少勿多"为补液原则。每日医务人员可以通过对病人如下一些指标的检查,了解病人补液量是否适宜:①血清钠检查:血清钠正常值是140~145毫摩尔/升,如果血清钠检查在正常范围内,则表示补液量适当;如果血清钠检查在正常范围以下,则表示补液量过多;如果血清钠检查在正常范围以上,则表示补液量不足,有脱水发生。②中心静脉压检查:中心静脉压的正常范围是0.588~0.98千帕。如果中心静脉压在正常范围内,则表示补液量适当;如果中心静脉压升高,则表示补液量过多,容易发生肺水肿或脑水肿;如果中心静脉压低于正常值,则表示补液量过少,有脱水现象。③体重:如果病人每日体重减轻0.2~0.5千克,则表示补液量适当;如果体重没有明显变化,则说明病人补液量多;如果病人每日体重减轻大于1千克,则表示病人有脱水的可能。

(2)保持电解质平衡。少尿期病人常见的电解质紊乱,包括高血钾、低血钠、高血镁、高血磷、低血钙等,而这其中以高血钾最为致命。少尿期病人血钾应该控制在6毫摩尔/升以下,如果病人血钾升高超过6.5毫摩尔/升时,要采取措施注意排钾。临床上血液透析是排除体内血钾最快速、有效的办法,也可以采用口服降钾药物,有效降低血钾。在少尿期还应该在饮食等方面加以注意并且适当限制,严格限制钾盐的摄入,对于含钾较多的食物,如橘子、香蕉、榨菜、海带、紫菜等应该尽量避免食用;药物中,氯化钾、枸橼酸钾、金钱草以及青霉素钾盐等应该避免;少尿期病人禁止输注两周以上的库存血,应该以新鲜血输注为宜。

(3)纠正代谢性酸中毒。主要是因为急性肾功能衰竭时酸性物质在体内蓄积所造成的。轻度酸中毒不需纠正,如果病人血清中HCO_2小于12毫摩尔/升,二氧化碳结合力小于12毫摩尔/升,或者静脉血pH小于7.15时,提示有严重的代谢性酸中毒,可以静脉滴注5%碳酸氢钠进行纠正。在纠酸的同时可以静脉注入10%的葡萄糖酸钙10~20毫升,以防止低钙性抽搐。

(4)防止感染。急性肾衰合并感染是导致病人死亡的又一主要原因。如果出现无法解释的窦性心动过速、呼吸加快、血压下降、血糖升高等症状都提示有继发感染,可以应用无肾毒性的药物进行治疗,如青霉素、红霉素以及头孢类的消炎药。但应用药物时要注意药量和肾排泄能力。

(5)高血压、心衰、水肿的治疗。限制入量,水肿严重可给予利尿剂,如速尿等,也可给予甘露醇口服对症治疗。血压高者,可以给予口服心痛定、利血平等。病人出现左心衰时,可以酌情给予西地兰,也可进行血液透析,纠正左心衰。

2. 多尿期

如果病人维持血液透析状态，不可立即停止透析，直到病人血尿素氮、肌酐降低，停止透析后一至两天内血清尿素氮、肌酐不再升高才能停止透析。也可以适当增加病人饮食中的蛋白质摄入量。

3. 恢复期

长期患者肾功能并没有完全恢复，用药时注意药物的肾毒性，病人要多休息，合理调整饮食，注意营养，防止发生慢性肾功能衰竭。

【急症处理】

急性肾功能衰竭病情急重，多需入院治疗。病人应该注意卧床休息，少尿期要限制水、钠盐和蛋白质的摄入，多尿期注意防止由于排尿过多造成体液失衡。及时来院就诊，以免毒素蓄积造成中毒、昏迷。

【名医叮嘱】

1. 注意观察病人生命体征的变化。密切观察病人血压、脉搏、呼吸，尤其是多尿期要特别注意血压的变化。

2. 密切观察病人水肿消退的情况。少尿期严格控制液体的摄入。每日称量病人的体重，每日测量血钾、钠、氯等。

3. 防止病人发生感染。注意为病人治疗前应该洗净双手，做好各种导管的整理，注意及时清倒各种引流物，注意无菌操作。保持病人床单干净，做好病人的皮肤护理。

4. 饮食管理。急性肾功能衰竭的病人均有不同程度的消耗及营养不良。危重病人应该禁食，给予胃肠道外营养。严格限制含钾食品、含钾药物及蛋白质、脂肪的摄入，防止毒素产生过多而排泄过少造成蓄积。轻症病人可以适量给以蛋白质、热量较高，易消化的饮食。

5. 出院后病人自己注意尽量不用对肾脏有毒性的药物，如庆大霉素、卡那霉素等。

6. 定期进行随访，发现问题及时就医，彻底治疗，防止急性肾功能衰竭转变为慢性肾功能衰竭。

第三节　急性肾小球肾炎

【病证表现】

病人在起病初期一般均有感染史，在起病的一到四周内，常以急性咽炎、急性扁桃体炎、猩红热、脓疮病等感染症状为主要表现。病人可以出现肉眼血尿，呈酱油色或洗肉水样。大多数病人在疾病早期就出现尿量减少，个别病人可突发无尿。80%～90%的患者有不同程度的水肿发生，一般从发病2～3周开始逐渐消退，病情严重者可以出现胸水、腹水以及心包积液等。约有一半以上的病人曾出现一过性的血压升高，可伴有不同程度的头晕头疼、恶心呕吐。如病人收缩压高于200毫米汞柱时，病人可以出现高血压脑病等严重并发症，常表现为头疼、视物模糊、黑朦、烦躁，甚至抽搐、角弓反张等症状。由于在疾病的急性期有尿少尿闭的症状，以致血压持续升高，容易并发心力衰竭、肺水肿等。在疾病的发展中也有部分病人出现了少尿期氮质血症，随疾病发展导致肾功能衰竭，这也是急性肾小球肾炎主要的致死原因。急性肾小球肾炎临床常见的并发症有：

1. 心力衰竭。以老年人多见，主要是由于尿少尿闭、水钠潴留，以致循环血量增加等所引起的。病人可以出现咳嗽气促、端坐呼吸、大汗、肺底湿哆音、咳粉红色泡沫样痰的肺水肿表现，肝脏增大、压痛，心率加快，出现舒张期奔马律等右心衰竭的症状。

2. 高血压脑病。由于血压突然增高过多所引起的，以儿童为常见。临床常出现剧烈的头疼、恶心呕吐、视力受到影响，以致出现黑朦、病人烦躁不安，也有病人出现嗜睡、昏迷，以致发生惊厥抽搐，严重时可出现脑疝。

5. 急性肾功能衰竭。病人在急性肾小球肾炎时可以出现不同程度的氮质血症的表现，但发展成为尿毒症的比侧较少。临床可出现少尿、无尿、血尿素氮和血肌酐增高、高血钾以及代谢性酸中毒等症状。急性肾功能衰竭也是引起病人死亡的主要原因。

【就医指南】

1. 尿常规检查：尿中出现红细胞，还可以找到红细胞管型，这是急性肾小球肾炎的主要表现。尿沉渣检查可以有白细胞以及数量不等的颗粒管型和透明管型。尿蛋白阳性率在急性肾小球肾炎患者中占大多数，定性常为“＋＋＋”。尿液中纤维蛋白降解产物(FDP)也增多,尿比重在急性少尿期常大于1.020,24小时尿蛋白定量一般在1~4克。

2. 血液检查:抗链球菌溶血素"O"滴度增高,其滴度的高低与链球菌感染程度的高低有密切联系。急性期血沉增快,并出现轻度贫血。大部分病人血清总补体活性以及 C_3 下降。血液检查常可以反映肾炎的严重性以及疾病的预后情况。

3. 肾功能检查:病人可以出现突然发作的氮质血症,导致血尿素氮、血肌酐增高,出现高血钾以及代谢性酸中毒等。尿量增加后症状可以逐渐改善,也有少数患者预后不佳。

【一般治疗】

注意休息,生活规律。急性期病人应该卧床休息,直到肉眼血尿消失、水肿消退、高血压降低以及氮质血症恢复正常后,可以在室内进行轻度活动。由于尿内红细胞和尿蛋白可以长期存在,所以要注意休息,避免劳累,从事一些轻度体力活动,避免脑力劳动。定期进行尿常规检查,及时了解疾病变化。

【中药治疗】

急性肾小球肾炎是由于外邪袭肺,先出现肺之表证,咳嗽、咽痛、发热恶寒、皮肤出现脓疱疮。患者如果肾气不足,则外邪深入于肾,肾感受外邪之变,气化失调、水运不利,水之湿热泛于体表,邪热蕴结于肾,出现尿少、血尿。

1. 风水泛滥:根据病因不同分为风寒和风热两型。

(1)外感风寒。病人出现畏寒肢冷、腰酸背痛、咳嗽气喘、尿少、颜面浮肿、面色苍白无华、苔白,脉浮。在治疗时注意以驱散风寒、宣肺利水为主。常用越婢加术汤进行治疗。

(2)表受风热。病人出现发热恶寒,口咽疼痛、发红,颜面水肿甚至波及全身,少尿短赤,口渴不欲饮,舌红苔白,脉滑数。在治疗时以清热祛风、宣肺行水为主。可用麻黄连翘赤小豆汤进行调整。

2. 湿热内结:病人出现皮肤疥疮、破溃,发热可有可无,头面四肢水肿,少尿,小便短赤,烦躁易怒,口苦恶心,腹胀便秘,舌红苔黄,脉滑数。在治疗时注意以清热除湿为主。可用五味消毒饮。

3. 湿热阴虚:全身疲乏无力、腰背酸痛、水肿消退、面红烦热、口干咽痛、小便色赤、大便不畅,甚者镜下血尿、舌红苔黄,脉细数。在治疗时以清热养阴为主。可用六味地黄丸或大补阴丸进行对症治疗。

【西药治疗】

1. 利尿:在控制水钠摄入、限制入水量后,水肿仍无明显改善者,可给予利尿剂,常用的利尿剂有速尿和利尿酸钠等噻嗪类利尿剂。也可以合并应用血管解痉药物,如普鲁卡因或氨茶碱等,在利尿的同时起到消肿、降压、防止心血管并发症的目的。

2. 降压:控制好血压对于肾血流量的增加,改善心肾功能,防止合并症的发生有重要的意义。高血压脑病患者可以给予硝普钠紧急降压。而普通降压药有噻嗪类利尿剂、血管扩张剂、钙通道阻滞剂等。

3. 高血钾症:除限制含钾量高的食物的摄入外,应用排钾利尿剂,如速尿治疗。对于尿少导致高血钾时,可以采取急诊透析治疗。

4. 控制心力衰竭:适当控制水钠摄入,也可以应用洋地黄类药物,增加心肌收缩力,如西地兰。必要时给予硝普钠,以减轻心脏前后负荷。

【急症处理】

各种原因引起的高血钾、心力衰竭等病证,在临床上十分危险。如果病人出现症状要及时到医院进行治疗,如有以上症状可以给予急诊透析治疗,防止因高血钾等造成心、肾功能损害危及生命。注意给予心力衰竭病人吸氧、监测生命体征、注意生化指标的变化,及时处理。病人应入监护室进行治疗护理。

【名医叮嘱】

1. 局部感染灶要及时处理,防止疾病的发展,可以应用青霉素或大环内酯类抗生素控制感染。

2. 如果疾病的发生与扁桃体炎有关,急性肾小球肾炎发病三个月、半年以至更长的时间,或扁桃体反复发作、症状明显者,可以考虑作扁桃体切除术。应在肾炎相对稳定后进行手术。术前术后应用抗菌素两周以上。

3. 注意观察和巩固治疗,以免由于没有彻底治疗或病情反复发作而使疾病转为慢性肾小球肾炎,最终导致肾功能衰竭。

4. 注意消除感染因素,消除诱发原因。平时注意锻炼身体增强身体素质,注意个人卫生,避免皮肤和呼吸道感染,戒烟酒。

5. 定期进行尿常规检查,及早发现病情给予合理治疗。

6. 饮食管理:在少尿期要适当控制钠盐的摄入,可给予低盐饮食;在平时注意保证维生素和热量的供给,蛋白质的摄入以每日每公斤体重 1 克为宜。病人水肿和高血压严重时应该给予低盐或无盐饮食。水肿加重时注意限制水的摄入。如果病人有肾功能不全的表现，以及出现氮质血症时，注意饮食以优质蛋白质为主，如牛奶、瘦肉、鱼等，以达到减低含氮物质产生和保证营养的目的。对于含钾量较高的橙子、香蕉等应适当限制。

第四节　慢性肾功能衰竭

【病证表现】

按照肾功能损害的程度，可以将慢性肾功能衰竭分为肾功能不全代偿期、氮质血症期、肾功能衰竭期以及尿毒症期。

1. 肾功能不全代偿期

当肾脏生病时，肾储备功能减退，内生肌酐清除率下降，但是在50毫升/分钟以上时，血尿素氮、血肌酐仍在正常范围以内，临床上一般无表现和其他症状，称为肾功能不全代偿期。如果机体因为感染、出血、手术等出现应激状态时，则会继续向下发展，出现氮质血症甚至尿毒症的表现。

2. 氮质血症期

内生肌酐清除率下降到50毫升/分钟以下时，病人血尿素氮和血肌酐上升，出现乏力、食欲减退以及不同程度的贫血表现，为氮质血症期。

3. 尿毒症期

当内生肌酐清除率下降到25毫升/分钟以下，血尿素氮大于20毫摩尔/升，血肌酐大于5毫克/分升，病人出现明显临床表现：

(1)胃肠道症状。症状出现最早，病人恶心、呕吐、口腔有尿味。

(2)神经、精神系统表现。病人头晕、失眠、易疲劳，继之出现烦躁、嗜睡、甚至昏迷。

(3)心血管系统症状包括：尿毒症心肌病，由于长期高血压、贫血、代谢紊乱等原因引起，表现为心脏扩大，心力衰竭；尿毒症性心包炎，可有心包摩擦音，血性心包积液。

(4)水、电解质、酸碱代谢紊乱所产生的症状，包括：

①水代谢紊乱。肾脏浓缩功能减退出现较早，病人夜尿增多、尿比重固定。后期尿量减少，水潴留较为多见。

②钠代谢紊乱。患者因为水潴留出现稀释性低钠血症，长期低盐饮食、呕吐、

腹泻均可使钠丢失引起低钠血症。表现为乏力、表情淡漠、呕吐等。

③钾代谢障碍。病人长期厌食、呕吐、腹泻易出现低钾血症。少尿时钾排出减少或长期使用保钾利尿剂,容易出现高钾血症。

④钙磷代谢障碍。血磷明显升高,血钙明显降低。钙磷比例失调,出现手足抽搐。在酸中毒、甲状旁腺素增加等因素影响下,可引起肾性营养不良。

⑤酸碱平衡失调。出现代谢性酸中毒,主要因为酸性代谢产物潴留,肾小管排泄能力减退。临床出现乏力、嗜睡、恶心呕吐、呼吸加深加快等症状。

⑥皮肤黏膜:皮肤瘙痒最常见,可以出现弥漫性黑色素沉着。

4. 常见的并发症:

(1)高血压:甚为常见,部分患者可以发展成为心力衰竭,少数患者出现高血压脑病证状。

(2)充血性心衰:常是由于水、钠潴留所致。

(3)心律失常:高血钾所致最为常见和最为严重。

(4)低血压:由于心包填塞、心力衰竭和严重的心律失常引起。

(5)贫血:由于肾脏产生促红细胞生成因子减少,加之出血等原因所致。

(6)出现倾向:主要是由于血小板功能障碍以及部分凝血因子缺乏。表现为鼻出血、牙龈出血和皮肤瘀斑。

(7)呼吸系统:出现咳嗽、胸痛,甚至呼吸困难。

【就医指南】

1. 肾功能检查:肾功能检查对于判断本病有着重要的指导意义,所以此项检查最重要。血清尿素氮、肌酐检查升高,尿莫氏试验比重固定,根据化验的结果来判断肾功能水平的分期:

第Ⅰ期:内生肌酐清除率 50 ~ 80 毫升/分钟,血清肌酐 133 ~ 177 毫摩尔/升。提示疾病为肾功能不全代偿期。

第Ⅱ期:内生肌酐清除率 50 ~ 20 毫升/分钟,血清肌酐 186 ~ 442 毫摩尔/升。提示疾病进入肾功能不全失代偿期。

第Ⅲ期:内生肌酐清除率 20 ~ 10 毫升/分钟,血清肌酐 451 ~ 707 毫摩尔/升。提示病情进入肾功能衰竭期。

第Ⅳ期:内生肌酐清除率小于 10 毫升/分钟,血清肌酐大于 707 毫摩尔/升。提示病情已经进展入尿毒症期或肾衰终末期。

2. 血常规检查:血色素化验,当内生肌酐清除率小于 15 毫升/分钟时,贫血表现明显,红细胞大约在 2×10^{12}/升左右。

3. 血液生化检查:慢性肾功能衰竭病人电解质经常出现紊乱,可有酸中毒,但早期不明显。钾、钠、氯、钙、磷等可能不正常。

4. B 超检查:通过 B 超检查以了解肾脏的形态和大小,明确双肾结构的变化。

5. 透视检查:通过 X 线检查以了解心脏的形态、大小,观察有无心脏扩大等心衰表现。

【一般治疗】

慢性肾功能衰竭可以因感染、脱水、发热、出血以及进行性高血压等因素导致肾功能进一步衰退,氮质代谢产物潴留加剧。在治疗上必须尽力祛除这些诱因,有时肾功能可以有望好转。对于氮质血症和尿毒症患者应该给予低蛋白饮食,蛋白质要以含有人体必需氨基酸较多的动物蛋白为主,植物蛋白应减至最低量,这样既可以使人体得到必需氨基酸的供应,又可以减轻肾脏负担,减慢肾功能恶化的进程。

【中药治疗】

慢性肾衰是属于正虚邪实证,其中以脾肾两虚为主。疾病早期,多见正虚;疾病中期,正虚加重;疾病后期,脾肾虚亏更重。

1. 日久。肾虚伤及脾脏,导致脾肾之气俱虚。病人因为脾气虚,则出现面色少华,神疲乏力,脉象沉细,有齿痕;肾气虚时,病人出现腰膝酸软,手足心热,口渴不欲饮,病人活动气短,夜尿增多。在治疗上主要以益气养阴、健脾补肾为主要治疗方案。常用的方药有尿毒清,用以健脾补肾、活血除水、调节人体免疫力的作用,含有人体必需的维生素、氨基酸、微量元素等。用于该病早期脾肾两虚者。

2. 脾阳虚弱,肾阳不固。病人可因脾阳虚,导致面色苍白、全身疲乏,因伤及脾胃,导致纳差腹胀;肾阳不足时,病人出现口黏不渴、腰膝酸冷、夜尿清长、脉沉弱,舌淡有齿痕。在治疗上主要以补气温阳健脾为主要治疗方案。常用方药有金匮肾气丸,以补充肾气。

3. 肝肾两虚、湿浊不化的病人由于肝肾阴虚、津液灼伤,导致面色萎黄、口苦口干、大便秘结;肾阴虚弱导致病人出现头晕耳鸣、腰膝疼痛、手足心热,病人出现舌红苔黄,脉弦细。在治疗上以滋补肝肾、清热化湿为主要治疗目标。临床上可用方药尿毒清进行治疗,也可应用六味地黄丸以滋补肝肾。

4. 脾阳弱虚,邪浊内蕴。病人因为阳气虚弱,出现面色萎黄无华、疲乏倦怠;由于邪浊内蕴,病人可以出现恶心呕吐、纳差腹胀、口黏无味、大便秘结。气血阳虚出现舌淡苔厚，脉沉细。在治疗上以温补脾阳、下攻邪浊为主要治疗方案。在临床应用中可以用温脾汤。

5. 脾肾两虚，水瘀互结。病人由于脾肾虚弱，出现面色晦暗、口唇发紫；由于水瘀阻塞，出现下肢水肿、畏寒肢冷、腰膝酸软、胸腹闷胀，舌淡苔腻，脉沉细。在治疗上注意以健脾补肾、温阳利水、通络散瘀为主要治疗方案。在临床上可以应用活血化瘀胶囊、血府逐瘀胶囊进行治疗，以补虚、活血，达到治疗目的。

【西药治疗】

1. 纠正水、电解质和酸碱平衡失调。

(1)脱水和低钠血症：长期食欲不振、限制钠盐摄入、呕吐和腹泻者，容易发生脱水和低钠血症。因此，食物中钠盐不能过分限制，一旦发生脱水和低钠血症，应及时给予补充，注意补充不可过量。

(2)低钾血症和高钾血症：多尿和大量使用利尿剂时常有低血钾，要注意补充；无尿时，注意限制钾的摄入，若血钾过高，可口服降钾药物。

(3)低钠血症和高磷血症：口服葡萄糖酸钙或乳酸钙可纠正低血钙。当发生低钙抽搐时，应静脉注射100克/升葡萄糖酸钙。口服碳酸钙，减少磷从肠道吸收。骨化三醇可提高血钙水平和改善营养不良。

(4)代谢性酸中毒的处理：轻者口服碳酸氢钠，严重时静脉补碱。

2. 并发症处理。

(1)高血压的控制：可以用可乐定、甲基多巴等交感神经系统抑制药。

(2)预防感染：要加强对呼吸道和泌尿道感染的重视程度，使用药物时，避免对肾脏有损害的药物的应用。

(3)控制心力衰竭：心力衰竭对慢性肾功能衰竭病人来说是造成死亡最重要的原因。可以应用血管扩张剂多巴胺、硝普钠等药物口服治疗，避免应用洋地黄类强心药物，因其排泄量少，所以容易造成中毒。

(4)贫血的治疗：贫血的患者可以输入新鲜的血液以备急需，或者在平时注射促红细胞生成素，以促进红细胞生成，改善贫血。

3. 其他疗法。

(1)肠道清除法——吸附疗法：口服吸附剂，吸收肠道中的尿素，并且随粪便排出体外，减少肠道吸收，降低尿素氮。临床常用包醛氧化淀粉。

(2)必需氨基酸疗法：由八种必需氨基酸加组氨酸组成，可口服或静脉注射，满足病人蛋白质含量，维持机体氮平衡。

(3)血液透析疗法或肾移植:

晚期患者采用透析疗法维持生命,用此方法来代替一部分肾脏功能,使血液得到净化。将同种异体肾脏移植给患者,是一种理想的治疗方法。

【急症处理】

慢性肾功能衰竭病人,如发展到尿毒症阶段则病情危重,需到医院进行治疗。如果病人尿素氮达到50毫摩尔/升,肌酐水平达到6毫克/分升,或者病人血钾超过5.3毫摩尔/升时,病人可出现意识上的改变,则急需进行透析治疗,以便降低毒素水平,保证机体重要脏器功能不受太大损害。

【名医叮嘱】

1. 病人应卧床休息以减轻肾脏负担。注意保暖,防止受凉和加重感染的因素。

2. 在饮食上注意少食多餐,给予高维生素、高热量并补充微量元素,限制含磷较高的动物内脏的摄入。

3. 患者口腔有大量尿素排出,所以要注意加强口腔护理。

4. 病人因贫血、血小板减少,可以出现出血倾向,应避免应用抑制凝血药物,如右旋糖酐等;出血严重者配备新鲜血待用。

5. 对于高血钾和少尿等情况要早发现,及时处理。忌食含钾高的药物和保钾利尿药,如钾盐青霉素、安体舒通等;库血含钾量高,禁忌输入。

6. 皮肤护理:患者皮肤有尿素霜和皮炎,皮肤奇痒,因此要用温水擦洗,保护皮肤,防止褥疮,忌用肥皂和酒精擦洗。

7. 如需要进行透析治疗,要按时进行,适当控制水、钠摄入。

8. 如果胃肠症状加重,有神志改变、高血压、出血倾向等症状时,应及时就医。

第五节　慢性肾小球肾炎

【病证表现】

大部分患者病情比较隐秘,病程长,症状轻、进展慢,也有一部分病人是由于急性肾小球肾炎病情迁延导致的。临床上以不同程度的蛋白尿、镜下血尿、高血压、水肿以及肾功能损害为共同特点。

1. 普通型

该型是临床上慢性肾小球肾炎中最常见的一种。病程长,伴有全身症状,如乏力、易劳累、腰膝酸软、纳差以及轻度贫血。以颜面水肿为主,血压出现中等程度的增高。出现尿蛋白"+++",轻度镜下血尿(红细胞数每高倍镜视野超过5~10个)。出现尿量增多、夜尿频繁的肾功能轻度损害。

2. 肾病型

此型以肾病综合症为主要表现。尿蛋白超过3.5克/日,有时可达数十克。血浆白蛋白降低,低于30克/升。血浆胆固醇升高明显,同时伴有低密度脂蛋白和甘油三酯浓度增高。出现严重的水肿,呈体位性、凹陷性、全身性水肿。随病情变化加重,出现胸腔、腹腔积液,纵隔水肿,临床常伴有少尿。同时出现不同程度的镜下血尿、管型、高血压和肾功能损害。

3. 高血压型

在普通型病变的基础上,出现持续性的中等血压增高,同时伴有心血管系统合并症。出现头疼头晕、视物模糊、黑朦以及肾功能严重的损害。病人最终因心力衰竭和尿毒症而致死亡。如慢性肾小球肾炎不及时给予治疗,则导致病情在短期内急性加重,可导致恶化进入尿毒症阶段。

【就医指南】

1. 尿常规检查:病人尿液检查有蛋白尿"+++",尿蛋白定性大于2克/日。偶尔可见管型尿,尿液检查比重降低。

2. 血常规检查:病人出现轻度贫血,出现肾功能衰竭时可以有严重贫血。

3. 肾功能检查:肾小球滤过率降低,内生肌酐清除率下降,导致病人血尿素氮、血肌酐升高,同时也有水、电解质,酸碱平衡紊乱等。

4. 通过B超、肾图来观察肾脏大小、形态,对疾病诊断起辅助作用。

【一般治疗】

根据疾病的不同情况给以不同的治疗护理措施:

1. 对于病人没有明显症状,只是尿液检查有红细胞、少量蛋白而无肾功能损伤者,可以正常活动,但是注意避免劳累、感染的诱发原因,定期复查。

2. 在急性发作时如果有肉眼血尿、高血压、水肿者,应该严格卧床休息。

【中药治疗】

辨证治疗如下:

1. 肺肾气虚、水湿内蕴:病人常出现面色萎黄、颜面浮肿、疲乏气少、易感冒、腰背酸痛、舌淡苔白、有齿痕、脉细弱等症状。在治疗上以补肾益气、固表利水为主。常用的方药如:

济生肾气丸

2. 脾肾阳虚、水运失常：病人常出现恶寒肢冷、面色苍白、浮肿明显、疲乏倦怠、腰膝酸软、纳差、阳痿遗精或月经失调，舌淡有齿痕，脉沉细等症。在治疗上以温补脾肾、活血利水为主。常用方药如：

肾炎温阳片

肾炎消肿片

肾康宁片

3. 肝肾阴虚、内蕴湿热：病人常出现头晕耳鸣、视物模糊、手足烦热、口干舌燥、腰背酸痛、小便短赤、大便失调、遗精或月经不调，舌红苔少，脉细数。在治疗上以滋补肝肾、助阳活血为主。常用的方药如：

六味地黄丸

知柏地黄丸

4. 气阴两虚、瘀血内阻：病人颜面无华、疲乏气短、易感冒、口干舌燥、手足心热、咽红低热、舌红苔少、脉细弱。在治疗上以清热活血、益气养阴为主。常用的方药如：

肾宝液

活血丸

【西药治疗】

1. 水肿的治疗以及利尿：水肿明显的病人应该加强利尿，可以应用速尿、双氢克尿塞、安体舒通、氨苯喋啶等利尿药物。对于有低蛋白血症的病人，可以补充血浆、血浆白蛋白或血浆代用品。

2. 控制高血压以及降压药物的应用：控制血压是防止本病恶化的重要内容。病情较轻的患者在注意休息、限制钠盐摄入、选用双氢克尿塞时即可以达到满意的效果。在必要的情况下，可以应用甲基多巴、硝苯啶等扩张小动脉的药物进行治疗。如果病人病情严重或是属于顽固性高血压者应选用普萘洛尔等药物治疗。在应用降压药时注意降压速度不可过快，血压下降幅度不可过大，以防止肾脏有限循环血量骤减，加重肾脏损害。

3. 激素类药物（糖皮质激素）和免疫抑制剂的应用：对于慢性肾小球肾炎肾病型的患者、普通型患者尿蛋白过多、经其他治疗效果不佳的病人都适用以上药物进行治疗。但是此类药物副作用较大，容易加重肾脏的损害，所以对于肾功能已经出现明显减退者，在应用时更要加大观察力度。

(1)糖皮质激素:药物本身有消炎、减低肾小球基底膜通透性的功效,还可以抑制免疫反应的发生,并可以减轻对肾脏的损害,抑制抗利尿激素和醛固酮的分泌,最终达到利尿、减轻蛋白尿的作用。同时要注意糖皮质激素有引起高血压、氮质血症的副作用。如果病人已经有感染的可能,有高血压以及肾功能损害的患者,应避免使用。常用的药物有强的松。注意检查应用药物,随病情的变化及时调整药物用量,一般用药一年或更长的时间。

(2)氮芥:可以在激素治疗效果不佳的情况下联合用药。

(3)环磷酰胺:作用与氮芥相同。

4. 预防感染的发生:感染是诱因也是加重病情的主要方面,在治疗上可以应用如青霉素类的消炎药,因为此类药物对肾脏无明显损害。

5. 潘生丁:可以抑制血小板的凝聚。

6. 对肝素的应用:肝素可以降低补体活性、抑制纤维蛋白的形成。

【急症处理】

慢性肾小球肾炎是肾脏疾病中比较严重的,其病情比较隐匿,但出现症状时病情已经危重,所以要进行重症监护治疗。对于已出现高血压给予降压治疗。同时病人出现肾病综合症的症状时,在必要的情况下,给予急诊透析治疗,以降低体内毒素尿素氮、肌酐的水平,减轻体液潴留,减轻和避免酸中毒以及高血钾的症状。

【名医叮嘱】

1. 在饮食上要注意严格管理:对于高血压和水肿明显者,控制钠盐的摄入;对于低蛋白血症或有大量蛋白尿者,可以给以高蛋白饮食;对于肾功能减退,出现氮质血症者,给予低蛋白、低磷的饮食。

2. 在疾病治愈后,要注意生活规律,避免劳累、防止受凉、注意个人卫生。在饮食上要自己注意调节,并且按照医嘱坚持服用药物。

3. 女性病人尽量避免怀孕,以免加重肾脏负荷,加重病情,引起肾病复发。

4. 在平时应用药物时,避免对肾脏有损害的药物的应用,如庆大霉素、卡那霉素以及链霉素等药物。

第六节　慢性肾盂肾炎

【病证表现】

病人可以出现恶心、呕吐、食欲减退等消化系统症状;全身可由于贫血等原因出现疲乏,容易劳累;同时也可出现高血压、贫血和血尿素氮、血肌酐上升等一系列肾功能不全的症状和体征。严重者由于肾功能衰退出现尿毒症的表现。临床一般将慢性肾盂肾炎分为三种:

(1)活功性肾盂肾炎:由肾小管间质炎性病变引起,常伴有脓尿或菌尿;

(2)疤痕性肾盂肾炎:肾盂肾盏和肾间质有纤维化者,尿液通常没有明显改变;

(3)复发性肾盂肾炎:肾内有疤痕变形者,可出现活动性感染灶。

慢性肾盂肾炎也可根据临床表现进行分型:

(1)反复发作型:病人病情反复发作呈现慢性病情,出现慢性肾盂肾炎。常有的表现是尿频、尿急、尿痛的膀胱刺激症。

(2)血尿型:病人在出现膀胱刺激症的同时,可伴有血尿的出现,多为镜下血尿,伴有腰部酸痛。

(3)头晕低热型:病人没有膀胱刺激症,但是出现面色萎黄、头晕、低热、乏力、厌食、体重降低等症状。

(4)无症状隐匿型:有些病人只是偶尔伴有低热、疲乏劳累等一般的表现,但可以出现连续两到三次的尿细菌培养均为阳性,临床上称为“无症状性菌尿”。

(5)慢性高血压型:慢性肾盂肾炎病人可以伴有高血压,由于贫血等因素的影响,病人可以发展为急进性高血压。

(6)贤功能衰竭型:病人可以出现肾功能衰竭的表现,如恶心呕吐、食欲减退等胃肠反应,病人疲乏易劳累,伴有夜尿增多等肾衰的表现。

【就医指南】

临床上以尿常规检查作为主要诊断依据,还可以病史和临床症状作为辅助诊断依据。

1. 尿常规检查:慢性肾盂肾炎病人尿常规镜检白细胞通常多于5个高倍视野。临床出现此症状一般可以确诊。

2. 尿细菌学检查:

(1)清洁中段尿沉渣涂片染色检查,找出致病菌。

(2)清洁中段尿细菌培养和菌落计数,尿含菌数大于10000/毫升为阳性,再结合临床表现来判断,有一定诊断意义。对培养所获得的细菌作药物敏感试验,对选择药物有一定帮助。

3. 肾功能检查:随着病情的进展,病人出现夜尿增多,尿浓缩功能减退,酚红排泄率下降,后期有血尿素氮升高的表现。

4. 肾图和 B 超检查：静脉肾盂造影可见肾盂、肾盏变形、缩窄；肾外形凸凹不平，两肾大小不等。由以上检查表现看出肾脏出现萎缩，肾功能明显减弱，对诊断有一定的意义。

【一般治疗】

1. 病人如尿频、尿急、尿痛的膀胱刺激症状显著时，可以给予颠茄片、阿托品等药物以解除平滑肌痉挛。

2. 病人如果有高血压，则根据情况给予降压药，如心痛定。

3. 出现贫血及时治疗，可以输入新鲜血，防止库存血中血钾过高，也可以注射促红细胞生成素，以纠正贫血。

4. 如果病人出现电解质紊乱的症状，注意及时处理，防止出现高血钾等危险情况。

【中药治疗】

本病属于虚实夹杂症。在病变早期，以实证为主，出现小便次数增加、尿痛，出现小腹胀满、苔黄脉滑等膀胱湿热的症状；随着病情转变，疾病以虚证为主，病人出现腰痛、疲倦乏力，低热，舌淡脉弱等症侯。慢性肾盂肾炎主要辨证治疗如下：

1. 膀胱湿热型

病人主要表现是小便次数增加，颜色黄；排尿时尿道痛而灼热；腰痛腹胀，口渴发热；舌红苔黄，脉滑数。肾虚造成制水不利，水道不通，膀胱气化失调，湿热内郁，结于肾脏。如有感染等为引子，内外相互交结，脏腑互及，蕴结下焦而膀胱气化不利。出现小便次数增加、色黄，尿道痛而灼热，舌红苔黄，脉滑数等辨证要点。在治疗上以通淋利湿、解毒散热为主。临床常用的方药是滋肾通关丸，此药清除下焦湿热，有助膀胱气化，适用于慢性肾盂肾炎膀胱湿热者。

2. 湿热内蕴、伤肝犯胆型

病人主要表现为尿频而热，短赤尿少，小腹胀满，烦躁恶心，口干厌食，舌红苔黄，脉弦数。湿热存于下焦，容易侵犯肝胆；情志失衡，烦怒损肝，肝气内结，胆不通利，肝胆存热，积火于下焦，以致肾和膀胱气化不利而致病。本病主要以小腹胀满，烦躁恶心，口苦口干，脉弦数为辨证要点。在治疗上以化解肝胆郁热、通淋利水为主。临床常用方药小柴胡汤，用以行气利水、益气升阳。

3. 肾阴虚弱、湿热纠缠型

病人的主要表现为尿频短赤，小便涩痛，排尿不尽，手足心热，也可出现头晕耳鸣，腰膝酸痛，咽唇干燥，舌红苔腻，脉细数。由于湿热内蕴导致利尿过多，伤及肾阴,膀胱气化不利;由于湿热加重,以致小便尿意不尽。随着病情延长,阴虚及气,导致气阴两虚,下元不固,气化不调,尿频短赤,小便涩痛,排尿不尽,肾阴亏损,则头晕耳鸣。阴虚生热,导致手足心热,口唇干燥,舌红苔腻,脉细数。本病以尿频、排尿不尽、手足心热、头晕耳鸣、舌红苔黄,脉细数为辨证要点。在治疗上应该注意滋补肾阴、清热祛湿。临床上常用的方药有水陆二仙丹,具有补肾固涩的功能。适用于慢性肾盂肾炎、肾虚不固而出现小便频数者。

4. 阴虚及气、气阴两虚、湿热未尽型

病人常表现为小便涩少,淋沥不尽,小腹稍胀,腰膝酸痛,疲倦乏力,少气无话,头晕耳鸣,舌红苔少,脉细数。病人由于肾阴亏损,久则伤气,以致气阴两虚,湿热未尽,膀胱气化不利,水道不通,出现小便涩少,淋沥不尽;气虚引起疲倦乏力,少气无话,而阴虚则引起头晕耳鸣,以致舌红苔少,脉细数。本病以小便涩少、淋沥不尽、倦怠无力、头晕耳鸣、气少无言、舌红苔少、脉细数为辨证要点。在治疗上以益气滋阴、清通湿热为主要治法。临床常用的方药有大补阴丸,此药具有滋补肾阴的功能,适用于慢性肾盂肾炎肾阴虚者。

5. 湿热久存、损伤及阳、脾肾阳虚型

病人劳累后出现小便增加,淋漓不已,颜面浮肿,神淡乏力,畏寒肢冷,舌淡苔白,脉沉细。病人由于久病体弱,湿热久存,损伤及阳,以致脾肾元阳受损,脾失运化,而肾气化不利,水道不通,以致淋漓不已,下元不固,小便频;阳不运水,出现颜面浮肿;阳气不足,出现畏寒肢冷,神淡乏力,舌淡苔白、脉沉细等。其中以遇劳尿频、淋漓不已、畏寒肢冷、颜面浮肿、疲乏无力、脉沉细为辨证要点。在治疗上,以健脾温肾通湿为主要治法。临床常用的方药有济生肾气丸,此药可以温补肾阳,利水行气,适用于慢性肾盂肾炎属肾阳不足者,尤以尿频者为主。常用方药有右归丸,此药也有滋补肾阳、利水行气的功能,适用于慢性肾盂肾炎属于肾阳不足,出现尿频、畏寒肢冷、腰膝酸软以致疲乏无力者。

【西药治疗】

1. 抗菌药物的应用

(1)临床常用的抗感染药物:一般选用对革兰染色阴性杆菌有效的药物。

复方新诺明

氟哌酸

呋喃妥因

重症患者可以选用庆大霉素,肌肉注射,也可选用卡那霉素,肌肉注射。此外也可按照病情需要选用氨苄青霉素、羧苄青霉素、先锋霉素等抗菌药物。

(2)用药原则:急性期用药可以根据尿标本做尿常规和细菌检查后立即开始,选药正确时,可以在用药后24小时症状即有好转,如果病人48小时仍无明显改善,就应该考虑更换药物或参照药物敏感试验来选择药物。疗程根据病情而定,通常用药至症状消失,尿检查结果正常后,一般需要10~14天,然后停药观察,并注意每周复查尿常规和尿细菌培养1次,共复查2~3周,若均为阴性,说明治愈。慢性肾盂肾炎急性发作时治疗同急性期,但是疗程稍微加长,并且多采用联合用药的方法。如果病人病情经常反复或难以治疗者,可以根据药物敏感试验,选用数种抗菌的药物,分成几组轮流使用。

(3)对于病人已经出现肾功能减退者,根据肾功能损害的程度选择合适的药物,并且注意给药剂量的调整。

(4)氨基甙类或磺胺类抗生素在碱性尿中抗菌作用增强,碱化尿液可以应用碳酸氢钠。同时可以适当减轻膀胱刺激症状。

2. 排除诱发因素

有反复发作或迁延不愈的慢性肾盂肾炎患者,应该注意找出易感因素,进行对症治疗,以便收到好的效果。

(1)通过肾图了解病人有无尿路梗阻症状,以手术方式解除。观察泌尿系有无膀胱——输尿管返流以及时手术纠正尿路畸形。

(2)如果病人有泌尿系或妇科慢性炎症,一定要根治感染灶。

(3)尽量避免不必要的导尿或泌尿道的器械检查。如果必须保留尿管,应注意保持无菌操作,防止尿液逆流,每日及时更换引流袋,也可以预防性的应用抗菌药物。

【急症处理】

慢性肾盂肾炎病人病情急重,多需要住院治疗。病人应注意卧床休息,给予充分营养,增加饮水量,保持足够的尿量以起到冲洗的作用,排除泌尿道内的脓菌以及细菌等,必要时可以给予静脉输液。注意应用药物,以碱化尿液,从而抑制细菌的生长,提高抗生素的药物疗效;在未做尿液细菌培养,没有明确敏感菌之前,可以给予广谱抗生素,常用的药物有氨苄青霉素、羧苄青霉素、头孢菌素类药物、氨基甙类药物等。待药敏实验结果出来后,查明敏感菌,以针对用药,根据病情合理确定用药时间,在病情控制后继续用药,一般疗程为24个月。

【名医叮嘱】

1. 注意观察病人有无发热、尿路刺激症以及尿量的变化情况,在慢性肾盂肾炎后期更应该密切注意观察有无肾功能损害的表现，如恶心呕吐、疲乏易劳累等，并注意生化检查血尿素氮、血肌酐等改变。

2. 病人注意加强营养，锻炼身体，鼓励患者多饮水，增加尿量，平时生活中不要过度劳累，增加生活规律性，防止发生便秘。

3. 病人注意自己的个人卫生，尤其保持外阴清洁。女性患者注意禁忌盆浴，在平时生活中注意月经期、妊娠期、产褥期的卫生，女婴注意要勤换尿布，以免由于粪便污染尿道。

4. 尽量减少不必要的导尿以及泌尿系器械检查。

5. 对于反复发作的慢性肾盂肾炎患者，应该定期进行尿常规的检查，并定期进行尿培养；如果病情需要可以按照医嘱采用低齐Ⅱ量长期用药，起到抑菌的作用，可以在每天晚上临睡前排尿后服用呋喃妥因或复方新诺明，根据病人病情用药半年或一年，以便控制疾病的复发。

6. 病人阴道分泌物较多时，容易发生多种细菌感染，要勤洗保持清洁外，可以用呋喃妥因软膏涂擦于尿道口旁的黏膜以及会阴部皮肤。

7. 如果病人有急性肾盂肾炎要坚持治疗，防止因为疾病迁延不愈引起慢性肾盂肾炎，治疗要长期，坚持定期复查。

泌尿系统感染是常见的感染性疾病，是指由于病原体在机体内尿液中生长繁殖，并且侵犯了尿道的黏膜和组织而引起的炎症。在临床上可以分为上尿路感染（尿道炎、膀胱炎以及前列腺炎症）与下尿路感染（输尿管炎、肾盂肾炎、肾盂炎）。泌尿系感染包括膀胱炎、尿道炎、急性肾盂肾炎、无症状性菌尿等。以下对急性肾盂肾炎、膀胱炎、尿道炎进行统一论述。

第七节　泌尿系感染

【病证表现】

急性膀胱炎患者起病较急，常见的症状有：

1. 尿频：同时可以合并尿急，严重时出现类似尿失禁的症状。

2. 尿痛：排尿时痛，以排尿之终末期为多见. 疼痛可以向会阴区和耻骨上区放射。如果同时出现持续性钝痛，则提示可能有尿潴留同时存在。

3. 终末血尿：尿末可以出现少许血尿。

4. 脓尿：尿液混浊不清。

5. 由于膀胱炎多为继发性的，所以多有原发性疾病的基本症状，如前列腺炎、尿道炎、阴道炎、肾盂肾炎等。慢性膀胱炎症状与急性膀胱炎症状相似，但发展较慢。尿道炎的症状，男性患者尿道分泌物增加，这也是急性尿道炎最主要的症状。分泌物起初为黏液性质，随后由于病情加重，出现脓性分泌物，分泌量也有所增加。女性患者较少出现尿道分泌物。尿道炎患者可以出现尿频、尿急、尿痛等膀胱刺激症状。疼痛可以向会阴区和耻骨上区放射，同时出现脓尿和镜下血尿，偶尔可以见到肉眼血尿。急性肾盂肾炎发病较快，起病急骤，可以突然出现恶寒、高热并且伴有寒战，体温升高达到38～40摄氏度，热型以弛张热为多见，偶尔出现稽留热或间歇热。全身症状有头晕头痛、腰痛、恶心呕吐、疲乏倦怠等。患者可以在出现高烧前先出现尿频、尿急、尿痛等膀胱刺激症状。腰痛可以向背部放射，同时出现肾区叩击痛或局部压痛。尿液检查出现红细胞、白细胞、血沉增快，尿液出现脓尿或菌尿。

【就医指南】

我们认为，泌尿系感染可以通过患者的临床表现以及患者自述，结合临床实验室检查进行确诊。

1. 尿常规检查：尿液检查白细胞明显增加（每高倍镜视野超过5个），红细胞数量也有所增加，尿蛋白较少见。

2. 尿细菌培养：留取清洁的中段尿进行菌落计数，菌落计数超过10000/毫升。

3. 肾功能检查：可以观察患者出现夜尿增多，尿浓缩功能减退，酚红排泄率下降。

4. 急性膀胱炎患者禁忌进行膀胱镜检查。

5. 尿道炎患者应该进行尿三杯试验，区分前列腺炎症和尿道炎，观察其分泌物的改变。

6. 急性肾盂肾炎患者注意特别观察血常规，随时了解血尿素氮、血肌酐以及血液中血钾、血钠、血钙、血磷等电解质改变情况。

【一般治疗】

患者在疾病急性发作时注意休息，大量饮水。对于尿路刺激症所引发的痉挛等症状可以应用阿托品、山莨菪碱、颠茄等解痉药物进行对症治疗，缓解症状减轻患者痛苦。

【中药治疗】

泌尿系感染以湿热邪毒内蕴于膀胱及肾脏为主，故以实证为多见，在治疗上以利尿通水道，清热祛湿为主要治疗原则。但是应该注意，在早期由于湿热内蕴不可过早进行滋补，以免阻碍驱邪之功效；在清热祛湿的同时也应该考虑到患者久病伤阴的情况。

1. 膀胱湿热型患者以膀胱、尿道刺激症为主要表现，出现尿频、尿急、尿痛、排尿困难、少尿、尿道口灼热、排尿时痛；全身症状包括腰痛拒按，恶寒高热，恶心呕吐，口苦，食欲减少，小便短赤，大便秘结，舌红苔黄，脉滑数。在治疗上以清热祛湿、通淋泻火为主要治疗原则。可用八正散进行对症治疗。

2. 少阳郁热型患者表现为小便短赤、排尿不畅、淋漓不尽、小腹坠胀，同时伴有全身表现，有寒来热往，口苦咽干，心烦燥热，恶心肋痛，外阴瘙痒，带下黄臭，舌红、苔薄黄，脉弦数。在治疗上以清利肝胆、祛湿通淋为主要治疗原则。可用龙胆泻肝丸进行对症治疗。

3. 肾阴亏虚、湿热内存型患者表现为小便短赤、尿液浑浊不清、尿痛、排尿时热、腰膝酸软、手足烦热、头疼耳鸣、口干舌燥、舌红、少苔，脉细数。在治疗上以滋补肾阴、清热利湿为主要治疗原则。可用知柏地黄丸进行对症治疗。

4. 脾肾亏损、湿热侵犯型患者表现为小便短赤，淋漓不尽，劳累加重，腰膝酸软，疲乏倦怠，神淡少语，食欲不振，面色苍白无华，舌淡、苔薄白，脉沉细。在治疗上以补肾健脾为主要治疗原则。可用无比山药丸进行对症治疗。

5. 对于泌尿系感染合并有前列腺炎症时，可以应用方药滋肾通关丸进行治疗。

6. 对于泌尿系感染合并有输尿管炎、肾积水、尿石症等疾病时，可以选用方药热淋清进行对症治疗。

【西药治疗】

1. 急性肾盂肾炎的治疗

(1)急性肾盂肾炎患者可以选用抗菌药物进行治疗，一般选用对革兰氏阴性杆菌有效的药物进行治疗：

复方新诺明

氟哌酸

呋喃妥因

此外可以按照病情需要应用庆大霉素、氨苄青霉素、羧苄青霉素、先锋霉素等抗菌药物进行治疗。

(2)急性肾盂肾炎在用药后 24 小时一般症状就可以好转,如果经过 48 小时治疗仍没有明显改善者,可以考虑换药或根据药物敏感试验进行选药。一般疗程需要 10 ~ 14 天,症状消失,尿液检查连续三次正常者,可以考虑停药观察。每周复查尿常规和尿细菌培养 1 次,坚持半个月以上,若均为阴性,表示临床治愈。

(3)磺胺类药物和氨基甙类药物联合应用时抗菌作用增强,可以配合碳酸氢钠,起到碱化尿液以及减轻膀胱刺激症作用。

2. 膀胱炎的治疗。

(1)急性膀胱炎患者可以口服碳酸氢钠或柠檬酸钾等碱性药物以减低尿液酸度,缓解膀胱痉挛。

(2)应用颠茄和莨菪碱合剂以解除膀胱刺激症。

(3)慢性膀胱炎患者除应用药物进行治疗外,还应解除梗阻的原因,以保持尿流通畅,控制和治疗原发病灶。必要时可以进行膀胱冲洗,常用的溶液有生理盐水、1∶5000 高锰酸钾溶液、2% 硼酸溶液等。

3. 尿道炎的治疗。

应用抗菌药物:抗菌药物的选用至关重要。对于疾病早期可以选用复方新诺明口服治疗,或应用氟哌酸或吡哌酸口服。病情严重出现全身症状时,可以选用对大肠杆菌敏感,又对肾脏没有明显损害的药物,如青霉素 G、氨苄青霉素等。如果患者肾脏功能正常,可以选用庆大霉素、妥布霉素、丁胺卡那霉素等。

4. 去除病因治疗。

应该注意控制和去除引发泌尿系感染的原发病灶。对于前列腺炎症、盆腔炎、子宫颈炎、尿道膀胱炎、扁桃体炎症等进行积极的治疗。必要情况下可以采取手术治疗。

5. 纠正尿路梗阻因素。

解除尿路梗阻和膀胱返流等诱发因素,有利于控制尿路感染的病情,对于诱发尿路梗阻的原因,如结石、肿瘤、先天畸形、狭窄等因素给以积极治疗。必要情况下可以在梗阻的近端做切开引流术,以缓解症状、延长救治时间。

【急症处理】

诊断膀胱炎和尿道炎是根据临床表现以及化验检查进行确诊,尿液检查每高倍镜视野白细胞数量超过 5 个,而男性病人有前列腺压痛和尿潴留等支持诊断。可以给予磺胺、呋喃坦啶、氟哌酸等进行有限治疗,一般疗程一周左右。注意多饮水以保持足够的尿量,有利于脓细胞和细菌的排出。急性肾盂肾炎病情危重,一般多需要住院治疗，除与膀胱炎相同的治疗以外，在未获得病原菌的明确诊断之前，可以应用广谱抗生素，如氨苄青霉素、氧哌嗪青霉素、氨基糖甙类以及头孢菌素类药物，疗程一般两周左右。在症状得到控制后，再根据药物敏感试验进行选药治疗。

【名医叮嘱】

1. 患者注意锻炼身体、保持营养，鼓励患者多饮水，勤排尿，避免劳累和便秘。

2. 患者饮食要注意营养丰富并且避免刺激性食物，尽量减少进食辛辣食物，戒烟酒。

3. 患者平时注意个人卫生，保持外阴清洁，女性患者禁忌盆浴，对于月经期、妊娠期、产褥期以及更年期的卫生尤其要加以重视，女婴要注意勤换尿布，以免粪便污染尿道。

4. 尽量避免不必要的导尿以及器械检查，导尿时注意保持无菌操作，每日更换引流袋，防止尿液逆流。对于必要的器械检查，所用的器械一定要无菌消毒，并且保持其无菌性，防止细菌随导尿和器械进入泌尿系。

5. 对于阴道分泌物较多以及阴部有较多细菌者，要经常注意清洗，并且保护阴道周围皮肤。

6. 女性患者在急性肾盂肾炎治愈后一年内应该采取避孕措施，避免怀孕，加重肾脏负担。

7. 注意肾脏有损伤的患者，应该按时进行血常规和尿常规检查，及时发现肾脏功能变化，了解患者水、电解质和酸碱平衡的情况。

第八节　尿失禁

【病证表现】

患者由于尿道括约肌弛缓或麻痹造成膀胱失去贮尿功能，出现有尿即排，类似尿频的症状。尿液淋漓不尽，不能受到控制。排尿次数明显增多，夜间排尿次数也增加。

【就医指南】

我们认为，对于尿失禁的患者，通过病人自述和临床表现就可以进行诊断。在临床上还有一些辅助检查可以参考。

1. 进行膀胱镜检查:通过膀胱镜检查,明确病因,检查患者有膀胱——阴道瘘等尿瘘的出现。

2. 透视检查:了解患者膀胱形态、大小,间接了解膀胱功能。

【一般治疗】

患者在日常生活中,注意保持个人卫生,保持衣裤清洁干净,防止由于尿液刺激引起局部不适。保持床单清洁整齐,尤其对于长期卧床的年老体弱者,更应该加强局部擦洗、勤换衣裤,防止局部刺激甚至诱发褥疮。

【中药治疗】

中医辨证治疗如下:

1. 脾肺气虚型患者常见小便不禁,次数增加,咳嗽气喘,纳差,大便油溏,偶见腹胀,舌淡苔薄,脉虚弱。在治疗上以温补脾肺、补中益气为主。可用保元汤进行对症治疗。

2. 肾寒气虚型患者常小便不禁,不能控制,随时遗尿,小便频繁、清长,面色苍白无华,腰背疼痛,倦怠乏力,畏寒肢冷,偶尔可见阳痿早泄、滑精,舌淡胖,有齿痕,脉沉细。在治疗上注意以补肾固涩为主。可用巩提丸进行对症治疗。

3. 肝肾阴虚型患者常小便不禁,小便短赤,尿少,头晕耳鸣,颜面潮红,腰腿酸软,午后盗汗,肝肋隐痛,手足心热,大便秘结,舌红苔少,脉细数。在治疗上注意以滋补肝肾为主。可用大补阴丸进行对症治疗。

4. 热存膀胱型患者常见小便不禁、短赤色黄,尿液滴沥不畅,尿道灼热疼痛,小腹坠胀,口干舌燥,口苦,舌红苔黄,脉弦数。在治疗上注意以清热利水为主。可用八正散进行对症治疗。

【西药治疗】

对于有膀胱或尿路感染者可给予抗生素,如青霉素、氨苄青霉素、头孢菌素类等药物进行治疗;对于结石或肿瘤等给以手术治疗,祛除诱发因素;对于先天性的尿路畸形、尿瘘等疾病一旦查明,给以手术治疗,消除瘘道,解除诱因。

【急症处理】

对于尿路感染给以广谱抗生素进行治疗,一旦明确病因,给以相应治疗,并且可以择期手术。

【名医叮嘱】

1. 对于中青年妇女,应避免应力性尿失禁的发生,尤其是有生产史、盆腔肿瘤、妊娠压迫子宫时更应该注意,但是在原发原因解除后症状随即消失。

2. 平时注意锻炼膀胱括约肌的收缩舒张功能,有意识的注意练习膀胱肌肉的收缩,避免膀胱肌肉失去功能。

3. 保持个人卫生,勤洗澡、勤更衣、勤锻炼,防止诱发尿路感染,影响肾脏功能。

4. 找出病因所在,及时积极消除,避免尿失禁的发生。

第九节　肾病综合症

【病证表现】

1. 大量蛋白尿:其中主要是以白蛋白为主。24 小时尿蛋白总量大于3.5克。引起蛋白尿的原因是肾小管退行性病变。肾病综合症的基本病因是肾小球基底膜通透性降低。同时,也与血浆蛋白浓度和肾小球滤过率的高低有关系。血浆白蛋白量降低时,尿蛋白也相应减少;肾小球滤过率降低时,尿蛋白也因此而减少。

2. 低蛋白血症:血浆白蛋白可以低于 30 克/升。低蛋白血症可以见于大部分的肾病综合症病人。主要病因是从尿中排出了大量的白蛋白,引起血浆白蛋白失衡所致。

3. 高脂血症:可见血浆胆固醇、甘油三酯以及磷脂明显增高。

4. 水肿:由于血浆白蛋白降低引起胶体渗透压降低,可以继发水、钠潴留,最后造成水肿。严重时可以引起胸、腹水,或因心包积液导致心衰,因肺水肿导致呼吸困难。

并发症:

1. 感染:主要是细菌感染,这主要与白蛋白降低造成的营养不良、补体蛋白水平下降、IgG 低下有关。常见的表现可有腹膜炎或肺炎双球菌肺炎。

2. 急性肾功能衰竭:血浆胶体渗透压下降所导致有效循环血容量下降,由于反射性的血管收缩,进一步加重血管收缩,肾小球滤过率降低等,出现休克、低血压等,可以导致肾功能衰竭。

3. 血液黏稠度增加及血栓形成:可以由于抗血栓形成因子减少,血小板凝集增高,病人呈现出高凝状态。血液黏稠度增加,纤维蛋白减少,动脉硬化导致血管损伤。

4. 营养不良:除由于蛋白减少所引起的营养不良外,还有维生素 D 缺乏,钙、磷、锌等多种微量元素缺乏。

5. 肾小管功能紊乱：病人尿液检查可出现葡萄糖、氨基酸等，可以导致酸中毒等病证。

6. 对心血管系统的影响：由于高脂血症容易引起动脉硬化，尤其是低密度脂蛋白浓度长期较高，而促发心脏病。

【就医指南】

在临床上可以按照以下的检查顺序逐个进行检查，以便进行排除和确诊。

1. 常规尿液检查：如果检查发现尿液中含有大量蛋白及管型，尿蛋白 24 小时多于3.5克。出现以上主要表现症状之一的大量蛋白尿，是确诊肾病综合症的重要条件。

2. 血液生化检查：血浆总胆固醇、甘油三酯、低密度脂蛋白和极低密度脂蛋白水平升高。血浆总蛋白明显下降，特别是白蛋白下降明显。有些病人可以显示尿素氮、肌酐增高，偶尔可见由于肾小球滤过率降低，肾血流减少引起可逆性肾衰。

3. 可以通过 B 超检查，了解肾脏大小，检查肾脏有无萎缩，也可通过肾图观察肾脏血流、循环情况，有助本病诊断。

【一般治疗】

病人因为有大量的蛋白尿，但肝脏合成能力增加，如果在平时饮食中注意足够的蛋白质和热量的摄入，有利于缓解负氮平衡以及改善低蛋白血症。建议每日蛋白质摄入量为1克/公斤体重。病人应注意限制水、钠摄入，病人水肿不消，表明体内钠含量增加，控制钠的摄入是必要的。水肿时也不可以饮水过多，以免加重水肿。也可以考虑应用利尿剂。常用药物是速尿，作用于髓袢升支粗段，有明显的利尿效果，可以选择口服。注意不可一次性大量放尿。

【中药治疗】

在病变早期，病人水肿比较严重，以标为主，这时主要应该分清病人发病的原因是湿热、毒火、风热还是气水两滞；病变后期，病人出现蛋白尿等症，病情加重，可以出现脾肾两虚。在治疗上应该注意以脾肾功能失调为中心，以阳气不足为主要病变进行治疗。

1. 由于风热引起病变：在疾病的早期，病人常以颜面肿胀，咽喉肿痛，发热，周身酸痛为主要症状。在治疗上应该以清热通风、理肺利水为主。常用方药防风通圣散清热解表，主要用于受寒感冒者。

2. 由于湿热停滞引起的病变：病人全身浮肿，口苦口干，不思饮食，呼吸气粗，皮肤出现疖、痈，容易有皮肤感染，大小便不够通畅。在治法上应该注意以清热解毒利湿为主。临床常用五味消毒饮。

3. 由于脾肾两虚引起的病变：病人也出现全身浮肿，但以腰部以下更为明显和严重，同时可出现胸、腹水，面色苍白无华，四肢冰冷，纳差等。常用的方药有：

肾炎消肿片（可以健脾利水，可以用于肾病综合症全身水肿脾虚者）

强肾片（补肾固精、化瘀利水，治疗水肿所致肾阳虚等症）

香砂胃苓丸（可以健脾利水、行气利湿，治疗脾虚湿症）

4. 由于湿热阴虚引起的病变：与脾肾两虚所致的阳虚相比，湿热阴虚病人面色潮红，怕热多汗，手足烦热，口苦，小便少，大便干结。此型病人可以用方药：

强肾片

六味地黄丸（可以滋阴补肾，用于肾虚亏者）

5. 由于湿邪导致瘀水阻滞：病人出现恶心呕吐，尿少浮肿，皮肤粗糙出现瘀点、瘀斑，腰酸疼痛，纳差，血尿等证候。常用方药：

复方丹参注射液（活血化瘀、消肿排水，适用肾病综合症有瘀血者）

【西药治疗】

1. 免疫抑制剂的应用

肾上腺皮质激素有抗炎、抗免疫、抗毒的作用，能阻止细胞内溶酶体破裂。同时可以改善肾小球的通透性，减少尿蛋白的排出。临床上常用的药物有强的松、强的松龙等。主要用于肾病综合症Ⅱ型的治疗，如果病人年老体弱，血肌酐水平持续性升高，伴有持续性高血压以及严重的镜下血尿等时，则不宜应用免疫抑制剂。在应用肾上腺皮质激素治疗上要做到早期、足量、长期、全程。长期大量应用肾上腺皮质激素后可以出现一些不良反应，如肾上腺皮质功能亢进综合症，包括满月脸、向心性肥胖、多毛；水钠潴留，诱生高血压；还可以诱发和加重感染。

2. 细胞毒类药物的应用

此种药物的主要作用是杀伤破坏免疫细胞，阻止细胞的繁殖，同时可以抑制免疫反应的发生。对于应用激素无效的患者以及肾病综合症反复发作者效果较好。临床上可以联合用药，首选环磷酰胺，可以同时和免疫抑制剂联用。在副作用方面，可见恶心、呕吐、脱发，对骨髓的抑制作用出现白细胞下降，对膀胱黏膜刺激引起血尿、蛋白尿以及出血性膀胱炎，偶尔影响肝功能。

3. 抗凝治疗

肾病综合症病人常有血液高凝状态的改变，容易发生血栓。对于肾病综合症病人在应用皮质激素和利尿剂时，可根据病人情况给予小剂量的抗凝剂，防止血栓发生。

【急症处理】

如病人出现体位性低血压，脉搏快而弱，皮肤弹性减弱，体重减轻，眼窝凹陷等，则表示病人出现血容量不足的临床表现，注意不要即刻使用利尿剂，防止血容量进一步减少。对于严重低蛋白血症患者，在用利尿剂之前，可以静脉滴注白蛋白，以提高血浆渗透压。本病病情危重，如有条件，应住院观察，并进行重症监护治疗。

【名医叮嘱】

1. 注意按时记录出入液量，尤其准确记录尿量，定时测体重，重度水肿有腹水者需要测量腹围。

2. 应用利尿剂时注意观察有无有效循环血容量不足和低血压；长期应用但利尿效果不佳，应该注意有无心、肾功能不全。

3. 观察有无并发感染、重度高血压和心力衰竭等。

4. 定时收集尿标本，作尿蛋白定性和定量测定。

5. 饮食中注意补充优质蛋白质，同时限制脂类的摄入。

6. 改变体位时宜缓慢，防止因低蛋白血症引起的低血容量性体位性低血压。

7. 保持皮肤、口腔清洁，预防继发感染。

8. 病人注意控制水分的摄入，防止加重水肿。尽量进食优质蛋白，如鱼和蛋类。肉类可适当摄入，但是肉类分解代谢容易加重氮质血症的发展，所以应该适当限制。

第十节　肾积水

【病证表现】

肾积水本身，除了有巨大的腹部肿物以外，没有其他明显的症状。由于梗阻的原因不同、部位不同，所以症状也就不同。对于先天性肾积水患者，可能长期没有症状，在临床上病人常以腹部出现肿块，肾脏功能减退，或出现反复的尿路感染前来就医。对于后天性肾积水患者主要出现原发病的症状和体征，而很少出现肾积水的症状。如果造成梗阻的原因是泌尿系的结石或肿瘤时，可以出现绞痛、血尿、感染等症状，严重者可以出现肾功能衰竭或无尿。

肾积水常见的并发症是感染，如肾积水合并感染时，出现脓尿和全身症状，如高热、寒战、腰痛、恶心呕吐等中毒症状。

【就医指南】

引起肾积水的原发病证状明显时，如结石引起肾绞痛，诊断并不困难。但是肾积水容易与合并泌尿系感染相混淆。在鉴别腹部囊性肿物时，可以考虑到有肾积水的可能。肾积水的诊断可以经过泌尿系造影术进行确诊。临床上常用的造影术有：

1. 排泄性尿路造影术：造影方法简单安全、可以了解肾积水的形状、大小，同时了解对侧肾脏功能情况。

2. 输尿管造影术：由输尿管膀胱开口处注入造影剂，清楚了解输尿管全长，包括输尿管肾盂连接处，避免了插管时对损伤部位的刺激而加重局部病变和梗阻。在造影的同时，可以进行尿常规和血常规的检查，了解患者血尿素氮、血肌酐、血清钾、钠、氯化物的变化，坚持红细胞、白细胞数量。通过坚持间接了解患者肾脏功能情况。

【一般治疗】

查明病因进行治疗。对于患者合并有感染时，给予口服药物治疗炎症反应，常用的药物有青霉素、氨苄青霉素、头孢类药物；对于结石等原因引起局部痉挛，加重尿潴留时，可以给予阿托品、山莨菪碱等进行解痉治疗。

【中药治疗】

患者主要出现的辨证是肾阳不足，命门火衰，以致气化不利，阴阳不调，气化为水，易致腹部肿大，向前凸出；肾阳亏虚，肢体不能温养，以致形寒肢冷；肾气主下，水湿内蕴，以致腰膝酸重，夜尿增多；舌质淡苔薄，脉沉细。在治疗上主要以温补肾阳、利尿消肿为治疗方向。在我国中医领域记载中提倡应用正阳丹、真武汤进行对症治疗。

【西药治疗】

对于先天性肾盂输尿管连接处狭窄者可以进行肾盂成形术；结石造成梗阻者给予切开取石术进行治疗；对于肾脏巨大积水合并感染者，如果对侧肾功能正常时，可以切除患侧肾脏。治疗原发疾病，解除梗阻是可以保护肾脏功能的。如患者有结石，则服用排石饮液进行治疗，如患者本身有结核病史，则根据病情选用异烟肼、利福平、链霉素、乙胺丁醇等抗结核药物进行治疗;肿瘤压迫时给予肿瘤切除治疗。

【急症处理】

对于肾积水原因不明确时,患者病情危重,应该先进行肾脏造瘘术,以挽救患者的生命。

【名医叮嘱】

1. 患者在肾积水严重时,注意休息,减少和控制饮食中钠盐的摄入。

2. 对于引发肾积水的原发病给以积极治疗。

3. 对于患者在肾脏造瘘术后,要注意观察病情,及时积极给以治疗护理:

(1)在手术后密切观察患者体温、脉搏、呼吸、血压等生命体征的变化,注意水和电解质的平衡。

(2)肾脏造瘘后,要注意保持其通畅以及引流有效,进行低压冲洗,切忌过快过猛,造成肾盂内压力过高。

(3)拔管前三天,应该夹闭造瘘管,观察患者有无局部疼痛、肿块、发热、尿量增加等不良症状,如果没有可以考虑夹管后拔管。拔管后三到四天内,应该叮嘱患者注意4小时排尿一次,以免膀胱过度膨胀。

(4)造瘘术后患者注意定期进行导尿管的更换,防止局部增加感染机会,注意保持其无菌性质。

4. 定期进行肾功能的检查,通过血常规和尿常规了解肾脏功能变化。对于肾脏功能减弱者,要注意休息、进食低蛋白饮食、控制钠盐的摄入、食用低盐饮食,避免对肾脏有害的药物的应用,如庆大霉素、妥布霉素等。

第十一节　肾结石、肾绞痛

【病证表现】

肾结石活动时可出现间歇性、持续性钝痛,尤其劳动后可使疼痛加剧。钝痛或胀痛是由于较大的结石在肾盂或肾盏内压迫、摩擦或引起积水所致,多发生在患侧肋脊角或上腹部,也有单侧肾结石,由于对侧肾区反射痛而发生双侧腰痛。

典型的肾绞痛为突发的阵发性剧痛,可呈间歇性或持续性,从腰部开始,沿输尿管向下放射至下腹、外阴、大腿内侧,病人表现为辗转不安、面色苍白、恶心呕吐、出冷汗。

并发症：

1. 血尿：由结石直接损伤肾或输尿管黏膜所致，常见于疼痛发作或活动后。疼痛和血尿相继出现是肾和输尿管结石的特点，多为镜下血尿，损伤重时有肉眼血尿。

2. 脓尿：因继发感染而出现脓尿。有些病人仅以脓尿作为唯一的症状就诊。若双侧都有结石引起完全梗阻时，可出现肾功能不全和无尿。

【就医指南】

肾绞痛病人在就医时可做如下检查：

1. 病史及体格检查：与活动有关的疼痛和血尿或伴有典型的肾绞痛时，可考虑上尿路结石。

2. 尿常规检查：肾绞痛发作时或发作后，一般都有肉眼或镜下血尿。并发感染时，尿中的白细胞或脓细胞增多。

3. 肾功能试验：包括血尿素氮、肌酐、酚红试验等，了解肾功能的变化。

4. X线检查：有95%尿路平片可显示结石。尿路造影可确定结石部位、梗阻和肾功能情况。X线检查是诊断结石的可靠依据。

5. 尿路造影：静脉尿路造影和逆行肾盂造影能明确显示结石的位置和整个泌尿道情况。

6. CT检查：可以将结石与血块或肿瘤区别开来。CT检查比B超更加可靠。

7. B超检查：结石表现为特殊声影。可发现肾积水、结石强回声和声影，对判断直径在0.5厘米以上的结石有诊断意义。对造影剂过敏、孕妇、慢性肾衰竭病人等，可作为诊断和选择治疗方法的手段。

【一般治疗】

对于肾绞痛的患者应该注意解除患者痉挛疼痛，一般可以选用麦啶和阿托品等解除局部痉挛；同时也可以选用硝酸甘油、亚硝酸异戊酯等缓解局部症状。

【中药治疗】

肾结石的治疗原则多采用清热通淋，补肾健脾之法。本病脾肾两虚为本，湿热蕴结为标，故当标本兼治。

肾结石常见以下三种证候：

1. 湿热蕴结型：此型以腰痛及尿路刺激症为主要特点，尿液中有红、白细胞，常见于肾结石并发感染者。病人小便浑浊，刺痛，尿色黄赤或尿频尿急，排尿不畅。

常用的方药，如：

结石通

排石冲剂

2. 气结瘀滞型：本型以腰腹胀痛，尿有血块，脉弦紧为主。多见于较大的结石。病人小便滴沥，甚至排尿困难，脓尿，劳则尤甚。常用方药，如：

消石素胶囊

优克隆

3. 脾肾亏虚型：本型以腰冷酸痛，倦怠无力，小便欲出不尽，脉沉细为诊断要点。病人腰冷酸痛，倦怠无力，食欲不振，脘腹胀闷，小便不尽，舌淡苔白。常用方药，如：

济生肾气丸

【西药治疗】

1. 解痉止痛

(1)肾绞痛需解痉止痛，可以口服下列药物：

颠茄

阿托品

普鲁苯辛

(2)常用的镇静剂有：

杜冷丁

异丙嗪

吗啡

阿托品

(3)疼痛较轻者，可以口服药物：

可待因

2. 抗感染。根据尿细菌培养及药物敏感试验选用抗生素，常用的有青霉素、红霉素等，口服治疗，坚持用药。

【急症处理】

病人出现下列情况应及时就诊：剧烈的疼痛，伴有恶心、呕吐、寒战、高热、尿液性状和气味改变。

1. 分散注意力或放松疗法，配合局部热敷，以减轻疼痛。

2. 一经诊断应给以杜冷丁或吗啡等针剂肌肉注射。

3. 病人疼痛发作时，注意保护，防止病人受伤。给予吗啡、阿托品等针剂进行急症治疗，可以减轻疼痛并有一定的镇静、安神的作用。

【名医叮嘱】

1. 饮食上应适当调整饮食结构，限制肉食摄入量。因为结石的形成与饮食习惯有关系，摄入肉类过多易引起尿中晶体成分增加，形成结石。

2. 大量饮水维持每日尿量 3 ~4 毫升以上，有助于缓解症状及促进排石。

3. 出现肾绞痛症状体征及时来院就诊。

4. 平时多活动，有利于预防结石和促进结石排出。

5. 平时注意观察尿液颜色、性质的改变。对于预防时，保持尿液 pH 值在 6.5，在治疗过程中，保持尿液 pH 值在 7 ~7.5。同时注意观察有无结石随尿排出。

第十二节　肾结核

【病证表现】

1. 膀胱刺激症：约 75% ~80% 病人有此症状，尿频、尿急、尿痛等膀胱刺激症是诊断肾结核的主要依据。尤以夜间尿频为甚，这是结核性脓血尿刺激膀胱黏膜，引起结核性膀胱炎所致；结核性脓血尿刺激尿道或在尿道形成溃疡，引起局部灼痛感和排尿痛。

2. 脓尿：为常见症状，有时尿中可见干酪样物，尿浊如米汤样。

3. 血尿：也是重要症状之一。尤其青壮年患者血尿应考虑肾结核。其特点常与膀胱刺激症并存。

4. 腰痛：以腰部钝痛为主，少数病例因血块或脓块堵塞输尿管而引起腰腹绞痛。约 1/3 有肾区叩击痛和压痛。

5. 全身症状：肾结核早期病人全身症状不明显。晚期病人可出现消瘦、低热、盗汗、贫血、乏力、食欲减退及慢性肾功能不全症状，如浮肿、贫血、恶心、呕吐、少尿或无尿等。

6. 并发症：输尿管狭窄和膀胱挛缩。

【就医指南】

病人来院检查时，按照医嘱根据以下检查顺序进行检查。

1. 尿常规：尿呈酸性，可以有蛋白尿发生。此病尿常规出现不正常者在 85%

以上，所以尿常规检查是筛选肾结核的重要方法之一。

2. 尿沉渣涂片：连续3天24小时尿液沉淀物找抗酸杆菌，阳性率约为50%～70%。

3. 尿培养结核杆菌：可以在使用抗结核药前反复进行尿培养，阳性率可达80%～90%。

4. 膀胱镜检查：可见膀胱黏膜充血、水肿、结核结节及溃疡形成，膀胱三角区和输尿管开口处病变尤为明显，必要时可以做活检。但膀胱挛缩、容量小于50毫升或有急性膀胱炎时，不宜做此检查。

5. X线检查：尿路平片有时显示肾区钙化影，但肾结核的X线诊断，主要依靠尿路造影，可以了解肾功能病变的范围和程度。早期的表现是肾盏边缘不整齐，如虫蚀样破坏，甚者形成空洞，如肾功能丧失则不显影。输尿管表现为僵直、狭窄、节段边缘不整。如膀胱容量缩小不足50毫升时，称为膀胱挛缩。

6. 留尿送检容器应干净，避免包皮垢杆菌污染。

【一般治疗】

一般认为肾结核应有充分的休息和营养，但是并不主张完全的卧床，可以适当进行户外活动，以不感到疲劳为度。除手术治疗者需住院治疗外，一般可以进行门诊治疗和观察。

【中药治疗】

肾结核患者的临床表现多为肾阴亏耗，阴虚火旺和气不摄血之证，本病多为正虚邪实，但辨证是必须根据其病情以及病程的不同阶段，具体分析对待。如早期活动阶段，邪盛正虚，治法以祛邪为主，若病情迁延日久，正虚邪扰，精气亏损，则治宜扶正为主。临床辨证常分为阴虚火旺、精气亏损和膀胱湿热三型。

1. 肾阴亏耗、阴虚火旺型：病人出现尿频急痛，眩晕耳鸣，午后潮热，咽干口燥，舌红苔少。此种病人应滋阴降火、清热解毒，常用方药，如：

知柏地黄丸

2. 精气亏损、气不摄血型：病人可以有尿频量少，小便失禁，尿血不止，神疲倦怠，心悸气短。病人应以补气摄血、扶元固本为主，常用方药，如：

复方金荞片

3. 膀胱湿热、毒邪下注型：尿频急痛，尿液浑浊或如米泔败絮，血尿或脓尿，发热无力，舌尖红。此种病证者应以清热解毒、利水除湿为宜，常用方药，如：

龙胆泻肝丸

【西药治疗】

抗结核药物适用于病变轻、病灶局限的早期肾结核者或手术治疗的术前准备：

异烟肼

链霉素

对氨水杨酸

利福平

卡那霉素

环丝氨酸

乙胺丁醇

乙硫异烟胺

【急症处理】

1. 膀胱刺激症状严重时，可给予颠茄及泌尿灵减轻症状。

2. 未确诊前避免服用止疼药以免掩盖病情。

3. 注意休息，避免劳累。

【名医叮嘱】

1. 主动向病人说明肾结核药物治疗计划的长期性和重要性，使病人接受并积极配合治疗方案的实施。注意休息，适当做户外活动以沐浴阳光，呼吸新鲜空气。

2. 注意饮食，可给予高热量、高蛋白、高维生素的食物，以增强抵抗力。

3. 注意观察病人体温、脉搏、呼吸等生命体征的变化。

4. 按医嘱服药，坚持疗程。注意观察抗痨药物的不良反应及耐药性的发生。

5. 观察病人排尿次数和尿量，有膀胱挛缩者，留置导尿管，防止膀胱过度充盈而破裂。

6. 肾切除术后，注意肾功能的改变，是否出现氮质血症和尿毒症症状。

第十三节　肾性高血压

【病证表现】

肾性高血压的临床表现主要包括高血压的一般症状以及肾脏疾病的特殊症状。肾性高血压患者可以出现高血压的一般症状，有头晕头疼、恶心呕吐、食欲减退、胸闷心悸、疲乏倦怠、腹胀等。而肾性高血压的发生,一般都在肾性高血压的晚期才有发病,症状一般都不很明显,容易被其他疾病所掩盖,只有通过检查才可以发现。肾性高血压患者以青年或老年人多见,患者年龄一般小于 30 岁或大于 50 岁,如果患者有高血压史,高血压可突然加重且病程短暂,出现明显的恶性高血压的症状,患者出现高血压的同时伴有腰背部疼痛,提示可能有肾脏血管病变;腰背部可听到血管杂音。

【就医指南】

1. 尿常规检查:尿常规检查有助于鉴别诊断。同时可以进行尿浓缩和稀释实验、酚红排泄试验以了解肾脏功能。

2. 血常规试验:通过血液检查以了解血尿素氮、血肌酐水平,了解肾脏排毒功能;同时注意观察血钠、血钾、血钙、血磷以及氯化物等电解质的测定,及时发现水、电解质、酸碱平衡有无紊乱。

3. 放射线检查:胸部摄片以了解心脏和胸部大血管的概况。

4. 放射性同位素肾图:放射性同位素肾图是一种简便、安全、迅速的检测肾脏功能的方法。对于肾性高血压的诊断有重要意义,尤其对碘过敏而不能采用 X 线造影检查者尤为适用。

【一般治疗】

患者血压增高,注意平卧,保持安静,注意休息,保证睡眠,限制钠盐的摄入,控制水的摄入。根据病情选用降压药,如心痛定、硝酸甘油等药物降低血压。

【中药治疗】

肾性高血压的治疗原则以补虚泻实、调整阴阳为主。

1. 阴虚阳盛型:患者常见头晕头疼、耳鸣、面红耳赤、口干舌燥、烦躁胸闷、小便短赤、大便干结、舌红苔薄、脉弦。在治疗上以补肾养肝为主要治疗法则。可用方药:

杞菊地黄丸

2. 气血亏损型:患者常见头疼头晕、劳累加重、面色苍白、无华、唇甲无泽,心悸、纳呆、疲乏少语、肢体浮肿,小便不利、舌淡有齿痕,脉细数。在治疗上以补气养血为主。可用方药:

归脾汤

3. 浊邪上扰型:患者常见眩晕、头重脚轻、恶心呕吐、胸闷烦躁、食欲减退、四肢浮肿、尤以下肢为重,小便不畅,苔白腻、脉弦滑。在治疗上以祛湿化浊、调胃理气为主。可用方药：

半夏白术天麻汤

4. 血瘀气滞型：患者常见头晕、头疼闷胀、痛点固定、明显，尤以下午和夜间为重。时日过久、疲乏倦怠、失眠健忘、反应迟钝、四肢肿胀、舌黯有瘀斑，脉弦细。在治疗上以活血化瘀为主。

血府逐瘀汤

【西药治疗】

在治疗上与原发性高血压的治疗相同。轻度或中度高血压（舒张压在 90～100 毫米汞柱）可以选用利血平、降压灵等药物或利尿降压药，如双氢克尿塞、速尿、利尿酸等。肼苯哒嗪类药物可以与前两种药物合用，以增加前两种药物的疗效。重度高血压或是经过上述治疗无效者可以选用优降宁、甲基多巴等药物进行对症治疗。治疗时可以用有效的小剂量的药物，达到长期维持治疗的目的。大多数降压药都是通过解除小血管的痉挛来起到降压的作用。但是在严重肾动脉堵塞时，就要注意不可过度使用降压药，否则引起肾脏动脉进一步的收缩，造成缺血，导致肾梗塞。对于肾功能明显减弱，肾动脉晚期或严重阻塞者，应该注意选用肼苯哒嗪或甲基多巴类药物进行治疗，防止进一步减少肾脏血流量。避免因为药物影响加重肾脏损害。

【急症处理】

对于患者血压高者可以口服降压药，如心痛定、降压 0 号等药物。必要时可以给予硝酸甘油进行降压处理，但是要注意随时监测患者血压变化，避免由于降压过快造成血压过低，出现危险。

【名医叮嘱】

1. 血压监测：每小时测量血压一次，必要情况下可以进行血压、心电监测，观察血压变化。血压过低提示有出血的可能，血压过高，提示可能出现血管血栓。

2. 主要监测尿量变化：记录患者 24 小时的尿量，调整输液速度和补液量。尿量过少，提示病情加重，是危险的信号。

3. 每日进行血常规检查：测定血尿素氮、血肌酐、血钠、血钾、血钙、血磷以及氯化物等电解质的变化情况，同时注意血清乳酸脱氢酶的比例变化。

4. 抗凝剂的应用：如果患者血压逐渐增高，同时血液出现易凝状态时，可以考虑适当应用抗凝剂进行对症处理。

5. 坚持服用药物：听从医生建议，不可自行改药、停药，防止血压出现反弹。

6. 患者在平时生活中避免情绪激动、劳累等诱发血压增高的因素。平时注意定时监测血压变化，按时遵医嘱服用降压药物，不可间断或自行停药。

第十四节 血尿

【病证表现】

病人可出现镜下或肉眼血尿，除此之外，还有一些伴随症状，如腰背部疼痛、尿频、尿急、尿痛等。

【就医指南】

可以按照医嘱，根据以下检查顺序进行检查：

1. 最简单、直接的检查是排尿后自行观察：尿液呈明显洗肉水样者称为肉眼血尿。

2. 如肉眼观察不易辨别，可做显微镜检查：清晨排空尿 10 毫升，离心沉渣做显微镜检查。每高倍镜视野大于 3 个红细胞或每小时尿红细胞排泄率大于 10 万者均可以诊断为血尿。

3. 如上述检查仍无法确诊，可以进行 12 小时尿沉渣红细胞计数，红细胞大于 50 万个者可以诊断为血尿。

【一般治疗】

发生血尿后可以卧床休息，注意保持饮食的清淡；增加饮水量，以增加排尿量，保持泌尿道的通畅，防止凝血块堵塞即可。

【中药治疗】

1. 对于热迫膀胱所致的血尿，病人常可以出现恶寒发热，口渴喜饮，小腹坠胀，小便带色，血色鲜红，舌红苔黄，脉数。应以清热利水、凉血止血为主，可以应用方药：

导赤散

2. 对于火毒迫血所导致的血尿，常可出现恶寒发热，继之高热，头疼头晕，口渴欲饮，烦躁，口干，神疲乏力，尿血鲜红，出现流鼻血，便血，皮肤紫斑，舌红，苔黄，脉弦数。治疗方案以泻火解毒、凉血止血为主，可以应用方药：

黄连解毒汤

3. 对于心火内盛而导致的尿血，可以出现小便热赤，尿血鲜红，心烦眠差，口渴，面赤，口舌生疮，舌尖红，脉数。病人在治疗上应该以清心泻火、凉血止血为治疗方向，可用方药：

小蓟饮子

4. 对于由阴虚火旺所导致的血尿，主要以小便色赤带血，头晕目眩，耳鸣心悸，性急易怒，舌红少苔，脉细数等为主。治疗中以滋阴清火、凉血止血为主，可以应用方药：

大补阴丸

5. 对于由劳伤气阴所导致的尿血，病人常出现小便频急，尿血，血色鲜红，或有潮热，手足心热，盗汗，口燥咽干，精神疲乏，面色潮红或萎黄，舌淡红、苔白，脉细数。治疗时应该以益气养阴、凉血止血为主。常用方药：

生脉散

6. 如果病人是由脾肾不固所导致的尿血，则病人可以出现久病尿血，血色淡红，面色苍白，精神困顿，头晕目眩，疲乏，进食少，耳鸣心悸，腰膝酸软，流鼻血，便血，皮肤紫癜，舌质淡，脉细数。治法以补益脾肾、益气摄血为主。可用方药：

补中益气汤

无比山药丸

7. 对于气滞血瘀为原因所引起的血尿，病人常出现的症状有尿血，血色较暗，腹部刺痛拒按，可触及肿块，有时低热，舌质暗淡，脉沉细。治疗方法以行气化瘀、养血止血为主。可用方药：

茜根散

【西药治疗】

血尿的发生常是因为泌尿系统及其他原因所引起的尿中带血。血尿常以一个症状为主要表现在一些疾病中。引起血尿的原因很复杂，常需要综合病史、体检、化验和其他辅助检查进行深入分析，作出诊断，以更好对症治疗。对于血尿的治疗主要在于去除诱发本病的主要因素，对于膀胱炎、肾炎等诱发本病的因素可以选用氨苄青霉素、羧苄青霉素、头孢菌素类以及氨基糖甙类药物进行治疗；对于高血压性肾病、充血性心衰等诱发因素，可以选用速尿、利尿酸等药物进行治疗。

如果病人出现尿频、尿急、尿痛等感染症状，则可以应用一些常用的抗炎药物，如青霉素、红霉素等对症治疗。

【急症处理】

对于有肾脏病变的病人，应该注意观察尿液的变化，发现问题，及时检查。多饮水，增加尿量以起到冲洗的作用。急诊一般只能局限于血尿的诊断。必要时需留置尿管，请泌尿科会诊，及时进行检查，如静脉肾盂造影、膀胱镜检等，以明确出血原因，适当进行治疗。

【名医叮嘱】

1. 对于全身机能较差，合并多种心血管疾病的病人，应该多注意休息。
2. 饮食以清淡为主，适当限制钠盐的摄入，防止发生血尿。
3. 出现血尿不要惊慌，配合医生进行检查，以便确诊。
4. 留取化验时，注意按照要求采集标本，以保持化验的准确性。
5. 注意个人卫生，防止感染的发生。

第六章 内分泌、代谢系统疾病

第一节 垂体性侏儒症

【病证表现】

生长迟缓，与同年龄者相比，前囟关闭、出齿均晚、手足细小、骨骼发育延迟、毛发少而质软、皮肤较细腻，年龄越大差距越明显。成年后身高一般不超过 130 厘米，仍多保持童年外貌而稍见苍老，形成特征性“小老孩”模样。性器官不发育，缺乏第二性征，男性睾丸较小或隐睾，前列腺小，胡须、腋毛、阴毛缺陷，声调高细。女性表现为幼稚子宫，原发性闭经，乳房、臂部及外阴均不发达，无腋毛及阴毛。智力发育大多正常，学习成绩与同年龄者无差别、因身材矮小而抑郁寡欢，有自卑感。

继发性侏儒症生长迟缓的年龄多在 4 岁以后，可出现视力障碍、头痛、呕吐等颅内压增高的表现，以及半身软弱、嗜唾、抽搐等神经系统症状，可同时合并尿崩症。

【就医指南】

本病临床诊断并不困难，如有生长迟缓、面容幼稚、性发育停止或延迟等典型症状或体征，可测血清生长激素基础值水平，侏儒症患者基础值降低，还可做胰岛素低血糖兴奋试验、L 多巴兴奋试验、精氨酸兴奋试验及人胰腺生长素释放因子兴奋试验，均无生长激素升高反应。X 线检查可推算出骨龄落后实际年龄的程度。

【一般治疗】

多食畜禽脑髓对本病有一定的疗效。

【中药治疗】

中医分为五型进行论治：

1. 肾精亏虚型：禀赋虚弱、先天不足、身材矮小、形体消瘦、囟门迟闭、发育迟缓、筋骨痿软等，可口服方药：

左归丸

补肾地黄丸

2. 肾阳不振型：面色苍白、面容呆滞、表情淡漠、身材矮小、骨骼脆弱、筋骨萎软、畏寒肢冷、面目四肢浮肿等，可口服方药：

金匮肾气丸

右归饮

右归丸

3. 肺肾两虚型：形体消瘦、喘咳不休、体虚气短、汗多怕冷、身材矮小等，可口服方药：

麦味地黄丸

补肺汤合河车大造丸

4. 脾胃虚弱型：面色萎黄、形体消瘦、纳食不振、身材矮小、囟门迟闭、筋骨萎软、毛发稀疏等，可口服方药：

参苓白术散

补中益气冲剂

异功散合大造丸

5. 肝肾阴虚型：头晕目眩、面色不华、筋脉拘急、肢体麻木、身材矮小，女子月经不调，或闭经不孕、男子遗精、潮热盗汗、咽燥口干者，可口服药物有：

大补阴丸

六味地黄丸合左归丸

【西药治疗】

生长激素（皮下注射）

雄性激素（肌肉注射）

绒毛膜促性腺激素（皮下注射）

甲状腺片（口服）

【急症处理】

侏儒症由颅内肿瘤引起者，应手术治疗，可采用经颅或经蝶窦手术，手术后放疗，肿瘤小于1平方厘米者可考虑直线加速器放射治疗或伽马刀治疗。

【名医叮嘱】

1. 饮食保健

保证各种营养素的供给，尤其宜进高蛋白膳食，如甲鱼、虾、蟹、黑鱼、瘦肉、奶类、豆类食品等。多吃新鲜水果蔬菜，如柑橘、苹果、生梨、小白菜、雪里蕻等。

2. 心理保健

由于年长后因身材矮小而抑郁寡欢不合群，有自卑感，因此应多开导患者，积极参加文娱体育活动及集体活动，多读一些健康有益的书籍，积极配合医护人员治疗，确保身心健康、精神愉快。

本病如能早期发现、早期配合医护人员精心治疗，预后良好。除身材矮小外，对生命无影响。如延误诊断治疗，可影响生长发育，合并不育症及其他继发感染。同时应注意与克汀病、软骨发育不良症等病的鉴别。

第二节　低血糖症

【病证表现】

患者常有皮肤苍白、冷汗、心慌、脉速，饥饿感、四肢震颤、麻木、晕厥、血压轻度升高等，严重者可突然惊厥、抽搐、昏迷。餐后低血糖症，常见于中年女性，体形较胖，受精神刺激后或餐后 2～3 小时发作，病情较轻，在进食后即可恢复或自行缓解。空腹低血糖症多发生于半夜或早晨，病情较重，血糖在发作时常低于 2.8 毫摩尔/升，可发生抽搐、幻觉、狂躁、甚至昏迷。

【就医指南】

症状发作时抽静脉血测血糖浓度小于 2.8 毫摩尔/升，根据低血糖发作时间，来区别是空腹低血糖还是餐后低血糖，然后分别再进一步追查其可能发生的原因，空腹血糖降低不明显者，可用持续饥饿和运动试验诱发，以明确诊断是否有低血糖症。

【一般治疗】

低血糖的一般治疗以自身调养为主，避免精神刺激，给予低糖、高蛋白饮食，少食多餐。

【中药治疗】

中药治疗以补气升阳为治疗原则，可以选用升糖方：

黄芪、麻黄、桂枝、饴糖、太子参、麦冬、熟地适量煎服，每日一剂。

【西药治疗】

如为胰岛素瘤或胰外肿瘤所致者，最好能接受手术治疗，不能手术的患者，给予如下药物：

二氮嗪

肾上腺皮质激素

胰高血糖素

【急症处理】

低血糖发作时，应绝对卧床或就地平躺休息，迅速补充葡萄糖是决定预后的关键，补糖将使症状完全缓解；而延误治疗则出现不可逆的脑损害症状。对于症状较轻的患者口服糖水、果汁、点心或稀粥等就可以迅速缓解症状。重症者应注意误使食物、痰液等吸入肺中呛入气管引起吸入性肺炎或肺不张，同时尽快送往医院急诊，如抢救及时，可迅速缓解症状。

【名医叮嘱】

1. 预防保健

患病者掌握了低血糖发作时的特点，就应该作一些应急准备。如家庭内备一些绵白糖，口袋内经常放一点糖果之类的食品，以便在发作开始时冲一杯糖水或口含一些糖果。尽可能于饭后 1 ~ 2 小时内参加运动，这时血糖较高，不易发生低血糖。

2. 饮食保健。调节饮食，适当提高蛋白质和脂肪食入量，减少糖食。如适当多吃一些鸡蛋、瘦肉、甲鱼、虾、蟹等，少吃米面等食品。宜少量多餐和进食较干的食物，少喝汤水，尤其是对胃肠手术后反应性低血糖的患者更为重要。

3. 心理保健调节情绪，避免过度的精神刺激，患者应该了解病情，消除对本病的恐惧心理。

肥胖症

【病证表现】

患者常见少动、嗜睡、多汗、稍事活动后易疲乏、呼吸短促等。消化系统可见食欲亢进、善饥多食、便秘、腹胀，还可见腰背疼痛、关节痛、皮肤褶皱处易磨损感染等。极度肥胖者可因胸壁增厚、横膈抬高、换气困难而引起缺氧、嗜睡、嘴唇青紫和肌肉抽搐等症状，有些患者有家族史，或童年起即有肥胖的病史。其他疾病引起的肥胖可有原发病的症状，如皮质醇增多症引起的肥胖，可有向心性肥胖，并多粉刺、体毛异常增多等等。肥胖患者还常常伴发不同程度脂肪肝、冠心病、动脉粥样硬化、糖尿病、痛风、胆石症等疾病。

【就医指南】

正常人的标准体重的计算公式：标准体重（公斤）= 身高（厘米）－105，如果患者实际体重超过标准体重的20%且排除肌肉发达及水分潴留等原因，即可诊断为肥胖症。肥胖症确定后应综合分析病情，并结合适当的实验室检查以鉴别单纯性或继发性肥胖症，如平素有高血压、向心性肥胖、闭经等，检查尿中17—羟类固醇偏高，则考虑为皮质醇增多症，进行小剂量地塞米松抑制试验以确诊，抽血查促甲状腺素（T_2）、甲状腺素（T_4）等，可确定肥胖是否因甲状腺功能减退所致等等。

【一般治疗】

肥胖患者其实脾胃功能常常不佳，可采用中药药膳疗法，简便易行，值得推广。具体方法：选用适量的鲜冬瓜、山药、粳米、苡仁及茯苓等药煮粥，每日1次，每次一餐量，如果平素痰多，可加入莱菔子适量。

【中药治疗】

中医将肥胖症分为四种类型：

1. 胃热滞脾：多食、易饥饿、体胖、腹胀、面色红润，口干苦、心烦头晕、胃脘部烧灼样疼痛、进食后缓解等症状。可服用以下方药：

小承气汤合保和丸

枳实导滞丸

三花减肥茶

2. 脾虚不运：肥胖臃肿、疲乏无力、胸闷胃脘胀满、四肢轻度浮肿、劳累后明显，以前多有暴饮暴食史，大便稀溏或便秘、小便短少。可服下方药：

参苓白术散合防己黄芪汤

香砂养胃丸

3. 痰浊内盛：体胖、肢体困倦、胸部满闷、头晕目眩、呕吐、吃饭不香、口渴但不想喝水、喜好喝酒或油腻味甜的食物等。可口服方药有：

补中导痰汤

4. 气滞血瘀：体胖、面色紫红或黯红、胸闷、心烦易怒、失眠便秘等。可口服药物有：

逍遥丸

防风通圣丸

防己黄芪丸

荷术汤

【西药治疗】

1. 对超过标准体重20% ~30%的轻度肥胖患者仅需限制脂肪、糖类的摄入,多进行体力劳动或体育锻炼,使体重每月减轻0.51公斤即可,无需药物治疗。

2. 对超过标准体重30%以上的中、重度肥胖患者更需严格控制饮食,同时可服用药物进行辅助治疗,如:

α - 苯丙胺

芬氟拉明

甲状腺片

甲基苯丙胺

【急症处理】

国外对极严重的肥胖者采用手术治疗,如空回肠旁路术、用吻合器作胃成形术等。但术后并发症甚多,国内应用不多。国内目前有采用局部注射溶脂药物作为减肥整形之用,有一定疗效。

【名医叮嘱】

1. 饮食保健

除用药物治疗本病外,还需要在生理上能够耐受的基础上限制摄入热量,每天总热量的供给控制在1000 ~1200卡。力求做到每天按标准体重供给所需的蛋白质,碳水化合物每天最好控制在150 ~200克以下,其余热量以植物脂肪补足,尽量少食动物性脂肪,以免导致胆固醇增多而并发动脉粥样硬化。此外,甜食、啤酒等应尽量加以限制。低盐饮食,每天食盐3 ~6克。在进食习惯上,不要把热量摄入主要放在晚间,临睡前进食及饭后立即睡眠的习惯要更改。有人主张在总热量固定的前提下,将三餐的食物量分成五次进食,餐次多时,不易发生肥胖。

2. 运动保健

自觉坚持体力劳动或体育锻炼,以增加热能的消耗,与饮食控制配合应用是最理想的减肥方法。应注意体育锻炼要以生理耐受量为度,但要持之以恒。步行是最适宜而安全的活动,值得推广。气功是我国古老的运动疗法,尤其是回春功中的部分功法对减肥有肯定的疗效。

3. 护理保健

勤洗澡，皮肤皱褶处洗澡后要擦干，并用爽身粉或滑石粉扑在皱褶处，以防止皮肤磨破后感染。睡觉时最好向右侧卧，减轻心脏负担。衣服穿着一定要宽松，避免紧身而影响呼吸。

4. 心理保健

肥胖患者初发病时思想不太重视，但出现种种症状以后，又有迫切减肥的要求，往往欲速则不达。因此减肥是一个长期的、艰苦的过程，既要树立信心、意志坚定，又要持之以恒，循序渐进，不能急于求成。

第三节　高脂蛋白血症

【病证表现】

高脂蛋白血症的临床症状多无特异性，患者偶有胸闷、头晕、乏力、腹痛。眼睑周围有黄色斑，称为眼睑黄色瘤，或在手肘、跟腱处出现丘状隆起，称为肌腱黄色瘤。

【就医指南】

临床上本病多见于肥胖者，症状比较隐蔽，主要靠实验室检查发现。如有引起继发性高脂血症的相关疾病的病史（如前所述），平时生活中喜好烟酒，嗜食油腻性食物，以及家族中有高脂血症病史者，应警惕高脂蛋白血症的发生，最好定期作一次静脉抽血检查血脂水平。患者可见血清胆固醇（正常值为2.9～6.0毫摩尔/升）或血甘油三酯（正常值为0.22～1.2毫摩尔/升）增高，脂蛋白电泳分析，可见乳糜微粒等。

【一般治疗】

中药丹参有良好的养血活血、降血脂的作用，平时可用适量的丹参泡水代茶饮，对于本病有着积极的作用。

【中医治疗】

中医主要采用健脾化湿、补益肝肾法。可口服方药有：

虎杖降脂片

脉安冲剂

首乌片

香蒲降脂片

绞股蓝

大黄降脂素片

【西药治疗】

1. 口服降胆固醇药物，如：

非诺贝特

降脂平

消胆胺

安络宁

潘特生

美降脂

2. 口服降甘油三酯药物，如：

多烯康

鱼油烯康

月见草油胶丸

必降脂

诺衡

益多酯

去脂舒

【急症处理】

高脂蛋白血症与多种疾病相互关联，互为因果，如糖尿病、冠心病、动脉粥样硬化等，在降血脂的同时应注意针对这些疾病进行相应的治疗。

【名医叮嘱】

1. 护理保健

注意劳逸结合，生活安排有规律，保证充分睡眠。避免过度紧张或持续时间过长的工作，合理安排生活、工作、休息和娱乐。

2. 饮食保健

控制总热量，以维持正常体重为度。标准体重（公斤）= 身高（厘米）- 105，超过正常标准体重者，应减少每日进食量和总热量，脂肪摄入量不超过总热量的 30%，动物脂肪不超过 10%，每日胆固醇总量不超过 500 毫克。少吃过多的动物脂肪及含胆固醇较高的食物。如肥肉、肝、心、脑、肾、肺等动物内脏及骨髓、猪油、鱼子、蛋黄、奶油、黄油、鱿鱼、墨鱼、鳗鱼、牡蛎、鹌鹑蛋等。多吃富含维生素及纤维素的新鲜蔬菜，如油菜、芹菜、大白菜等。多吃新鲜水果，如西瓜、生梨、苹果、橘子、葡萄等；保证足够蛋白质的供给，可选食精瘦肉、甲鱼、鸡肉、鸭肉、鳜鱼、鲤鱼、鲍鱼、蛋白、海蜇、豆类及豆制品等；尽可能以豆油、菜油、麻油、茶油、玉米油等为食用油，不要食用椰子油；限制蔗糖、果糖、葡萄糖及含糖甜食和高钠盐的摄入；不饮烈性酒。

3. 运动保健

适当的体力劳动，应根据原来的身体情况、原来的体力活动习惯、年龄、受累脏器有无明显缺血表现和心功能状况等来规定，以不过多增加心脏负担和不引起不适症状为原则。参加体育锻炼，需循序渐进，不宜勉强作剧烈运动，对老年人则提倡散步（每日 1 小时，分次进行）、做保健操、打太极拳、练气功等，因为运动有调整血脂代谢的作用。

4. 心理保健

避免情绪激动，保持心理平衡，对疾病要有正确的认识，既不要麻痹大意、掉以轻心、听之任之，也不要过分紧张，消极悲观。要树立乐观的、科学的态度，增强信心，保持情绪稳定，积极配合治疗。本病只要合理饮食，进行适当的药物治疗，并参加体力活动，一般预后良好。如不及时处理，可发展为动脉粥样硬化。本病的治疗主要用降脂药物，并需进行饮食调理，积极治疗有关疾病，如高血压、糖尿病等。如能采用中西医结合治疗，效果更好。长期的高脂血症可发展为冠心病。预防措施应从儿童期开始，不多食高蛋白、高脂肪饮食，以防止肥胖。

第四节　甲状腺机能减退症

【病证表现】

本病的典型表现即为黏液性水肿面容，表现为：表情淡漠、呆板，面色苍白，面颊及眼睑虚肿，鼻及唇增厚，头发稀疏、无光泽，睫毛及眉毛脱落等，多见于成人患者。呆小病（克汀病）：患儿出生后喂奶困难、少哭、少动、声音嘶哑、皮肤干厚、面色苍白、肌肉松弛、心率较慢、体温较低、智力低下甚至痴呆、眼距宽、鼻梁扁、唇厚舌大、四肢粗短、身材矮小等表现。幼年型甲减：幼儿患者症状似呆小病，较大儿童与成人的黏液性水肿相似。身材矮小、声音嘶哑、动作缓慢、走路不稳、智力低下、生长受影响、青春发育延迟、学习成绩较差等表现。成人型甲减:一般起病大多隐匿,有怕冷、少汗、皮肤干燥、食欲不振、面部表情呆滞、嘴唇厚、眉毛脱落(尤以眉梢明显)、发音低嗄、心率慢、嗜睡等症状。

【就医指南】

如近来感觉乏力、怕冷、脱发、食欲减退但体重增加、精神萎靡不振等症状或做过甲状腺手术或服用过抗甲状腺的药物,以及发现自己的小孩智力障碍、成绩下降、精神不佳等,都应及时到医院检查甲状腺功能。如患有甲减,测基础代谢率可降低,静脉抽血查血清甲状腺素(T_4)下降,血清促甲状腺素(T_3)基本正常,血浆蛋白结合碘减少,甲状腺摄^{131}碘率亦可明显下降。其中血清甲状腺素下降而血清促甲状腺素正常,可作为甲状腺机能减退的早期诊断指标之一。除此之外,还可根据需要做血常规看看是否有贫血,查心电图了解心脏受影响的情况,拍X片看看骨骼的生长情况等。

【一般治疗】

在中医理论中有吃什么补什么的说法,因此多吃鸡鸭等畜禽类的脖子对本病有积极的作用。

【中药治疗】

根据临床症状进行辨证论治,甲减可分为以下四种类型:

1. 肾阳虚型:怕冷,面色苍白,腰膝酸冷,小便透明、量多或者遗尿,浮肿,男子阳痿遗精,女子带下清冷,小腹怕冷而不孕等。可口服方药:

济生肾气丸

右归丸

2. 脾肾阳虚型:除了上述的肾阳虚证状外,还可见消瘦、疲乏、腹部怕凉、大便稀溏或晨起腹泻等脾阳虚的症状。可口服方药:

附子理中丸

右归丸

3. 心肾阳虚型:在上述肾阳虚的基础上还可见心悸、心慌、疲乏、睡眠增多、嘴唇指甲青紫等症状。可服用方药:

真武汤

保元汤

右归丸

4. 阴阳两虚型:怕冷、腰膝酸冷、小便长或遗尿、口干咽燥、爱喝热水、头晕耳鸣，男子阳痿遗精，女子不孕等。可口服的方药：

金匮肾气丸

【西药治疗】

甲状腺片

左旋甲状腺素

【急症处理】

年老而长期没有治疗的患者，当受寒、感染、创伤等刺激下，可能会出现昏迷，表现为四肢肌肉松弛、各种反射消失、体温降低、呼吸浅慢、心跳缓慢、血压降低等，严重者可致休克。如遇以上情况，应及时处理，注意保暖，保证呼吸道的畅通。有条件可给予吸氧，最有效的药物是促甲状腺素静脉注射，等患者清醒后可改为口服；如无条件，在患者出现睡眠明显增多时就应该及时送往医院就诊。

【名医叮嘱】

1. 护理保健

注意温度的变化，预防感冒或创伤感染，保持心情舒畅。成人应适当减少性交次数。对患儿应作好长期服药的准备，并耐心持久地进行智能和运动方面的训练和诱导。成人在应用甲状腺制剂治疗过程中，可经常自己按脉搏。如发现脉搏次数增加，或脉搏增快或减慢甚至有脉搏停顿的表现，同时出现多汗、兴奋、心前区疼痛（尤其是老年患者）等现象，应立即停药或减量，并去医院作检查。

2. 饮食保健

增进营养，饮食不宜太过油腻，少吃或忌吃下列食物：卷心菜、萝卜、大豆、洋葱等。经常吃一些含碘丰富的食物，如海带、紫菜、海产鱼虾等。

第五节　甲状腺机能亢进症

【病证表现】

本病在临床多见于女性，以 20～40 岁为多见，典型表现：怕热、出汗、食欲亢进，但体重减轻、疲乏无力、颈部增粗、甲状腺呈弥漫性对称性肿大，眼球不同程度的突出，并伴有眼胀、眼痛，流泪、视物重影，怕光、异物感、视力模糊等症状。神经系统的兴奋性增高，表现为神经过敏、易激动、烦躁焦虑、多言多动、失眠多梦等，肌肉兴奋性亦增高，因而出现伸舌或双手平举前伸时有细小的抖动。心血管系统方面，患者常感心悸、胸闷、气促，且在活动后加重。另外，甲亢尚能影响生殖系统，女性出现月经紊乱、甚至闭经，男性则见阳痿、不育等。

如果在感染、各种刺激或用^{131}碘治疗等因素的刺激下，可能会发生甲状腺危象，死亡率较高，应引起重视。表现为高热、脉速快、心悸、焦躁不安、大汗淋漓、厌食、恶心呕吐、腹泻等，如不及时抢救终至虚脱、休克而昏迷。

【就医指南】

如果出现上述典型症状应尽快到医院就诊，对甲状腺进行全面检查。测定基础代谢率增高（正常范围为 -10% ~ +15%）。抽血查甲状腺素（T_4）、三碘甲状腺原氨酸（T_3），可见二者均增高。还可做甲状腺摄^{131}碘率测定，这种检查的诊断价值较高，甲亢时此项的数值也随之增大。

【一般治疗】

近年来，不少地方总结出不少行之有效的经验方，取得较好的疗效。如：

1. 甲亢复方：黄芪、白芍、生地、香附、夏枯草、首乌。

2. 平瘿复方：元参、白芍、丹皮、生地、当归、茯苓、山芋肉、生龙牡、夏枯草、浙贝、瓦楞子、青皮、陈皮、三棱、莪术。

3. 柴胡龙牡汤：柴胡、条芩、法夏、龙牡、生石膏、生铁落、葛根、钩藤、僵蚕、朱砂、甘草、大黄（大便不秘结者不用）。

4. 甲亢煎：白芍、乌梅、木瓜、沙参、麦冬、石斛、扁豆、莲肉、柴胡、桑叶、黑山栀。

【中药治疗】

甲亢在中医临床可分为以下五型：

1. 肝郁痰结：颈部肿大、按之不硬，喉中有堵塞感，胸闷不舒、性急易怒、忧心忡忡、心悸失眠、眼球突出、手抖、舌尖颤动、乏力、喜好叹气等。可口服方药：

柴胡疏肝散

逍遥散冲剂

2. 肝火旺盛：颈部肿大、眼球突出、急躁易怒、心悸心烦、口苦咽干、脸红目赤、怕热多汗、坐卧不宁、形体消瘦、手指震颤等。可1:1服方药：

龙胆泻肝丸

丹栀逍遥散

3. 胃火炽盛：饭量增大但容易饥饿、形体消瘦、口干口渴、爱喝冷饮、怕热好动、出汗、烦躁易怒、颈粗眼突、大便干、小便黄等。可服用方药调理：

白虎加人参汤

养血泻火汤

牛黄清胃丸

4. 阴虚火旺：头晕眼花，眼睛干涩，怕光流泪，心悸失眠，烦躁，震颤，手足心发热，口燥咽干，食多消瘦，月经不调，颈部肿大或可触及结节，眼球突出等。可口服方药：

知柏地黄丸

当归六黄汤

5. 气阴两虚：病情迁延日久、神疲乏力、气促汗多、口干咽燥、心烦、手足心烦热、心情抑郁、健忘胸闷、失眠、食多、大便稀溏、腹胀泄泻、颈肿眼突、手颤身软、形体消瘦等。可口服方药：

生脉口服液

补中益气冲剂

【西药治疗】

甲亢平

丙基硫氧嘧啶

他巴唑

【急症处理】

如果出现甲状腺危象，可用酒精擦拭患者，进行降温，高烧昏迷的应准备好安宫牛黄丸、牛黄清心丸等药物，因为患者昏迷，服药困难，应该尽早送医院抢救，以免耽误病情。

【名医叮嘱】

1. 护理保健

保持平和的心态，避免长期或强烈的精神刺激、焦虑、惊恐、紧张等。如要进行手术，术前必须认真服用抗甲状腺药物。经常自己测定脉搏，控制在每分钟 72 次左右。服药期间要密切注意药物引起的毒副反应，主要是药疹及白细胞减少，应定期检查血白细胞计数。

2. 饮食保健

多吃新鲜蔬菜、水果，如小白菜、雪里蕻、蒜苗、藕、鲜枣、柑橘等。因甲亢病人代谢亢进，维生素消耗量大，故应及时补充。甲亢患者在病情未控制前不宜食用黄鱼、带鱼、紫菜、龙虾、海蜇、海蜒、海鳗、白蟹、海带等海鲜食品及苔菜、卷心菜。

第六节　柯兴氏综合症

【病证表现】

面部和躯干肥胖，而四肢相对细小（向心性肥胖）为本病的特征。脸如满月，面容呈多血质，下腹、臀部、大腿处可见紫纹。病人软弱无力，或有轻度水肿，因高血压可引起头晕、头痛，因骨质疏松可引起腰背酸痛及自发性骨折。抗病能力减弱，易发生各种感染。女性患者，大多月经减少或停经，轻度多毛；男性患者可有性欲减退，同时伴有情绪不稳定，有烦躁、失眠等神经、精神障碍。

【就医指南】

临床上有满月面、向心性肥胖、皮肤紫纹、高血压、骨质疏松等表现或长期使用促肾上腺皮质激素、糖皮质类固醇激素类药物的患者，应警惕此病的发生，及时就诊检查。抽血查血钾是否降低，血浆中皮质醇是否有异常改变，留取尿液看 24 小时尿 17－羟皮质类固醇和尿游离皮质醇增高情况。还可做腹膜后充气造影、断层摄片、肾上腺扫描及照相、B 型超声检查、CT 扫描等定位检查，以有助于诊断。蝶鞍 X 线常规检查或分层摄片，垂体 CT 扫描有助于发现 3 毫米以上的微腺瘤。

【中药治疗】

中医对本病的辨证论治如下：

1. 肝郁脾湿，瘀血内阻型：患者情绪焦虑抑郁、心情不畅、头昏胀痛、胸胁胀满、皮肤菲薄、可见紫纹瘀斑等。可口服方药：

逍遥散

平胃散

2. 肝胆湿热，阳火上犯型：患者体型肥胖、四肢消瘦、面部绯红、有痤疮、皮肤瘀斑、头昏胀痛、目眩耳鸣、性情急躁易怒、狂妄多梦、口渴口苦等。可口服方药：

龙胆泻肝丸

当归龙荟丸

3. 肝肾阴虚，相火妄动型：体胖、面红、头昏目眩或视物模糊、耳鸣、咽喉干燥、喜欢饮水但不解渴、心悸心烦、失眠多梦等。可口服方药：

六味地黄丸

知柏地黄丸

4. 肾阴阳两虚型：患者体胖但四肢消瘦乏力、头昏耳鸣、腰膝酸软、下肢或全身浮肿、口干不欲饮水、怕冷、机体抵抗力弱，性及生殖功能减退，如女子闭经不孕、男子阳痿早泄等。可选用方药：

金匮肾气丸

左归丸合右归丸

【西药治疗】

氨基导眠能

甲吡酮

溴隐停

双氯苯三氯乙烷

【急症处理】

对于肾上腺腺瘤、肾上腺癌肿、肾上腺皮质增生等均可给予手术治疗。对于肾上腺皮质增生可给予放射治疗。对于异位 ACTH 肿瘤，如能够及早发现，立即手术，如果已经有转移，一般给予化疗。

【名医叮嘱】

1. 护理保健。避免跌打损伤，以防骨折。手术后避免伤口感染，以免伤口不易愈合及感染扩散。

2. 饮食保健。低盐饮食，每日氯化钠用量 3 ~ 5 克。多食含钾丰富的食品，如鲜香菇、黄瓜、柑橘等。多食碱性食品，如大豆、赤小豆、绿豆、蚕豆、豌豆、蔬菜、水果、栗子、藕、百合、奶类、蛋清、海带、茶叶等。

第七节 尿崩症

【病证表现】

烦渴、多饮、多尿，饮水量和尿量每日在 4 ~ 8 升左右，可多达 12 ~ 16 升。皮肤黏膜干燥，消瘦无力，患病日久，可出现精神症状，虚弱、头痛、失眠、困倦、情绪低落。在劳累、感染、月经期和妊娠期时，烦渴、多尿症状可加重。

如果在特殊情况下，得不到饮水补充，或是在手术、麻醉、创伤后神志不清，多尿但得不到饮水补充，患者可迅速发展到严重脱水，出现高渗综合症，出现头痛、肌痛、心率加快、性情改变、烦躁及神志模糊，可发展到谵妄、昏迷、体温可降低或出现高热等症状。

【就医指南】

如果有典型的烦渴、多饮、多尿的症状，应到医院进行全面的检查，最好能住院检查，在确诊尿崩症的同时，尽量查找出导致尿崩症的病因，以利于对症治疗。患者记录一日的饮水量及尿量，并留尿检查尿常规，看看尿比重是否降低，然后还应抽血化验肾功能，一般有典型的临床症状，尿比重降低，而肾功能正常者，尿崩症的可能性很高。其他还可在大夫的掌握下做水剥夺加压素试验、高渗盐水试验、血浆加压素测定等，以进一步明确诊断。

【一般治疗】

1. 活蚌取出肉，捣烂取水，在饭锅内炖熟，每日数次，温服。

2. 冬瓜皮霜，用开水冲服，每次约1剂。

3. 制首乌、红枣、黑芝麻、淮山药适量，配小黑母鸡一只，将上料炖煮，食肉喝汤。

【中药治疗】

中医将本病分为三型进行治疗：

1. 气阴两虚型：症见烦渴多饮、多尿、体瘦乏力、心慌气短、恶心呕吐等。可口服方药：

六味地黄丸

金匮肾气丸

生脉饮

2. 肺胃阴虚型：症见烦渴多饮、多尿、口干舌燥、喜冷饮等。可口服方药：

白虎加人参汤

知柏地黄丸

3. 阴阳俱虚型：症见烦渴多饮、尿频量多、五心烦热、腰膝酸软、畏寒乏力，遗精阳痿，月经紊乱等。可口服方药：

六味地黄丸

金匮肾气丸

缩泉丸

【西药治疗】

水剂加压素（皮下注射）

长效尿崩停(深部肌肉注射)

粉剂尿崩停(每次鼻吸入)

新抗利尿素纸片(舌下含化)

双氢克尿塞

氯磺丙脲

安妥明

【急症处理】

如出现高渗性昏迷,患者多是因为脱水而致,如神志尚清楚,大量饮水后可缓解,如果神志不清,应尽快送往医院。

【名医叮嘱】

1. 患者应低盐、低蛋白饮食,禁茶、咖啡、烟,一般不用限制饮水。

2. 尽量避免手术与外伤,预防感染性疾病的发生。

第八节　糖尿病

【病证表现】

糖尿病典型表现为"三多一少",即多尿、多饮、多食、体重减轻,还可伴有全身乏力、头晕、性欲减退、月经失调、阳痿不育、便秘等症状。

糖尿病的并发症较多,许多患者常因糖尿病的急慢性并发症,去看有关各科后才获得糖尿病的诊断,甚至于出现昏迷去看急诊,最后查出的结果却是糖尿病,常见的并发症有:

1. 动脉粥样硬化

糖尿病患者患动脉粥样硬化的几率远远高于其他人,脑动脉硬化易出现脑出血。冠状动脉硬化易致冠心病,出现心悸、胸闷等心肌缺血症状,下肢动脉硬化则可见到下肢疼痛、感觉异常、跛行,如果严重供血不足,则能导致肢体坏疽。

2. 糖尿病肾病

糖尿病引起肾脏血管病变,从而影响肾功能,最终可导致肾功能衰竭。临床可见到水肿、高血压、尿量增加等表现,肾功能检查可见到异常。

3. 眼部病变

视网膜微血管受损而致糖尿病视网膜病变,其他如白内障、青光眼、虹膜炎等也是常见的眼部并发症，患者出现视物模糊、怕光流泪、眼睛干涩、头胀且痛或自觉眼前有蚊蝇飞舞等。

4. 神经病变

糖尿病性神经病变主要以周围神经为最常见，左右对称，下肢比上肢多见，患者肢体末端感觉麻木、灼热或有针刺感，犹如戴手套或穿袜子一般，严重者出现肢体疼痛，晚上或寒冷季节加重。

5. 感染

糖尿病患者机体抵抗力下降，常常发生疖痈等化脓性感染，且反复发生，不易愈合。足癣、甲癣等真菌感染也常发生。

6. 糖尿病酮症酸中毒

常在感染、胰岛素治疗中断或不适当减量、饮食不当、创伤、手术、妊娠和分娩等诱因下发生，患者"三多一少"症状较前加重，随后出现食欲减退、恶心、呕吐、头痛、嗜睡、烦躁、呼吸加深加快、呼气中有烂苹果味，再进一步，则出现脱水、少尿、皮肤弹性降低、眼球下陷、血压下降及昏迷。

7. 糖尿病高渗性昏迷

常在感染、急性胃肠炎、胰腺炎等诱因下发病，起初有多饮、多尿，多食不明显，后反而食欲减退，随着高血糖、脱水的加重，患者出现嗜睡、幻觉、上肢震颤或抽搐，最后发展为昏迷。

【就医指南】

如果有典型的"三多一少"表现，应该及时抽血化验血糖，空腹血糖 7.2 毫摩尔/升以上、餐后 2 小时血糖或随机血糖超过 11.1 毫摩尔/升则基本上可以确诊为糖尿病，如果血糖正常，为了不漏诊应该做口服葡萄糖耐量试验，如果在吞服糖块后 2 小时血糖仍高于 11.1 毫摩尔/升则为糖尿病无疑。其他还可检查尿糖、糖化血红蛋白等，以进一步了解病情，或观察疗效。

【一般治疗】

民间一些单方草药对于糖尿病有着一定的疗效，如：

1. 生地、黄芪、淮山药加水煎服，每日 1 剂。

2. 猪胰一个，冷冻干燥后研成粉末，用白蜜炼制成丸，每次 9 克，每天服 2 次，长期服用。

3. 玉米须、积雪草，水煎代茶饮。

【中药治疗】

中医消渴病分为四型：

1. 肺热津伤：烦渴多饮，口干舌燥，尿频量多。可口服药物有：

消渴丸

二冬汤

2. 胃热炽盛：食量增加、容易饥饿、形体消瘦、大便干燥。可口服方药：

玉女煎合增液承气汤

3. 肾阴亏虚：尿频量多、混浊、或尿有甜味，口干唇燥。可口服方药：

六味地黄丸

左归丸

4. 阴阳两虚：小便频数、混浊、甚至喝多少尿多少，面色黑，耳廓焦干，腰膝酸软，怕冷，阳痿不举。可口服方药：

金匮肾气丸合六味地黄丸

鹿茸丸

玉泉丸

【西药治疗】

1. 口服降糖药：

优降糖

达美康

美吡哒

糖适平

降糖灵

拜糖平

2. 胰岛素制剂：

为人工合成的胰岛素针剂，皮下注射或静脉点滴，具体的用量一定要在医生的指导下调整，切莫自作主张。

【急症处理】

如出现糖尿病酮症酸中毒或高渗性昏迷，应及时送医院急诊，进行补充液体、降血糖、抗休克、控制感染等系统治疗，切忌私自在家处理，以免贻误病情。

【名医叮嘱】

1. 护理保健

糖尿病患者应在医务人员指导下长期密切配合，坚持合理治疗，了解糖尿病的基础知识和治疗控制要求。学会做尿糖定性测定，掌握饮食控制的具体措施和使用降糖药物的注意事项，学会胰岛素注射及针具消毒技术等。同时要保持有规律的生活制度，注意个人卫生，预防各种感染，坚持适当的体力锻炼，避免体型肥胖。

2. 饮食保健

必须强调饮食治疗是一项基础治疗措施。不论糖尿病类型和病情轻重或有无并发症，也不论是否应用药物治疗，都应该从思想上严格执行和长期坚持。首先按自己的年龄和身高得出标准体重，然后根据标准体重和工作性质，参照原来生活习惯等因素，计算每日所需总热量。其中蛋白质约占总热量的12%～15%，脂肪约占30%～35%，糖类约占50%～60%。

因此，每一个患者必须学习一些食品营养知识，了解各种食品含糖量多少，以便互相调剂折算。如主粮（米或面粉）50克=馒头75克=生面条75克，鸡蛋1只（50克）=瘦肉50克=豆腐125克。又如，西瓜含糖量约6%，粳米含糖量约78%，如果每日吃600克西瓜，那么从主粮中减去1两就行了。

有些患者饮食控制后感到吃不饱，可以用菜代粮，一般蔬菜含糖量在1%～3%。如将芹菜、小白菜、鸡毛菜、青菜、卷心菜、黄芽菜、冬瓜、南瓜等蔬菜用水煮三次后食用，糖分几乎全部破坏，可以用之充饥。轻症病人可酌量吃些含糖量少的水果，如杨梅、菠萝、樱桃、草莓、海棠果、梨、枇杷等，而不宜吃香蕉、苹果，也不宜吃糖果、蜜饯、糕点等。每日饮食中的糖、蛋白质、脂肪应有适当比例，并应含有足量维生素，以保证足够的营养。近年来许多国家主张在糖尿病食谱中每日加入植物粗纤维15～20克。像果胶、麦麸、玉米须、南瓜粉等，可以预防心血管、胆囊炎、胆石症等并发症的发生。

3. 运动保健。

主要适宜于Ⅱ型糖尿病，尤其是肥胖患者。古老的气功疗法，是我国独特的运动疗法，如回春功的部分功法，包括卧功三势、坐功三势、站功三势（回春功、龙游功、蟾泳功）以及还童功，通过调理内分泌机能、减轻体重，提高胰岛素受体对胰岛素的敏感性，从而使血糖降低，使糖尿病临床表现改善，值得推广。

糖尿病患者关键在于早期诊断、早期治疗，预防及治疗各种并发症，严格控制血糖水平。预后一般良好。在药物治疗方面，一般来讲，轻中度患者口服降糖药物即可。重度患者，外伤、手术、麻醉、妊娠、分娩时伴有严重感染或消耗性疾病者，并发其他严重心、脑、肾病患者，糖尿病酮症酸中毒者等，则需要加用胰岛素治疗。

第九节 痛风

【病证表现】

男性在发育年龄后即可发病,而女性多在绝经期后出现。病人常在午夜突然发病,常因关节痛而惊醒。关节红、肿、热、痛、活动受限。受累关节以下肢居多,从单个关节开始,病情反复发展为多个关节受累。发作时常有发热,有时伴怕冷或打寒战、疲倦、厌食、头痛。反复发作后在耳廓、跖趾、指间和掌指等处可形成痛风石,继之可发生受累关节畸形和活动受限。并发症有:

1. 肾结石:痛风病患者肾结石的发病率为10% ~25%,可出现肾绞痛、尿中带血等症状。

2. 间质性肾炎:患者体内多余的尿酸盐在肾脏中沉积,可导致间质性肾炎,临床可见夜间尿量增多或小便中途突然中断、血压增高等。

【就医指南】

如果见到不明原因的关节发作性红肿热痛,应该到医院进行关节囊液穿刺检查,这是痛风病最为有用的诊断依据,其他还可查血清尿酸盐水平是否增高,尿液中尿酸是否增多,X线平片检查可了解关节骨质改变、痛风石的形成及肾结石的产生情况,痛风石活检亦可作为本病的诊断依据之一。

【一般治疗】

多吃慈姑,它有较好的降尿酸作用。

【中药治疗】

中医学根据辨证论治分为以下几个类型:

1. 风寒湿痹症:可见关节肌肉疼痛、风邪偏盛者关节游走性疼痛;寒邪偏盛者关节剧痛,部位固定;湿邪偏盛者,肢体关节重着疼痛,肌肤麻木,阴雨天加重等。可口服方药:

薏苡仁汤

散风活络丸

2. 风湿热痹症:患者关节红肿热痛,发病较急,伴有发热,出汗后身热不解,口渴,心烦不安等。可口服方药:

白虎桂枝汤

3. 痰瘀痹阻证：关节疼痛反复发作，关节肿大，严重者强直畸形，指（趾）和皮下触及结节，腰脊酸痛等。可口服方药：

桃红饮

舒筋活血片

伸筋活络丸

4. 久痹正虚证：久病不愈，反复发作，关节肿痛、肿胀，活动不利，或乏力怕冷、腰脊酸痛、头晕心悸、气短自汗等。可口服药物有：

独活寄生汤

【西药治疗】

慢性期痛风患者，可选用如下药物：

丙磺舒

苯磺唑酮

痛风利仙

别嘌呤醇

秋水仙碱

【急症处理】

痛风病急性发作的患者，应卧床休息，抬高患肢，一般休息至疼痛缓解 7 2 小时后方可恢复活动，而药物治疗则越早越好，秋水仙碱为首选，能迅速缓解痛风急性发作，肾功能不全者，24 小时内剂量不超过 3 毫克为宜。其他还可适当选用保泰松、强的松、消炎痛、布洛芬等药物进行治疗。

【名医叮嘱】

1. 护理保健

注意劳逸结合，避免过度精神紧张和劳累。有关节活动障碍可进行理疗或体疗。注意防寒保暖，以免受寒后继发感染而诱发关节炎发作。工作时小心谨慎，避免创伤发生，鞋袜宜宽松。多饮开水和碱性饮料，保持每日尿量在 2000 毫升以上，保持尿 pH 值在 6.0 以上。

2. 饮食保健。

调节饮食，防止过胖，蛋白质限制在每日每公斤体重 1 克左右，糖类不超过总热量的 50% ~60%，少吃果糖。忌食高嘌呤食物，如心、肝、肾、脑、沙丁鱼、酵母等。严格戒酒。忌辛辣刺激性食品，如生姜、胡椒、辣椒等。

第七章　神经、精神科疾病

第一节　臂神经痛

【病证表现】

臂神经痛的共同特点是肩部及上肢不同程度的疼痛，疼痛为钝痛、刺痛或烧灼样疼痛，可呈持续性或阵发性加重，夜间及活动上肢时疼痛更重。同时可伴有上肢的感觉减退、肌肉萎缩、肌力下降等，沿上肢神经走行的方向可有压痛点存在。

除了上述共有的症状之外，根据引起臂神经痛的病因不同，还可伴有不同的临床表现，常见的有以下几种：

1. 颈椎病：大多为一侧颈根部疼痛，严重时向肩、臂部以至手指放射，呈钝痛、刺痛或灼痛，伴有触电样感觉，头颈部活动、咳嗽、打喷嚏、上肢高举及增加腹压时均可诱发疼痛或使疼痛加重。病程较长者可出现上肢肌肉萎缩。颈椎 X 光片、CT 或磁共振可发现颈椎椎体边缘有骨质增生、椎间隙变窄等。

2. 臂丛神经炎：通常呈急性发作，发作前 2 周多有上呼吸道感染史，发作时出现一侧或双侧颈臂部放射性疼痛，颈部活动时加重，常伴感染、头痛等全身症状，部分患者可出现不同程度的上肢瘫痪、感觉障碍及植物神经障碍，如皮肤肿胀、出汗异常。患肢常取屈肘姿势以减轻疼痛。疼痛通常在 1 ~2 周内逐渐减轻直至消失，瘫痪则约在数周至数月后逐渐恢复。

3. 前斜角肌综合症或颈肋：疼痛常起自肩部，并向手臂内侧、前臂及手掌处放射，多由于头颈旋转使疼痛显著加剧，上肢屈曲及内收时疼痛减轻，上肢外展及上举时疼痛加重，仰卧时疼痛更为明显。部分患者负重肩挑、过度劳累时可诱发疼痛。

4. 颈髓肿瘤：常首先出现一侧上肢的颈根部疼痛，严重时向肩、臂部以至手指放射，呈钝痛、刺痛或灼痛，伴有触电样感觉。头颈部活动、咳嗽、打喷嚏、上肢高举及增加腹压(如用力大便)时均可诱发疼痛或使疼痛加重。疼痛随病程逐渐加重，并逐渐出现一侧肢体瘫痪，最终出现四肢瘫痪及二便失禁。颈椎X光片、CT或磁共振可明确肿瘤部位及脊髓受压程度。

【就医指南】

当患者出现上肢放射性的疼痛时，应注意疼痛的性质是钝痛、烧灼痛或刺痛；疼痛是持续性还是间断性；疼痛是否为逐渐加重；上肢有没有感觉障碍(如触觉减退、麻木感等)，上肢有没有肌肉萎缩；疼痛的诱发因素(如颈部活动、咳嗽、打喷嚏、腹压增加等)。若疼痛较严重，应到医院就诊，并进行相应的检查以区别病因，采取相应的治疗措施。

颈椎X光片、CT或磁共振对臂神经痛的诊断有较大帮助。必要时可做腰穿以除外蛛网膜病变所引起的臂神经痛；肌电图可以协助确定臂丛神经损伤的部位和范围。

【一般治疗】

患者应适当休息，减少患肢活动，尤其要避免负重，可将患肢悬吊于胸前，使神经受压和水肿减轻，有助于加速症状的缓解。若为颈椎病引起的臂神经痛，应避免颈部过伸或过屈，平卧时枕头不宜过高，必要时应用颈托以减少颈部活动。夜间睡眠时可采用中式圆枕。

【中药治疗】

1. 患者有外伤史及久坐垂首职业史者，出现颈项、肩臂疼痛(甚则放射及前臂)、手指麻木，劳累后加重，颈部僵直或肿胀，活动不利者，属劳伤筋骨，气滞血瘀。应予活血化瘀、行气通络的方药治疗，如：

血府逐瘀汤加减

2. 患者颈项、肩臂疼痛，四肢麻木乏力，伴头晕眼花、耳鸣耳聋、腰膝酸软、遗精遗尿者，属肝肾精亏，筋骨失养。应予滋补肝肾、益精活血的方药治疗，如：

参茸活血方加减

3. 也可选用舒筋活络、益肾补精的方药治疗，如：

壮骨关节丸

蠲痛丸

骨质宁擦剂

骨友灵

【西药治疗】

1. 可选用止痛药，如：

布洛芬

脊舒

妙纳

2. 可加用镇静剂，如：

舒乐安定

芬那露

3. 可加用神经营养药物，如：

卡马西平

苯妥英钠

维生素 B_{12}

【名医叮嘱】

1. 臂神经痛的病因很多，因此出现肩臂部的疼痛时，尤其疼痛持续或逐渐加重，或伴有感觉障碍或肌肉萎缩时，应提高警惕，及时到医院就诊，查明病因，除外伤、肿瘤等其他严重疾患，切不可仅在家中自行服用药物而致延误了诊断及治疗的有利时机。

2. 颈椎病患者应采取相应的治疗措施，可进行布带牵引以缓解症状。部分经牵引、按摩等治疗无效者，可考虑手术治疗。

第二节　老年性三叉神经痛

【病证表现】

患者常常出现口、耳、鼻及眼眶疼痛，可因触及面部或口腔内某一点而引起发作，此点称"扳机点"，如说话、咀嚼、刷牙、漱口、洗脸及刮脸等均可诱发。疼痛剧烈，患者感觉似有刀割、电击或撕裂样，一般疼痛持续数秒至 1 ~2 分钟后自行消失，疼痛时可引起同侧面肌抽搐，并伴有流涎、流泪、眼结膜充血等。发作间歇期正常。疼痛发作以白天居多，夜间较少。

【就医指南】

患者如果出现突发突止、反复发作的面部剧烈疼痛，伴有面肌抽搐时，尤其在触动某一特定的部位可诱发相同的疼痛时，应考虑到三叉神经痛的诊断。

牙齿的局部检查有助于排除牙痛；三叉神经痛如为脑部肿瘤或囊肿所引起，颅脑 CT 或核磁共振可有助于发现病灶。

【一般治疗】

患者做洗脸、刷牙、吃饭等动作时要轻柔，避免按压触发点。此外，应充分休息，避免过度劳累。如遇刮风，应避免出门，若确需冷天出门，要戴口罩，以避免冷风刺激诱发三叉神经痛。

【中药治疗】

1. 患者疼痛为阵发性抽搐样痛，痛势剧烈，面色苍白，遇冷加重，得热则舒，有面部受寒因素者，属风寒外袭。应予散寒止痛的方药治疗，如：

桂枝加葛根汤加减

2. 患者疼痛阵作，为烧灼性或刀割性剧痛，痛时颜面红赤、出汗、目赤，口渴，遇热更剧，得寒较舒，发热或着急时发作加重者，属风热侵袭。应予疏风止痛的方药治疗，如：

银翘散加减

3. 患者面痛反复发作，多年不愈，发作时疼痛如锥刺难忍，面色晦黯，少气懒言，语声低微者，属瘀血阻络。应予活血止痛的方药治疗，如：

补阳还五汤加减

4. 也可应用平肝泻火、息风镇痛的方药治疗，如：

天麻丸

龙胆泻肝丸

【西药治疗】

可应用止痛解痉的药物治疗，如：

卡马西平

苯妥英钠

痛痉宁

【急症处理】

患者出现急性的面部疼痛时，可立即口服卡马西平或苯妥英钠以止痛，如效果不佳可去医院采取封闭治疗或手术处理。

【名医叮嘱】

1. 三叉神经痛为临床常见病，但应与牙痛及吞咽神经痛进行区别。一般牙痛多为持续性的钝痛，且部位大多局限于牙龈部，进食冷热液体或食物时疼痛加剧。而吞咽神经痛的疼痛部位及“扳机点”常在咽部及外耳道，且疼痛容易在吞咽时发作。

2. 随着年龄的增大，老年人肿瘤的发生率也逐渐增高，因此，老年人出现三叉神经痛时，不应仅单纯地进行止痛治疗，而应常规进行颅脑 CT 的检查，以首先排除外脑瘤引起的继发性疼痛。

3. 近年随着显微血管减压术的开展，认为原发性三叉神经痛的病因，主要是邻近血管压迫了三叉神经根所致。据报告，经该手术治疗，约 91% 的患者可完全缓解或显效，且对绝大多数病人是安全的。一般健康良好且年龄在 70 岁以下者，对药物治疗无效，可采用这一手术治疗。

4. 患者发病期间，应进食较软的食物，因咀嚼所诱发疼痛者应进流质或半流质，如软面条、鸡蛋汤、鸡蛋羹、各种米粥等。切不可吃油炸物、硬果类等咀嚼费力的食物，且应避免接触具有刺激性的调味品，如姜粉、芥末等，以防因打喷嚏而诱发疼痛。

第三节　坐骨神经痛

【病证表现】

患者可出现沿大腿后外侧坐骨神经走行放射的疼痛，可自腰、臀部直达大腿、小腿后外侧及外踝处，疼痛呈烧灼样或刀割样，在持续性疼痛的基础上可有发作性的加重，夜间症状更为明显。小腿外侧及足背外侧痛觉可过敏或减退，并可有患侧小腿皮肤温度降低、少汗、少毛、趾甲变薄而无光泽等植物神经障碍表现。沿坐骨神经走行按压可发现痛点。咳嗽或打喷嚏的动作常可使疼痛加重。

【就医指南】

患者如出现大腿后外侧反复发作的疼痛，伴有压痛点时，应怀疑坐骨神经痛，到医院就诊以明确病因，积极治疗使神经受到压迫或刺激的原发疾病（如腰椎间盘突出）。检查时进行直腿抬高试验可发现直腿抬高的角度明显减小。X 光片、脑脊液检查及肌电图、CT 和椎管造影检查可帮助查明病因。

【一般治疗】

患者如出现坐骨神经痛时，应让患者卧床休息，并应睡在硬板床上，同时应注意患肢保暖。必要时应做腰椎牵引。

每日睡前用热毛巾或布包的热盐热敷腰部或臀部，温度不可太高，以舒适为宜。

【中药治疗】

1. 患者腰髋冷痛，遇阴寒天疼痛加重，畏寒肢冷者，属寒湿痹阻。应予温经散寒、除湿通络的方药治疗，如：

乌头汤加减

2. 患者腰腿酸痛，或酸麻胀痛，口苦潮热，心烦，纳呆，小便短黄者，属湿热浸淫。应予清热利湿、通络的方药治疗，如：

四妙丸加减

3. 患者腰腿刺痛，或如刀割，部位固定，夜间痛甚者，属瘀血阻络。应予活血化瘀、通络的方药治疗，如：

桃红四物汤加减

4. 患者腰酸痛，腿软无力，行走困难，头晕耳鸣，神疲乏力，面色少华者，属肝肾不足。应予补益肝肾、柔筋活络的方药治疗，如：

独活寄生汤加减

5. 此外，还可选用舒筋活络的方药治疗，如：

大活络丹

天麻杜仲丸

【西药治疗】

1. 可选用解热镇痛药治疗，如：

布洛芬

双氯酚酸

2. 可应用帮助神经营养修复的药物，如：

地巴唑

加兰他敏

烟酸

【急症处理】

疼痛发作时，可用冰敷患处 30～60 分钟，每天数次，连续 2～3 天。然后以同样的间隔用热水袋敷患处，也可服用消炎痛等非处方止痛药。

【名医叮嘱】

1. 患者运动后要注意保护腰部和患肢，内衣汗湿后要及时换洗，防止潮湿的衣服在身上被焐干，出汗后也不宜立即洗澡，待落汗后再洗，以防受凉、受风。

2. 在急性疼痛期，不要抬起超过 40 公斤的重物，不要用腿、臂和背部用力上举重物，可推但不要拉重物。

3. 治疗坐骨神经痛的方法适用于早期腰椎间盘突出、先天性腰椎管狭窄和梨状肌综合症等疾病。

4. 若患者的坐骨神经痛如腰椎间盘脱出症所致，可在适当治疗、疼痛缓解后试用下列方法锻炼：

（1）直腿抬高法：病人仰卧，下肢伸直，患肢主动上抬，当感到腰、臀、下肢疼痛时，仍要力求该限度继续上抬。

（2）划船运动法：患者背靠墙壁端坐，下肢伸直，上肢前屈，力求每次双手摸到脚部。

（3）强迫锻炼法：直腿站立，分别做上体前屈、侧弯及提腿运动。

第四节　偏头痛

【病证表现】

疲劳、月经期前后、情绪激动、气候变化等为偏头痛发作的诱因。发作多在晨间，患者可在起床后感到眩晕，数分钟后发生视觉变化，表现为暗点、闪光、视物模糊、偏盲、甚至黑矇，历时约 5～30 分钟，或者感觉偏身麻木、无力、疲乏等。随后患者一侧太阳穴旁可出现钝痛，继而扩散至整个一侧。疼痛剧烈，多呈搏动性跳痛或炸裂样疼痛，常持续数小时到 1 天，进入睡眠后疼痛终止，次日可完全恢复。头痛剧烈时常伴恶心、呕吐或大便感等肠胃症状，且可出现面色苍白、心跳加快或变慢。头痛反复发作，可数日或数周 1 次，如未得到适当的治疗，头痛发作时间逐渐延长，且间歇期逐渐缩短。

【就医指南】

患者如有上述反复发作的典型头痛表现，在头痛发作间歇进行检查时无异常发现，则应考虑为偏头痛。如患者家族中有类似发作的患者，则更支持这一诊断。

【一般治疗】

患者平时应避免或减少日晒，头痛发作时宜进入安静而避光的环境内，并卧床休息，尽可能促其睡眠。要注意劳逸结合，避免过度疲劳和精神紧张，女性在月经周期中尤要注意休息。患者应注意气候变化，防止感冒。此外，饮食要有节制，忌过饱过饥。不吃或少吃高脂肪或富含酪氨酸、苯乙酸胺的食物，如肥肉、动物内脏、巧克力、乳酪、柑橘、鱼和酒类等。多吃新鲜蔬菜，如白菜、菠菜等。此外，患者可采用自我按摩的方法预防偏头痛的发作。

1. 梳摩痛点：将双手的十个指尖，放在头部最痛的地方，像梳头那样进行轻度的快速梳摩，每次梳摩 100 个来回，每天早、中、晚饭前各做一次，常可达到止痛目的。

2. 揉太阳穴：常揉太阳穴不仅能够加快局部血液循环、健脑提神、消除疲劳，且对偏头痛也有一定疗效。具体方法是：每天清晨醒后和晚上临睡以前，用双手中指按压太阳穴分别进行顺时针及逆时针揉动，各揉动 10 次，偏头痛常可明显减轻。

【中药治疗】

1. 患者出现头晕目眩、耳痛耳鸣、胁肋口苦、尿赤涩痛者，属肝胆湿热。应予清泻肝胆的方药治疗，如：

龙胆泻肝丸

2. 患者头痛且胀，甚则头痛如裂，发热或恶风，面红耳赤，口渴欲饮，便秘溲黄者，属风火上扰。应予疏风清热的方药治疗，如：

黄连上清丸

牛黄清心丸

3. 患者头痛经久不愈，痛处固定不移，痛如锥刺，或有头部外伤史者，属瘀血阻络。应予活血化瘀的方药治疗，如：

丹七片

4. 患者头痛昏蒙、胸脘满闷、呕恶痰涎者，属痰湿中阻。应予化痰除湿的方药治疗，如：

藿香正气丸

平胃丸

【西药治疗】

1. 发作时可采用止痛的药物治疗，如：

百服宁

咖啡麦角胺

麦角胺栓剂

布洛芬

2. 间歇期可进行预防性药物治疗，如：

苯噻啶

心得安

【急症处理】

偏头痛发作时，应立即让患者卧床休息，避免刺激，并让患者服用止痛药物，呕吐剧烈者头部应偏向一侧，以防呛咳、窒息。

【名医叮嘱】

1. 美国医学专家发现，20%的饭后偏头痛与食品有密切关系。由于一些食品中含有某些化学物质，对这些化学物质敏感的人食用后就易引起脑血管扩张，产生偏头痛现象。如患者属于饮食性偏头痛，最好避免食用下列食物：巧克力、奶酪、熏制的香肠和肉食、干果（如核桃、榛子、葡萄干等）、柑橘、柠檬、李子、咸鱼和腌制的海产品、含有添加剂的食物、酒，尤其是红葡萄酒和啤酒。

2. 首先精神紧张、焦虑、忧郁是偏头痛的性格特征；其次，神经质倾向者易发生偏头痛，这类人习惯追求完美，主观而且任性；另外，使用不成熟的应付、对待事件的方式，也可能是导致偏头痛的危险因素。因此，有偏头痛的患者应注意纠正不良的行为方式。放松思想，解除紧张情绪，保持心情轻松愉快，不动怒，少忧虑。

3. 部分头痛性癫痫与偏头痛的发作极为相似，因此，应重点加以区别。偏头痛多有家族史，而癫痫一般无家族史。此外，头痛性癫痫多急骤发病，以颞部及额部多见，常为双侧性。偏头痛发生相对缓慢，多有触发因素，典型者先兆之后出现一侧搏动性跳痛。

第五节　头痛

【病证表现】

由于引起头痛的病因不同，因而伴随头痛的特点也各异。脑血管病如脑出血、蛛网膜下腔出血所导致的头痛多急骤发生，疼痛极其剧烈，如爆裂样痛，并可伴有剧烈呕吐及颈项强直；脑梗塞患者的头痛多为轻度；高血压性头痛一般易出现在后脑的枕部及前额部；颅内感染引起的头痛多在痛前先有发热，疼痛多为胀痛、跳痛或撕裂样痛，可伴有颈项强直及呕吐。肌紧张性头痛是慢性头痛最常见的类型，多见于青壮年女性，头痛如重压样、紧箍样，有时以头顶及枕部较为明显。情绪不佳、紧张、失眠可使头痛加重。急性感染、中毒引起的头痛常为发热所致的剧烈的血管扩张性头痛。感染控制或病因消除后头痛可减轻或消失。植物神经功能紊乱引起的头痛，如经期头痛、夏季头痛、神经官能症或脑震荡后遗症的某些头痛，程度较轻，但持续时间较长，头痛轻重与情绪、疲劳有关五官疾病常导致周围部位的疼痛，白头至相应的部位均可引起头痛。如眼部疾病引起的头痛位于眼眶及额部，鼻及副鼻窦疾患引起额部及鼻弓部疼痛，牙病引起颞部疼痛等。

从集性疼痛是一种特殊类型的头痛，主要见于男性，大多在中年发病，常在夜间入睡后突然发作而无先兆，开始时疼痛在一侧眶周或眼球后，迅速扩及同侧额、颞、耳、鼻及面部，性质为跳痛、烧灼痛及钻痛，伴有同侧眼及面部发红、流泪、流涕、鼻塞。每次常以十分规律的方式每天发作，连续数周或数月，间隔数月或数年再复发。

【就医指南】

患者如出现头痛，应注意头痛的程度，发作的时间，每次发作持续的时间，可能的发作诱因，头痛时是否伴有恶心、呕吐及颈项强直，如头痛较严重，应到医院进行必要的检查。

【一般治疗】

头痛患者应区别由何种因素引发，再根据头痛的性质加以治疗，若为器质性疾病（如脑血管病、颅内感染、五官科疾病或全身感染、中毒等）引起的头痛，应重点治疗原发病；若为肌紧张性头痛或植物神经功能紊乱引起的头痛，则应注意调节情绪，规律休息，避免失眠，并注意饮食调节，多食用新鲜水果，勿食用辛辣刺激性食物，戒烟酒，避免诱发因素。

【中药治疗】

可服用活血逐瘀、平肝息风的方药治疗，如：

复方羊角冲剂

汉桃叶片

龙胆泻肝丸

芎菊上清丸

天麻丸

杞菊地黄丸

【西药治疗】

可服用止痛的药物,如:

阿司匹林

巴米尔

芬必得

布洛芬

【急症处理】

患者如有突然发作的剧烈头痛,伴有恶心、呕吐或颈项强直时,多为脑血管疾病引起,应立即将患者送往医院。并注意患者如有呕吐及意识不清时,将患者头转向一侧,取出假牙并尽力清除患者嘴中的内容物,以免因患者昏迷而被误吸入气管,造成吸入性肺炎或窒息。

【名医叮嘱】

头痛为常见的症状,但引起头痛的因素很多,很多时候头痛是人体对于某些疾病最先的反应(如颅内肿瘤)。因此,即使是不太剧烈的头痛,如果反复发作,也应到医院就诊,尽量找出引起头痛的原因,而不应仅在家服用止痛药物而造成延误诊断及治疗。

第六节　多发性神经炎

【病证表现】

虽然多发性神经炎可以由不同的病因引起,病程可长可短,但神经系统的表现却有共同的特点,即四肢对称性分布的感觉、运动及植物神经功能障碍:

1. 感觉障碍:病变初期常表现为手指及足趾的疼痛、麻木及感觉异常或过敏,出现针刺感、蚁爬感、灼热感等,此后四肢末端出现类似戴上手套或袜套样的感觉减退或过敏,可伴有肢端疼痛、烧灼或麻木感,按压皮肤和肌肉可有疼痛。

2. 运动障碍:表现为四肢肌肉的力量减退,引起垂腕、垂足,病程长的患者出现肌肉萎缩。

3. 植物神经障碍:表现为肢体远端皮肤发凉、干燥、脱屑、皮肤变薄、指(趾)甲松脆、多汗或无汗等。

【就医指南】

患者如果出现四肢对称性末梢型感觉障碍、瘫痪及植物神经障碍，应考虑到为多发性神经炎的可能，并到医院就诊。由于多发性神经炎的致病因素众多，因此应仔细寻找病因，尽量去除如药物中毒、营养缺乏等诱因。

多发性神经炎患者的肌电图检查可能发现运动、感觉神经传导速度减慢。多发性神经炎的病因众多，但其检查缺乏特殊的表现，因此应结合病人的情况进行多方面的检查，如脑脊液检查、血液的生化检查、免疫学检查、神经活检等，并根据这些检查的结果综合分析，才能找出病因。

【一般治疗】

多发性神经炎由于致病种类较多，因此治疗方法也各异。如果是药物引起的多发性神经炎，首先应立即停用这种药物，如果病情确实需要应用这种药物（如抗结核治疗中的异烟肼需长期应用），则应加大维生素 B 族的用量。

应注意保持肢体的功能位置，加强肢体的被动运动，以防止肌肉萎缩和畸形。当患者有四肢的感觉减退或消失时，不要用热水袋取暖，且洗手足时水温不可过高，以防烫伤。有四肢瘫痪者，应定时帮助患者翻身，防止褥疮的发生。

【中药治疗】

1. 患者肢端肌肤冷而苍白、渐而暗紫，肢端怕冷、喜温热、麻木刺痛、入夜尤甚，或肢体麻木发痒、麻木走窜不定，小腿酸胀重着，沉困无力，以致跛行者，属寒湿凝滞。应予温经散寒、化湿止痛、养血通脉的方药治疗，如：

当归四逆汤合附子汤加减

2. 患者肢端麻木肿胀而灼痛，患肢扪之有热感，甚则双足欲踏凉，日久手足萎软无力下垂者，属湿热郁阻。应予清热利湿、通络的方药治疗，如：

加味二妙散加减

3. 患者手足麻木胀痛不温，遇寒加重，邪气久留不消，肢端麻木不知痛痒者，属痰浊内阻。应予燥湿行气、化痰的方药治疗，如：

指迷茯苓丸

4. 患者麻木或疼痛日久，固定不移，或全然不知痛痒，或萎软无力者，属痰淤阻滞。应予活血祛瘀、除痰通络的方药治疗，如：

双合汤加减

四物汤加减

5. 患者如手足麻木，犹如虫行，或有疼痛，抬举无力、入夜加重，伴神疲肢倦、面色苍白、畏风自汗者，属气血亏虚。应予补气养血、舒经通络的方药治疗，如：

八珍汤加减

6. 患者如肢端麻木或疼痛，特别是双足下痛、不耐久立或行走，伴腰膝酸软、头晕耳鸣、双目昏花等，属肝肾亏虚。应予滋补肝肾的方药治疗，如：

右归丸

左归丸

7. 也可采用舒筋活络的方药治疗，如：

人参养营丸

二妙丸

大活络丹

虎潜丸

人参再造丸

【西药治疗】

1. 可应用维生素 B 族药物营养神经，如：

复合维生素 B

2. 可应用帮助神经营养修复的药物，如：

地巴唑

加兰他敏

烟酸

【急症处理】

多发性神经炎大多数为缓慢发病，无特殊的危急情况发生，但患者如出现明显的感觉障碍及肌肉萎缩，亦应及时就诊。在多发性神经炎中有一种特殊的类型，称急性感染性多发性神经根神经炎（即格林巴利综合症），在临床多发性神经炎中最为常见，一般发病前 2 周左右常有上呼吸道或胃肠道感染症状，随即出现急性对称性的四肢瘫痪，重者可影响到呼吸肌，造成呼吸肌麻痹，甚至呼吸停止而死亡。因此，如果发现患者出现手、足麻木无力，在 1～2 日内很快向前臂、上臂及小腿、大腿部位发展，应提高警惕，迅速到医院就诊，必要时应采用呼吸机辅助呼吸，以帮助患者渡过急性期。

【名医叮嘱】

1. 多发性神经炎常由多种原因引起，但药物或重金属中毒较为常见，因此应尽量找出致病因素，设法去除诱因，方可获得较好的治疗效果。

2. 糖尿病及肾功能不全的患者常容易并发多发性神经炎，因此这类患者除应积极控制原发病外，还应常规加用维生素 B 族药物，以尽量减轻神经炎的症状。

第七节　周围神经病

【病证表现】

周围神经病可因受损神经的多少、部位的不同、病因的差别、病程的早晚以及病情的轻重而出现多种多样的临床表现，但亦有其共同的症状体征。如感觉障碍（表现为疼痛、麻木等）、运动障碍（表现为肌肉无力，甚至瘫痪或萎缩）及植物神经功能障碍（如受损区毛发、皮肤的温度及出汗的改变等，但一般无二便的功能障碍）。

在大多数情况下，周围神经病的症状是逐渐开始出现的，一般历时长达数月之久。开始时为手部、脚部有刺痛的感觉，此后，这种刺痛的感觉逐渐沿着四肢慢慢向躯干扩散。接着，麻木的感觉也以同样的方式发展，患者的皮肤此时可能变得极为敏感而有神经痛的现象出现，部分患者全身肌肉可出现无力症状。晚期皮肤由于麻木而对受伤及疼痛不敏感，手指的灵活度亦因麻木而降低，因而容易发生意外事故及受伤，受伤后也容易造成感染或溃疡。身体肌肉软弱无力，亦可逐渐使肌肉萎缩，甚至造成瘫痪。

【就医指南】

患者如有手足刺痛，且症状逐渐加重，甚至出现麻木时，应怀疑周围神经病变，可及时到医院就诊，由医生通过检查确定引起周围神经病的病因，并采取相应的治疗措施。

【一般治疗】

周围神经病一般无法直接用药物或外科手术来治疗。但如果发现造成神经伤害的为糖尿病或其他的慢性疾病，应对潜在病因加强治疗，可以减缓或阻止周围神经病的进展。如果造成周围神经病的是有毒化学物质，应尽量脱离这种有毒物质的环境。

【名医叮嘱】

由于本病可由于中毒导致，因此避免接触有毒物质。应戒酒，并养成注重营养、加强运动锻炼等良好习惯，在很大程度上可以预防周围神经病。

第八节　面肌痉挛

【病证表现】

面肌痉挛一般面部的抽动从一侧眼眶周围（尤其是下眼皮肌肉）开始，缓慢地向面下部发展，面颊、口角肌肉，甚至颈部都有可能发生抽动。抽动呈阵发性，患者不能自主控制，常因疲劳、情绪波动、精神紧张等因素诱发或加重，严重者可影响视物和讲话，睡眠时面肌痉挛可消失。发病间歇期与常人无异。

【就医指南】

中年女性出现一侧面部不由自主的抽搐及痉挛，睡眠时消失，发作间歇期面部无异常时，可考虑本病，一般进行神经系统检查无其他体征。进行肌电图检查可显示肌纤维震颤和肌束震颤波。

【一般治疗】

患者应注意劳逸结合，避免脑力、体力劳动过度和疲劳。生活节奏不宜紧张，应创造良好的生活环境，养成良好的生活习惯。此外饮食宜清淡，勿抽烟喝酒。多吃新鲜蔬菜及水果，如韭菜、芹菜、茄子、香菇、洋葱、西瓜、柑、橘、葡萄等，少吃或不吃肥肉、猪油、奶油、蛋黄及动物内脏等。

【中药治疗】

1. 患者一侧面肌痉挛，时发时止，情绪激动时加重，或有头晕、耳鸣、腰膝酸软者，属阴虚风动。应予滋阴息风的方药治疗，如：

芍药甘草汤加减

2. 患者一侧面肌痉挛，时发时止，劳累时加重，面色少华，四肢倦怠，纳谷不香者，属血虚风动。应予养血息风的方药治疗，如：

八珍汤合止痉散加减

3. 患者一侧面肌痉挛，自觉面颊拘急不舒，畏寒恶风，无发热者，属风寒侵袭，筋脉拘急。应予疏风散寒的方药治疗，如：

桂枝葛根汤加减

4. 也可选用舒筋活络的方药治疗，如：

六味地黄丸

小活络丹

【西药治疗】

可应用镇静及神经营养药物，如：

卡马西平

苯妥英钠

安定

维生素 E

维生素 B_{12}

【名医叮嘱】

1. 当本病保守治疗不佳或无效时，可采用针刺疗法、物理疗法、面神经酒精封闭术、面神经分支切断术、面神经主干切断术及颅后窝面神经微血管减压术。其中，面神经封闭或切断术均会造成术后暂时或永久的面肌瘫痪，并仍可复发。而颅后窝面神经微血管减压术是目前既可消除病痛又不损及面神经功能的较理想的手术方法。

2. 根据临床表现本病诊断较易，但应进行临床、耳鼻咽喉及神经科检查，力求追查可能的病因。检查应包括 X 线体层照相及 CT 检查，以排除面神经受肿瘤（主要小脑脑桥角或颞骨岩部的肿瘤）压迫的可能性。不可仅单纯地应用药物控制，以免延误诊断及治疗的时机。

第九节　面神经麻痹

【病证表现】

本病大多为急性起病，发病年龄以 20～40 岁为多见，且男性居多。一般单侧出现症状，发病与季节无关。部分患者病前数日可能有同侧耳内或耳后等部位的疼痛感，患者常于清晨洗脸、漱口或进餐时发现口角歪斜，同时感觉面部发紧、活动不灵，或出现饮水时水自患侧口角流出。亦有部分患者没有自觉症状，而因口角歪斜或饮水流出为他人发现。

面肌麻痹的症状一般在数小时至 2 日内达到高峰，患者面部的表情动作消失，前额皱纹消失，患侧的口角下垂，笑的时候更为显著。患侧不能做皱额、蹙眉、闭眼、鼓腮、露齿和吹哨的动作;当患者闭眼时,患侧的眼球向内上方转动,露出白色巩膜;患者吃饭后食物常滞留在患侧的齿颊之间。此外,由于患侧眼睛不能闭合,角膜可因长期暴露在外而导致暴露性角膜溃疡,溃疡愈合后可能因形成角膜白斑而影响视力。

一般患者从发病 1 ~2 周之内开始逐渐恢复正常,一般 1 ~2 个月后症状明显好转,约 75% 的患者在数周内可基本恢复正常。若患者 6 个月仍未恢复,则完全恢复的可能性很小,患者可能遗留有患侧面肌不由自主的抽搐。

【就医指南】

当 20 ~40 岁的患者没有明显诱因突然出现单侧的面部活动不灵、口角歪斜、饮水外溢时,应考虑到本病的可能。到医院进行进一步的检查,一般没有其他异常的改变。

本病比较常见,但如急性感染性多发性神经根神经炎、中耳炎等并发耳源性面神经麻痹、腮腺炎或腮腺肿瘤、脑血管病变时,也常常会出现面神经麻痹的症状。因此,出现面神经麻痹时不应单纯地认为就是面神经炎所导致。但上述的几种疾病也各有其特点,如神经根神经炎常为双侧发病;中耳炎常常伴有听力下降;腮腺炎或腮腺肿瘤可见耳前有肿块;脑血管病常常伴有肢体瘫痪等。

【一般治疗】

初发病时可用热毛巾敷耳前茎乳突孔部位,以帮助局部炎症消退。注意保暖,出门要戴口罩。由于瘫痪面肌松弛无力,患者自己可对着镜子用手掌紧贴于瘫痪的面肌做环形按摩,以促进局部的血液循环,减轻瘫痪肌受对侧肌肉的过度牵拉。每日锻炼 3 次,每次 10 ~15 分钟。当病程中期及晚期,患者的神经功能有所恢复之后,患者应对镜进行各种面部肌肉的锻炼,如鼓腮、闭眼、皱眉等,以加速瘫痪肌的早日康复。

由于眼睑闭合不良,患者外出时应带眼罩或用纱布覆盖,以避免沙尘进入眼中。

【中药治疗】

1. 患者突然口角歪斜,面部感觉异常,或患侧面紧疼痛,或患侧面肌松弛,皮肤烘热,或感面肌臃肿、眼睑浮肿、头重、伴鼻塞者,属风邪外袭。应予疏风散寒的方药治疗,如:

葛根汤加减

2. 患者口角歪斜,伴面部潮红、肢体发麻、眩晕加重、头重脚轻者,属肝风内动。

应予平肝息风的方药治疗，如：

镇肝熄风汤加天麻钩藤饮加减煎服

3. 若患者口角歪斜，伴面肌麻木，喉有痰鸣，舌体有僵硬感者，属风痰阻络。应予祛风化痰、舒通经络的方药治疗，如：

青州白丸子加减

牵正散加减

4. 若患者口角歪斜、面肌松弛、眼睑无力、少气懒言者，属气血双亏。应予补养气血、通经活络的方药治疗，如：

补阳还五汤加二虫散加减

5. 有时本病临床兼证不多，无法辨证分型时，可用疏风通络的方药，如：

牵正散加减

中风回春丸

银翘丸

【西药治疗】

1. 可应用改善局部血液循环，使局部水肿及炎症及早消退，并能促进面神经功能恢复的药物，如：

维生素 B_{12}

新斯的明

2. 为保护暴露的角膜及预防结膜炎，可局部应用药物，如：

红霉素眼药水（眼药膏）

氯霉素眼药水

3. 可应用帮助神经传导功能恢复的药物，如：

加兰他敏

地巴唑

【急症处理】

对有高血压病史的高龄患者，若发现原因不明的一侧口角歪斜，应注意询问其是否有头晕及一侧肢体无力的感觉，并及时将其送往医院，排除脑血管疾病引起的面神经瘫痪。

【名医叮嘱】

1. 本病可能由于面部感受风寒所致，因此，夏天应避免头部向着风口窗隙处睡眠。此外，冬季在外劳动时也应注意局部的保暖。平时可多用冷水洗脸，以加强面部对寒冷的抵抗力。

2. 有咽部感染的患者应及时治疗，以避免局部的感染波及茎乳突孔而出现面神经麻痹。

3. 年龄较大，既往有高血压病史的患者，一旦出现面神经麻痹，不应简单地考虑为面神经炎所致，而应注意患者肢体有无瘫痪，以避免误诊。

第十节　周期性麻痹

【病证表现】

1. 低血钾型周期性瘫痪。

可于任何年龄发病，但以15～25岁者为多，男性多于女性。少数患者可发现家族遗传史。剧烈劳动、饱餐、寒冷或情绪紧张等可诱发本病。患者多在夜间发病，醒来时发现躯干和肢体肌肉瘫痪。严重病例可累及心脏，有时可因并发心肌病变而引起猝死。轻症者仅累及两下肢，近端严重，发作前及发作时可有烦渴、多汗、肢体酸麻、少尿、面部潮红、恐惧等。发作一般持续数小时至数天可逐渐恢复，但短者仅数分钟即可恢复。发作频度因人而异，多者1天数次，少者一生中仅1～2次。40岁以后发病者逐渐减少，直至停发。发作时血清钾降低，尿钾排出减少，心电图上有低血钾改变.

2. 高血钾型周期性瘫痪。

较少见，大多有遗传史，童年起病，常因寒冷或服钾盐诱发，一般白天发病。表现为肢体瘫痪，以下肢近端较重，但一般持续时间较短，不足1小时，1日多次或一年1次。发作时血钾升高，常伴有血钙和磷水平降低，部分病人发作时可因低钙而出现肌肉痉挛及肌肉强直，累及颜面和手部，表现为眼半合、手肌僵硬、手指屈曲和外展。

3. 正常血钾型周期性瘫痪。

很少见，一般发病多在10岁以前。发作前常有极度嗜盐、烦渴等表现。其症状表现类似低血钾周期性瘫痪，持续时间大都在10天以上。但发作期间血钾浓度正常。

【就医指南】

患者如果出现周期性的、短暂性发作的肢体瘫痪，应考虑为周期性麻痹，可到医院进一步进行血钾和心电图的检查，一般诊断并不困难。

但并非所有的周期性肌肉瘫痪都为周期性麻痹，急性感染性多发性神经炎、钡中毒、甲状腺功能亢进、原发性醛固酮增多症、癔症、瘫痪型棉酚中毒、肾小管性酸中毒综合症等均可有类似低钾性周期性麻痹的表现，且化验检查也常可发现低钾改变，但这类患者如不明确诊断，去除诱因，则低钾引起的肌肉麻痹很难得到纠正。因此，患者发现症状，仍应及时到医院就诊，由医生通过详细询问病史，并进行相应的检查以找出病因，给予对应的治疗，以获取较理想的治疗效果。

【一般治疗】

低钾性周期性麻痹患者平时应避免过劳、过饱和受寒等诱因，并慎用肾上腺素、胰岛素、激素类药物。若发作与月经周期明显有关时，可在月经来潮前 2～3 天即服用 1 周的氯化钾。发作频繁者，应限制食盐摄入量，并可服氯化钾或螺旋内酯以预防发作。

【中药治疗】

1. 患者如有肢体萎软无力，伴酸、麻、胀痛，口干烦渴，自汗，睑垂，重症见呼吸困难、吞咽困难、大便溏泄者，属脾气虚弱。应予补脾益气的方药治疗，如：

补中益气汤加减.

2. 患者如有肢体萎软无力、酸痛，腰膝酸软，头晕，耳鸣，尿少者，属肝肾阴虚。应予补益肝肾的方药治疗，如：

健步虎潜丸加减

3. 也可选用补脾益肝、养肾的方药治疗，如：

人参养荣丸

人参归脾丸

十全大补丸

【西药治疗】

1. 低钾性周期性麻痹应予补钾及对症治疗，如：

乙酰唑胺

氯化钾

螺旋内酯

2. 高钾性周期性麻痹应予降钾及对症治疗，如：

氯化钙

双氢克尿塞

舒喘灵(喷雾)

3. 正常血钾性周期性麻痹应予对症治疗,如:

乙酰唑胺

【急症处理】

患者突然出现肌肉无力、活动困难时,应立即将患者送往医院,查明原因,迅速治疗。若患者已确诊为周期性麻痹,再次发作时,如为低钾性周期性麻痹,可立即服用常规剂量的钾剂后将患者送往医院。

【名医叮嘱】

1. 高钾性周期性麻痹应寻找并解决诱发高血钾性瘫痪的可能原因。如:疟疾因其溶血使细胞内钾进入细胞外,高热寒颤及剧烈的运动可因肌肉剧烈收缩也可使血清钾盐浓度升高。间歇期应采用高糖饮食,并避免进食肉类、香蕉等含钾高的食物。

2. 正常血钾性周期性麻痹患者平时应服用高盐高糖饮食,避免进食肉类、香蕉等含钾高的食物。发作频繁者可适当服用排钾潴钠类药物,以预防或减少其发作。

第十一节　重症肌无力

【病证表现】

重症肌无力的起病大多隐匿,不易为人所注意,且临床症状时好时坏,遇疲劳、月经、精神刺激等情况时病情加重,经休息后症状可有不同程度的减轻。

1. 眼型:主要表现为一侧或双侧,或左右交替出现眼睑下垂,晨起时眼裂较大,午后或傍晚眼睑下垂明显,可伴有斜视及复视,病情发展到晚期可出现眼球固定。本型可以自行缓解,预后较好。

2. 延髓型:主要表现为声音低弱,说话带鼻音,伴吞咽困难,饮水时水会从鼻孔流出,咀嚼肌和面部表情肌无力,病人发笑时可呈苦笑状,严重者患者不能进食。本型由于容易出现呼吸肌麻痹,故较为严重,易因呼吸衰竭而死亡。

3. 全身型:主要表现为全身肌肉不同程度的受累,严重者因呼吸肌无力,出现呼吸、咳痰困难而危及生命。

4. 混合型:其临床症状包括以上三种类型的临床表现。

【就医指南】

患者如出现逐渐加重的肌肉无力,肌肉易于疲劳、无力,经休息后可缓解,但在运动肌肉时,肌肉无力很快再次出现,应怀疑为重症肌无力,及时到医院就诊。

疲劳试验及抗胆碱酯酶药物试验对本病的诊断有帮助。此外,尚可进行电刺激反应,观察电刺激后肌肉有无收缩,可有助于诊断的确立。

【一般治疗】

有全身性肌无力者,要定时翻身、拍背,要保持清洁、被动活动肢体和防止褥疮。

【中药治疗】

1. 患者肢体萎软无力,眼睑下垂,朝轻暮重,活动加重,食欲不振,少气懒言,大便溏薄者,属脾气下陷。应予补中益气的方药治疗,如:

补中益气汤加减

2. 患者四肢萎软无力,不能站立,两睑下垂,视物成双,吞咽困难,咀嚼无力,发音不清或见呼吸困难,伴腰脊酸软,咽干耳鸣者,属脾肾两亏。应予补脾益肾的方药治疗,如:

右归丸加减

3. 亦可选补中益气、滋补脾肾的方药治疗,如:

补中益气丸

人参养荣丸

杞菊地黄丸

金匮肾气丸

【西药治疗】

1. 可应用抗胆碱酯酶药物治疗,如:

溴化新斯的明

溴化吡啶斯的明

2. 可加用激素,如:

强的松

3. 治疗期间应加用补钾药物,如:

氯化钾

但应注意,本病应在医生的指导下进行治疗,尤其是初次发病者,应到医院进行相应的检查后，遵从医嘱，服用适量的药物进行治疗。急症处理重症肌无力患者在感染、月经、情绪抑郁、漏服或停服抗胆碱酯酶药物时，可诱发重症肌无力危象，出现严重的呼吸肌无力，患者表现为严重的憋气、呼吸困难，此时应立即让患者服用常规治疗量的抗胆碱酯酶药物，并立即将患者送往医院。

患者若误服过量的抗胆碱酯酶药物，可出现胆碱能危象，患者表现为瞳孔缩小、出汗、唾液增多，此时应立即停服抗胆碱酯酶药物，并将患者送往医院。

【名医叮嘱】

1. 本病证状常出现暂时减轻、再复发或恶化的交替现象。病变可逐渐扩展而最终累及全身肌肉。大约 20% 的病人其症状长期局限于眼外肌而不影响其他部位，其中部分可自行缓解，个别短时间内会迅速恶化。大约 15% 的病人伴发胸腺肿瘤，5% 呈现不同程度胸腺增生。伴发胸腺肿瘤者，病情多数较重。

2. 对全身性重症肌无力，经合理用药和自我保健后病程仍继续恶化者，以及年龄在 35 岁以上的女性病人，不论有否胸腺肿瘤，均可考虑胸腺切除术。

3. 应避免使用可能使症状加重的药物，如吗啡、巴比妥类、磺胺类、新霉素、卡那霉素等药物。

4. 饮食宜清淡，并应戒烟酒。多食用含蛋白质食物（如蛋、精肉、鱼）、新鲜水果（如梨、柑、西瓜），并可多吃萝卜、海蜇等有利于痰液咳出的食物。

由于重症肌无力肺部感染后肌肉无力，痰不易咳出，感染不易控制，故应保持室内空气新鲜，注意气温变化，防止呼吸道感染。此外，进食咳呛者应以软食为主，并要细嚼慢咽，避免因呛入气管而引起窒息或并发肺炎。

5. 养成良好生活习惯，按时作息，注意劳逸结合，避免用眼过度。晚上少活动，不外出。眼睑下垂时，不要单独外出，以防发生不测。

6. 轻症患者或缓解期的患者，应减少或避免不适宜的体力劳动，如危险性工种、高空作业及晚上作业。

7. 参加适宜的体育活动，增强体质，避免剧烈和紧张的运动。

第十二节　进行性肌营养不良

【病证表现】

进行性肌营养不良临床分为七种类型，一般常见的有三种类型。

1. 假肥大型。

患者多为男性，偶见于女性。通常是在6岁以前的幼儿期起病。

由于骨盆带肌肉最先受累，幼儿学走路的时间推迟，行走缓慢、易跌倒，且跌倒后不易爬起。多数患者因臀中肌无力和背伸肌无力，行走时左右摇摆，腹部隆起，出现类似鸭子行走时的鸭步形态。继骨盆带肌肉受累之后患者逐步出现肩胛带肌肉萎缩、无力、两臂不能举高，由于肌肉萎缩而使肩胛肌游离，肩胛骨呈翼状耸起，整个病程呈慢性发展，而在某些病人如儿童，可由于受自身的生长发育的影响，出现病程的相对稳定和好转。

由于腹肌无力，患儿仰卧位起立时必须先翻身转为俯卧，然后以两手支撑着下肢逐渐将躯干伸直而站立，这一现象称为高尔现象，是进行性肌营养不良的特有体征。然而，多数病孩在10岁以前丧失行走能力，而依靠轮椅终日或坐或卧床不起，严重者出现肢体和脊柱弯曲畸形。晚期病孩四肢挛缩，活动能力完全丧失，最后常因肺部感染和褥疮或其他原因而在20岁以前丧生。此型病孩智商测定常有不同程度的减退，半数以上可伴有心脏损害、心电图异常，早期出现心肌肥大，有时除心悸外一般无症状。

2. 面肩肱型。

男女均可患此病，一般发病年龄为10～20岁，少数年龄超过50岁。病情严重程度不一，轻者无任何主诉，可能在偶然机会或医生在进行家谱分析时发现。一般患者面部肌肉受累较早，表现为睡眠时闭眼不紧、吹气无力、苦笑脸容。随着疾病的发展逐渐出现颈肌、肩、胛肌、肱肌的萎缩无力。典型患者表现为眼裂圆大、兔眼、皱额、吹口哨、鼓气不能、嘴唇肥厚而略翘、两侧胸锁乳突肌萎缩、锁骨持水平、肩胛带和肱部肌肉萎缩、两侧肩峰隆突明显、整个肩胛部类似于“衣架”。病程进展缓慢，多数病例不影响寿命。

3. 肢带型。

本型男女均可患病。发病年龄为10～30岁，首先累及肩胛带或骨盆带肌肉，经不同时间后，往往影响到其他肌肉，但一般不影响心脏及面部肌肉，生存时间较长，与正常人接近。

【就医指南】

当发现幼儿行走较晚，腿部肌肉肥大但行走无力、肌肉萎缩，或有登高、起立困难，兔眼等情况时，应警惕是否为进行性肌营养不良。若孕妇家族中有人出现过类似病史，则应特别注意新生婴幼儿的肌肉发育情况，如有异常，应及时到医院就诊。

本症患者进行血肌酸磷酸激酶、丙酮酸激酶、谷丙转氨酶、谷草转氨酶、乳酸脱氢酶、醛缩酶的活性检测均明显升高，且尿肌酸排泄增加，肌酐排泄减少。肌肉活检可见坏死的肌肉纤维以及肌肉萎缩。

【一般治疗】

应鼓励病人积极地进行体育锻炼，病情较重的病人或长期卧床不起者应给予适当的按摩，以防止褥疮的产生。鼓励病人和病人本身应该有积极乐观的治疗信心，减少病人的心理负担，避免精神刺激和过度的脑力劳累。

日常饮食中应减少刺激性的食物。多食高蛋白的食物，以加强蛋白质的摄入量，并且注意食物的易消化性。

注意防止各种感染，保持生活规律，积极到户外活动，多进行日光浴。

【中药治疗】

1. 患者面色萎黄、疲乏无力、纳少、食后脘腹作胀、肠鸣、腹泻便溏者，属脾胃虚弱。应予补脾益气、健运升清的方药治疗，如：

补中益气丸

2. 患者禀赋不足、发育迟缓、骨骼萎软、腰酸、耳鸣、发脱齿摇、精神呆钝、健忘、足软无力者，属肾精不足。应予补益肾精、滋阴清热的方药治疗，如：

虎潜丸加减

3. 此外，尚可应用补中益气、滋阴清热的方药治疗，如：

十全大补丸

健步虎潜丸

保元丹

养血壮筋健步丸

金刚丸

【西药治疗】

可应用维生素及神经营养类药物，如：

维生素 E

别嘌呤醇

肌苷

【名医叮嘱】

本病属于遗传性疾病，因此重点在于预防。对怀疑有进行性肌营养不良家族史的患者,应进行血肌酸磷酸激酶、丙酮酸激酶等检查,以早期发现。有本病家族史的育龄夫妇,除应做相应的检查外,还应尽量注意控制生育。

第十三节　神经官能症

【病证表现】

神经官能症主要表现为各种躯体或精神方面的不适感,往往伴有焦虑情绪或植物神经系统的症状。发作时可表现为脑力和体力的不足,头痛、失眠;或表现为莫名的、广泛的焦虑或紧张感,厌世、意志消沉;也可能失去自信并被疑虑所困扰,全神贯注于一些小病证;或者反复出现明知不合理而又无法摆脱的观念、意向和行为;或者对某种特定事物或境遇怀有强烈的恐惧;患者常为强烈的内心冲突或不愉快的情感体验所苦恼,但不具有幻觉、妄想等精神病证状。其病理体验常常持续存在或反复出现,但检查没有明显的器质性变化;患者对疾病现状有自知力,承认自己有病,并积极求医问药。不管病程反复或延长,患者的人格保持完整,并能适应社会生活,与外界保持良好的接触。

【就医指南】

患者如果出现明显的不适感,结合平时工作压力较大,检查无阳性体征,患者对疾病有良好的自知力,主动要求治疗时,应考虑神经官能症的诊断。

一般诊断神经官能症时,患者的病程应至少达 3 个月,若为发作性者(如癔症),则应至少有过一次类似的发作。

【中药治疗】

1. 患者有情绪不稳,烦躁,紧张,易激惹,肢体瘫痪,暴聋暴盲,神志不清,失眠多梦、易醒,肌肉紧张、麻木、震颤,伴头晕目眩,面红目赤,口苦咽干,胸胁胀痛,便秘者,为肝郁化火。应予清热泻火、平肝安神的方药治疗,如:

泻青丸加减

天麻钩藤饮加减

2. 患者情绪低落,烦闷,失眠,多疑,注意力不集中,强迫思虑,眩晕,食欲不振,便溏稀,胸胁满闷,腹胀,月经不调者,属肝郁脾虚。应予疏肝解郁、健脾化痰的方药治疗,如:

逍遥散加减

柴胡疏肝散合逍遥散加减

3. 患者精神不振，多思多虑，失眠多梦易醒或多寐，健忘，胆怯易惊，伴心悸乏力，纳差，腹胀或便溏者，属心脾两虚。应予养心健脾、气血双补的方药治疗，如：

归脾汤加减

归脾汤加减合安神定志丸

4. 患者情绪不稳，烦躁易怒，惊恐悲泣，虚烦不眠，多梦，健忘，多疑，肢体抖动，五心烦热，盗汗，心悸或耳鸣，腰酸腿软，遗精，月经不调者，属肝肾阴虚。应予滋肾阴、清相火的方药治疗，如：

黄连阿胶汤加减

滋水清肝饮加减

5. 患者精神萎靡，倦怠少动，多卧少眠，易醒，胆怯，恐惧，兴趣减低，健忘，伴形寒畏冷或纳差，腹泻，性欲减退，阳痿或月经不调者，属脾肾阳虚。应予温补阳气的方药治疗，如：

金匮肾气丸

六味地黄丸

理中汤加减

【西药治疗】

1. 可选用具有减轻焦虑、消除紧张、稳定情绪、进而改善睡眠的抗焦虑类药物，如：

舒乐安定

硝基安定

佳静安定

2. 可选用具有镇静、催眠作用的药物，如：

速可眠

阿米妥

水合氯醛

此外，可根据不同类型的神经官能症采用不同的药物治疗，可详见各节西药治疗部分，此处不再赘述。

【名医叮嘱】

1. 患者应端正对疾病的态度，树立战胜疾病的信心，消除不必要的顾虑。

2. 努力查明与发病有关的心理因素，并加以解决。

3. 应忌酒、浓茶、辛辣之品。可参加体力劳动和从事体育锻炼，但应避免过于剧烈的活动，如在活动中有心悸等不适感，应立即停止活动。

4. 起居调养方面，要求病人合理安排自己的生活、工作和学习，建立有规律的生活制度和紧张而有序的工作方法。注意劳逸结合、用脑卫生和睡眠卫生。

第十四节　青春期厌食症

【病证表现】

青春期女性，大约有1/3的起病者患有轻度肥胖，近半数患者起病前有社会心理因素。患者以故意节制食量为主要症状，进食量远比常人少，或仅选择低能量食谱。部分病人在病程中不能耐受饥饿，而有阵发性贪食，呈少食或禁食和贪食相交替。患者由于极度担心发胖，常采用过度运动、致吐、导泻、服用食欲抑制药或利尿剂、藏匿或抛弃食物的方法减轻体重。患者可出现有体象障碍，常自觉过胖，或部分躯体过胖。即使已明显消瘦，仍认为并不瘦。由于长期禁食，患者对食物产生厌烦情绪，甚至见到食物就呕吐，以致体重急剧下降，一般较以往或常人低25%以上，严重者可达消瘦程度。少女将迅速地因营养不良而过度消瘦、脱发、面色青灰、浮肿、低血压、低体温、心动过缓，甚至出现水电解质和酸碱平衡紊乱。患者可有性功能及性发育障碍。女性闭经，男性性敏感减退或阳痿。青春前期者，性心理和生理发育迟缓，抵抗力下降，重者全身功能紊乱、卧床不起。如果患者的体重下降到生病前的35%～40%时，心肌发生变化，可能导致突然死亡。

患者常可伴有强迫性症状及抑郁情绪。拒绝承认有病，不愿配合诊治，尤其是不承认体重过低和进食过少是病态。患者就诊的原因常为闭经等继发症状。大多数患者社会、生活功能基本正常。

【就医指南】

青春期少女有明确的精神因素，认为自己过于肥胖，因而对食物产生厌烦情绪，甚至出现呕吐。由于极度节食，患者明显消瘦，体重较原先或标准体重减轻25%以上，应考虑为青春期厌食症，并带患者到精神科进行心理咨询，并进行相应的检查，除外可导致厌食和体重减轻的躯体疾病，如慢性消耗性疾病、肠道吸收不良综合症、脑肿瘤等，并排除原发性的精神疾病，如抑郁症或精神分裂症等所致的厌食。

【一般治疗】

可先让患者少食多餐,逐渐适应饮食,早期可尽量让患者食用较清淡的饮食,多食新鲜水果和蔬菜,少食油炸及肥腻的食物,以免诱发患者呕吐。

【西药治疗】

1. 可应用减轻进食焦虑,降低代谢和增加体重的抗精神病药物,如:

舒必利

氯丙嗪

2. 对有抑郁症状的患者可应用改善抑郁及增加食欲的抗抑郁药物,如:

氯米帕明

3. 患者出现严重的恶心呕吐时,如心理开导无效,可适当应用止吐药物,如:

胃复安

【名医叮嘱】

1. 由于这种厌食症的病因是精神因素,是思想上的错误观念所造成的,且这种观念又十分固执,很难改变,因此,需要精神科医生进行专门治疗。但最好的办法还是预防。应树立正确的健美观,在健康的前提下追求美,避免发生青春期厌食症。

2. 部分少女只是面色青黄、经常头痛、心慌气短、疲惫无力,但多不消瘦,甚至还有点浮肿,除偏食外,食欲尚可,且没有强烈的认为自己肥胖的因素,此时不应将其简单地归于青春期厌食症,而应警惕患者是否存在贫血症。由于少女快速发育的身体需要足够的营养,需铁量急剧增加,但患者长期偏食或饮食习惯不当,偏食、忌吃肉类,铁的摄入量满足不了机体的需要,饮食不正常,易患慢性胃炎,更影响铁的吸收,加上少女月经来潮失血等因素,因此易出现缺铁性贫血,此时应适当补充铁剂、维生素类药物,并改变饮食习惯,多食含铁量丰富的食物,如牛肉、猪肝、动物血、鱼、豆、蛋等,患者多可很快康复。

3. 青春期人体代谢旺盛,活动量大,机体对营养的需要相对增多,每日所需要的热量应高于成年期的25% ~50%。节食可导致人体所需的热量不足,因而影响生长发育。此外,节食必然导致蛋白质的摄入不足,造成负氮平衡,使生长发育迟缓、消瘦,抵抗力下降,智力发育亦会受到影响,严重者会发生营养不良性水肿。节食还会导致各种维生素的摄入不足,可能导致口角炎、舌炎、坏血病、骨代谢异常、夜盲症等。

节食也可造成各种无机盐类及微量元素缺乏,如钙、磷摄入不足或比例不当会直接影响骨骼发育，缺铁可导致贫血，缺锌可影响人体生长和性腺发育。因此，过分节食甚至厌食有百害而无一利，应改变错误的审美观念，追求健康而有活力的生活方式。

第十五节　神经衰弱

【病证表现】

患者常首先感到精疲力乏、脑力迟钝、记忆力下降，难以坚持工作或学习，工作与学习效率减退，常伴失眠、注意力不集中、烦恼、头昏脑胀等表现。同时常有情绪不稳，对外界的刺激（如声、光）过敏、易受惊吓、控制力减弱、联想较多等兴奋症状。由于大脑皮质下中枢特别是植物神经中枢受到影响，可引起各系统的症状，如消化不良、腹胀、便秘或腹泻，以及心律不齐、胸闷气短、呼吸不畅、尿意频数、月经不调、阳痿早泄等。

【就医指南】

当一个脑力劳动者，长期坚持持续和繁重的工作而使神经活动过分紧张，且没有注意合理的休息；精神创伤引起的抑郁、悲伤、委屈、恐惧等不能及时化解；长期处于心理矛盾冲突和情绪压抑之中；经常出现易于疲倦，记忆力下降，工作效率减低时，应注意是否有神经衰弱存在。

但患者应至少具备下列四组症状中的三项，方可诊断为神经衰弱。

1. 衰弱症状：患者精神疲乏、脑力迟钝、注意力难集中、记忆困难、工作学习不能持久。

2. 兴奋症状：工作、学习用脑均可引起兴奋，回忆及联想增多，自已控制不住，可对声光敏感，并且语言增多。

3. 情绪症状：紧张、易激动、易烦恼。

4. 心理症状：紧张性疼痛（头痛、腰背或肢体痛），睡眠障碍（如入睡困难、多梦、易醒、醒后乏力），植物神经功能障碍（如心悸、多汗）。

同时患者的病程至少应达 3 个月以上，病情常有波动。休息后减轻，工作学习紧张时则加重。

【一般治疗】

由于神经衰弱的发病是多种因素造成的，因此对于神经衰弱的治疗应该是综合性的治疗，要消除致病的主要原因，如妥善处理经受的精神负担，建立良好的生活规律，对症应用一些药物，如镇静剂、强壮剂安眠药等，但应注意的是，不要将药物治疗放在首位。目前各地流行的一些气功疗法、针灸、理疗、体疗等也都是值得试用的方法。此外，生物反馈疗法和音乐疗法对减轻焦虑和紧张性疼痛，有良好影响，可配合以上治疗进行。

【中药治疗】

患者失眠严重时可应用镇静安眠的方药治疗，如：

朱砂安神丸

天王补心丹

【西药治疗】

1. 可选用减轻患者焦虑状态的抗焦虑药物，如：

安定

舒乐安定

安他乐

阿普唑仑

氯羟安定

2. 可选用能改善患者失眠症状的镇静催眠药物，如：

三唑仑

硝基安定

舒乐安定

3. 患者有焦虑和抑郁情绪混合存在，且有早醒时，可选用抗焦虑药物，如：

多虑平

阿米替林

4. 可选用神经性营养药物，如：

谷维素

维生素 B_1

【名医叮嘱】

1. 患者应端正对疾病的态度，树立战胜疾病的信心，消除不必要的顾虑。

2. 努力查明与发病有关的心理因素，并加以解决。

3. 神经衰弱患者的饮食调养和普通人的饮食没有太大区别，仅在症状明显的时候应注意节制食量。此外，应多食有镇静安神的食物，如龙眼肉、大枣、小麦、百合、莲子、猪心、羊心等,可有助于神经衰弱症状的减轻。

4. 应忌酒、浓茶、辛辣之品。可参加体力劳动和从事体育锻炼,但应避免过于剧烈的活动,如在活动中有心悸等不适感,应立即停止活动。

5. 起居调养方面,要求病人合理安排自己的生活、工作和学习,建立有规律的生活制度和紧张而有序的工作方法。注意劳逸结合、用脑卫生和睡眠卫生。

第十六节 眩晕

【病证表现】

眩晕患者最具有特征性的改变是,具有“运动感”。即患者即使自己在静止不动时也感觉周围景物有旋转感,或有晃动的感觉、摇摆的感觉、上升或下沉的感觉、大地摇动的感觉、被人侧拉的感觉、地面倾斜的感觉等等,同时常伴有身体平衡的失调,患者站立不稳,尤其是闭眼时,身体出现左右或前后的摇摆,恶心、呕吐。脸色苍白,全身出汗等,由于影响到了植物神经系统,因此可出现血压下降。就诊时医生检查可以发现患者有特殊的眼球震动的表现。由于引起眩晕的病因不同,因此除了眩晕之外,常常还可发现导致眩晕的原发病的症状。

耳性眩晕的患者多为年轻女性,其眩晕常常为数年之间反复频繁发作,眩晕发作常常可持续数分钟到数日,患者常常出现耳鸣的症状,且听力明显下降。脑性眩晕的患者常常年龄较大,有高血压病史,在眩晕发作的时候易出现跌倒,但患者的意识通常是清楚的,有时可伴有肢体的面神经瘫痪或轻渡肢体瘫痪。眼性眩晕则常常伴有视物模糊或视力的明显下降。

【就医指南】

患者出现眩晕的症状时,应到医院就诊,并应注意是否伴有耳鸣、听力下降,有没有口角歪斜或肢体明显的无力,是否有视力的明显下降等,以区别引起眩晕的原因,并采取相应的治疗措施。

听力和前庭功能的测试有助于区别是否是由于耳性因素引起的眩晕;而拍颈椎 X 光片及脑血管的超声检查则对脑供血不足引起的脑性眩晕有辅助诊断意义,颅脑 CT 和磁共振则常常可以发现比较少见的颅内肿瘤引起的眩晕的病因。

【一般治疗】

由于眩晕可能由于多种原因引起,因此治疗各异,但一般而言,眩晕的患者应让其卧床休息，有明显的恶心呕吐的患者，应注意饮食的调节，适当多饮水。因严重的呕吐，可引起患者体内水及电解质代谢的失衡。

由于患者的自觉症状常可受到精神因素的影响，因此应安慰患者，解除其思想顾虑。在缓解期，应鼓励患者下床活动，其饮食应容易消化且富有营养。

【中药治疗】

1. 患者眩晕耳鸣、头痛且胀、急躁易怒、失眠多梦，烦劳恼怒则头晕、头痛加重，伴口苦者，属肝阳上亢。应予平肝潜阳、滋养肝肾的方药治疗，如：

天麻钩藤饮加减

杞菊地黄丸

2. 患者眩晕，动则加重，劳累即发，伴神疲懒言、气短声低、唇甲淡白、面色少华或萎黄、心悸失眠、纳少体倦者，属气血亏虚。应予补气养血、健运脾胃的方药治疗，如：

归脾丸

3. 患者眩晕耳鸣、精神萎靡、腰膝酸软、遗精滑泄、健忘、失眠多梦，伴五心烦热者，为肾精不足，偏阴虚。应予滋阴补肾的方药治疗，如：

左归丸加减

4. 患者眩晕耳鸣、精神萎靡、腰膝酸软、遗精滑泄、健忘、失眠多梦，伴形寒肢冷者，为肾精不足，偏阳虚。应予补肾助阳的方药治疗，如：

右归丸加减

5. 患者眩晕倦怠、头重昏蒙、胸闷恶心、食少多寐者，属痰浊中阻。应予燥湿祛痰、健脾和胃的方药治疗，如：

半夏白术天麻汤加减

6. 患者眩晕头痛，疼如针刺而固定不移，兼见健忘、失眠、心悸、精神不振、面色或口唇紫黯者，属瘀血阻络。应予祛瘀生新、行血清经的方药治疗，如：

血府逐瘀汤加减

7. 也可选用平肝泻火、健脾养心、益气补血的方药治疗，如：

龙胆泻肝丸

天麻丸

人参归脾丸

牛黄降压丸

清眩丸

【西药治疗】

1. 可采用改善微循环及止吐的药物，如：

颠茄

阿托品

此外，还应适当应用镇静及安定类的药物，如：

安定

利眠宁

奋乃静

2. 可应用抑制眩晕的药物，如：

抗眩啶

3. 呕吐严重的患者应加用止吐的药物，如：

吐来抗

胃复安

【急症处理】

当患者突然发作眩晕时，应立即让患者平卧休息，适当应用镇静及止吐的药物，如患者症状不缓解，或高龄、既往有高血压病史，则应考虑有脑血管病变引起的眩晕的可能，应将患者送到医院进行相应的检查及治疗。

【名医叮嘱】

1. 耳性眩晕的患者，在缓解期应注意逐渐参加活动，以提高前庭的适应能力。太极拳及气功等对预防和治疗眩晕均有良好的作用。

2. 警惕由于颅内肿瘤引起的眩晕，这种情况虽然少见，但如果患者出现面部、眼睛、舌肌的运动障碍，或视野出现缺损，伴有头痛等症状时，尤其是没有诱因，在第一次出现眩晕的症状时，应及时进行颅脑 CT 或磁共振的检查，不要擅自在家服药，以免误诊。

3. 避免主动或被动地急剧运动颈部，可减少某些由于椎动脉或颈动脉供血不足引起的眩晕的发生。

第十七节　失语症

【病证表现】

言语功能受一侧大脑半球支配，大脑半球不同的特定部位受损，就可能出现不同类型的失语症。

1. 运动性失语：为大脑的口语中枢受到损伤，多数患者为不完全性运动性失语，患者虽能理解他人语言，构音器官的活动并无障碍，但不能发音或者虽然能发出个别的语音，但不能由语音构成词句，也不能将语言排列成必要的次序，以致这些语言杂乱无章，不能令人理解。较轻的运动性失语症患者，可保留写字和默诵的能力。完全性失语时，患者完全不能用言语表达思维活动，甚至个别的字、词、音节都不能发出。

2. 感觉性失语症：患者的听觉联络区出现病变。患者听觉虽然正常，但不能听懂他人的语言所含有的意义，虽有说话能力，但词汇、语法错误紊乱，常常答非所问，并对自己的言语错误无所觉察，自发性语言常增多，但患者可能正确地模仿他人语言。轻症患者能理解日常生活常用词语短句，但不能理解较复杂的句子；部分患者可保存模仿言语、诵读、写字和口述默写的能力。

3. 失读症：患者大脑的阅读中枢出现病变，因而患者虽无视力障碍，但看到原来认识的文字符号却读不出字音，也不知道其表达的意义，失读症常常伴有失写、失算、体象障碍、空间失认等。单纯性失读症患者其他语言功能正常，可自动发言、复述口语、理解口语，但不能理解文字，所以朗读、默读能力丧失，亦不能抄写。单纯性失读症智力及计算能力正常。

4. 失写症：单纯的失写症很少发生，是由于大脑的书写中枢受损所致。患者虽能听懂别人语言，但自动书写能力丧失，默写和抄写亦不可能，给予文字的模型碎块，也不能拼凑成完整的文字。

5. 命名性失语症：又称记忆缺失性失语症，为患者命名中枢受损所致。患者言语、书写能力存在，但词汇遗忘很多，物体名称遗忘尤为显著。患者虽无法说出所见的物品的名称，但可知道这个物品的用途。

【就医指南】

失语症可能是某些疾病的后遗症，但也可能是另一些疾病的早期表现。因此，如果发现患者出现听、说、读、写的障碍时，应警惕失语症，并应带患者到医院就诊，进行相应的检查以确定是何种失语以及导致失语的原因。颅脑 CT 及磁共振对脑血管病、颅内肿瘤导致的失语有明确诊断的意义。腰穿可检查脑脊液中是否有感染的迹象，对脑炎、脑膜炎的诊断有一定的帮助。

老年痴呆症大多出现的是感觉性失语症，错语多而且比较突出。因此，当年龄较大的患者出现逐步发展的失语症，但无脑血管病的临床症状，也无肢体瘫痪，同时伴有智力及记忆力的衰退时，应注意老年痴呆症的可能。

【一般治疗】

由于失语症常由多种因素引起，因此应尽量确定其病因，再根据病因而采取相应的治疗，如脑血管病应给予脑细胞营养类药物，并扩张脑血管；脑炎或脑膜炎患者应给予抗炎治疗；老年痴呆症患者应注意生活护理等，此处不再赘述。

【名医叮嘱】

失语能否康复主要与失语的程度、类型，疾病的性质、时间以及能否进行语言功能训练等因素有关。

一般而言运动性失语对治疗反应较好，感觉性失语和混合性失语对治疗反应较差，而不完全性失语较完全性失语更易恢复。从疾病性质上来说，脑血管病及脑部感染所导致的失语比老年痴呆症所导致的失语易于恢复；出血性脑血管病引起的失语比缺血性脑血管病引起的失语预后好，恢复的可能性大。在缺血性脑血管病中，脑栓塞又比脑血栓形成预后好。

另外，失语能否康复还与患者的年龄、精神状态、文化程度、理解能力等因素有关。若患者年龄较轻，有较高的文化程度和理解能力，精神状态好，并能积极的进行语言功能训练，一般 3 ~ 6 个月可逐渐恢复。病程超过一年者，即使进行语言训练，效果也大多不理想。

语言功能的恢复主要靠锻炼，其训练的具体方法是：首先要让病人按数字顺序说话，如 1、2、3、4……或一天、两天、三天、四天……等，并应训练病人说出日常用具的名称，如书、报、笔、牙刷、茶缸等等。训练要先易后难，循序渐进。若病人能够发音后，要自己反复练习，训练说话能力。医生和家属每天要尽可能地为病人提供读书报和与别人交谈的机会，让病人在训练中不断地得到提高。而感觉性失语，因为听不懂别人说话的意思，别人就无法与他交谈，他又不能主动地进行训练，其康复就比较困难。

第十八节　抑郁症

【病证表现】

抑郁症的临床表现有：

1. 情绪低落、兴趣减退甚至丧失：患者表现为悲伤、唉声叹气、表情悲苦，眉头紧锁，即所谓的"愁眉不展"。由于情绪低落，往往会波及到患者心理活动的其他方面，患者往往是戴着灰色眼镜看世界，觉得周围的一切都死气沉沉，很难有什么事情能提起他的兴趣，就连自己以前非常感兴趣的事情，现在也毫无兴致。如一位狂热的足球迷，在患病后无论别人怎么鼓动，他对足球也不再热心。对于业余爱好广泛的人，一旦患抑郁症，其兴趣减退症状往往容易为周围人所认识。此外，即使平时很少或根本没有业余爱好的人，如果在一段时间内对工作、生活、社会交往甚至天伦之乐一概提不起兴趣，或体会不到任何快乐，也往往是抑郁症的表现。

2. 无望感和无助感：正常人对未来总是抱有希望，如学业有进步、事业有成就、生活更富足等。而抑郁症患者往往感到个人的一切都非常糟糕，觉得前途暗淡无光，一切毫无希望，患者感觉自己的状况谁也帮不了，谁也不可能使自己好起来，这是一种比较痛苦的体验，患者往往对这一症状难以表达，许多患者即使知道自己"不对劲"、"反常"，也不去就医，主要是觉得医生对自己的病爱莫能助。

3. 自我评价过低：抑郁症患者倾向于过低地评价自己。他们相信自己是弱者，是失败者，是"窝囊废"，是"不受欢迎的人"。总之，认为自己什么都不行，简直是一无是处。在此基础上，他们会产生强烈的自卑感，有的则产生自责感。

4. 活力丧失，感到生活没有意义：患者常常感到自己精力不足、虚弱，或有"力不从心"的感觉。工作常常不能按时完成，因而常会产生自己没有用的感觉。患者感到生活没有意义，活着也毫无意思，甚至感到活着就是受罪，生不如死。不少抑郁症患者有自杀意念，甚至采取自杀措施。

5. 性欲低下：无论男女，患抑郁症后大多有性欲低下症状，很多人同时伴有性功能的降低。

6. 食欲改变：多数患者进食量减少，约70% ~80%的患者表现为食欲丧失。他们即使吃饭，也往往是在完成任务或"尽义务"，因而体重减轻相当常见。但也有少数人会表现为进食量增多，因为他们把进食当成缓解焦虑的手段。

7. 睡眠障碍：据统计，约70% ~80%的患者有不同形式的睡眠障碍，常见的表现是早醒，即在清晨醒来无法再入睡，也有很多人表现为入睡困难，晚上上床后翻来覆去睡不着。同时，也有少数抑郁症患者表现为睡眠增多。

8. 多种躯体不适：抑郁症患者普遍有多种躯体不适应证状，他们往往因这些躯体不适而多次到内科、神经科或其他临床科室就诊。主诉的症状为口干、胃肠道不适、消化不良、视物模糊以及排尿疼痛等。患者虽多次就诊，经多种检查，但往往没有明显的器质性病变，因此无法明确诊断，最后才被转诊到精神科。

9. 决断能力降低：很多抑郁症患者有这样的体验：他们平时办事很有主见，从不优柔寡断，可得病后，却连一点小事（如是先烧水还是先炒菜）都拿不定主意。

10. 焦虑：约60% ~70%的抑郁症患者有焦虑或发作性的极度不安，他们忧心忡忡，老是觉得心里不踏实，担心会发生事情，同时可有心慌、多汗等表现。

【就医指南】

由于抑郁症患者很少自己前去就医，因此，若患者每天出现表情呆滞、愁眉苦脸、懒言少动、情绪低落到使患者苦恼而几乎驱之不去的程度，或因情绪低落而妨碍心理功能（如注意、记忆、思考、作抉择等）或社会功能（如上学、上班、家务、社交等）的程度，以致患者对周围事物不感兴趣，且表现持续达两周以上，此时应考虑是否患有抑郁症，并劝其去看心理医生，以便早期发现，及时治疗，避免发生意外。

【一般治疗】

1. 许多抑郁症的患者往往因各种躯体的不适（如头痛、失眠、头晕、记忆力衰退或丧失、焦虑、虚弱和精力丧失），到内科就诊而被诊断为神经衰弱，但这部分患者很可能属于抑郁症。因此，对于诊断为神经衰弱的患者，如症状反复发生，且治疗效果不好，应警惕是否有抑郁症的可能，带患者到心理医生处就诊，必要时可应用抗抑郁的药物治疗。

2. 抑郁症的自我治疗对于其病情的好转和疗效的巩固有很大的意义，因此应加以重视。自我治疗的方法有：

（1）不要给自己制订一些很难达到的目标，正确认识自己的现状，正视自己的病情，不要再担任一大堆职务，不要对很多事情大包大揽。

（2）可以将一件繁杂的工作分成若干小部分，根据事情轻重缓急，做些力所能及的事，切莫"逞能"，以免完不成工作而心灰意冷。

（3）尝试着多与人们接触和交往，不要自己独来独往。

（4）尽量多参加一些活动，尝试着做一些轻微的体育锻炼，看看电影、电视或听听音乐等。可以参加不同形式和内容的社会活动，如讲演、参观、访问等，但不要太多。

（5）不要急躁，对自己的病不要着急，治病需要时间。

（6）病人在没有同对自己的实际情况十分了解的人商量之前，不要做出重大的决定，如调换工作、结婚或离婚等。

（7）不妨把自己的感受写出来，然后分析、认识它，哪些是消极的，属于抑郁症的表现，然后想办法摆脱它。

【中药治疗】

1. 患者精神抑郁，情绪不宁，善叹息，胸胁胀痛，痛无定处，脘闷嗳气，腹胀纳呆，或呕吐，大便失常者，属肝气郁结。应予疏肝理气、解郁的方药治疗，如：

柴胡疏肝散

越鞠丸

2. 患者精神恍惚，心神不宁，悲忧善哭者，属忧郁伤神。应予养心安神的方药治疗，如：

甘麦大枣汤

【西药治疗】

1. 可选用抗精神病药，如：

舒必利

2. 可选用抗焦虑药，如：

阿普唑仑

罗拉

丁螺环酮

3. 可选用抗抑郁的药物，如：

氯丙嗪

丙咪嗪

百忧解

抗抑郁药物的选择应由医生根据患者的病情确定，怀疑患者有抑郁症时，应及时带其到医院就诊，不可自行让患者服用药物。

【名医叮嘱】

应安排好患者生活起居，生活要有规律，早睡早起。在睡前 2 ~ 3 小时内不要做剧烈运动，也不要吃太多东西或喝茶、咖啡，以免影响入睡。尽量将工作安排在白天，避免上夜班，以免打乱生活节奏。

在条件许可的情况下，每天都应安排一段时间的户外活动。注意气候变化，积极预防躯体合并症发生。饮食方面，既要注意营养成分的摄取，又要保持食物的清淡。多吃高蛋白、富含维生素的食品，如牛奶、鸡蛋、瘦肉、豆制品、水果、蔬菜，少吃糖类、淀粉类食物。注意患者精神心理卫生。要善于观察，从患者微小的情绪变化上发现其心理的矛盾、冲突等，有针对性的做心理说服、解释、劝慰、鼓励工作。选看一些电视风光片、音乐片和喜剧片。有条件的可参加一些社会活动，结交朋友，调节情绪。

坚持服药，注意观察可能出现的副作用，但不可随意增减药物。如有情况可向医生反映，更不可因药物副作用而中途停服，以免造成治疗的前功尽弃。防止发生意外。因这种病人往往有自杀企图，故不可疏忽大意。凡能成为病人自伤的工具都应管理起来。妥善保管好药物，以免病人一次性大量吞服，造成急性药物中毒。

第十九节　躁狂抑郁症

【病证表现】

躁狂郁症患者可出现躁狂或抑郁症状，其躁狂症状典型者表现为以情感高涨、思维奔逸，以及言语动作增多。

1. 情感高涨：病人表现轻松、愉快、兴高采烈，洋洋自得、喜形于色的神态，好像人间从无烦恼事。心境高涨往往生动、鲜明，与内心体验和周围环境相协调，具有感染力。病人常自称是“乐天派”、“高兴极了”、“生活充满阳光，绚丽多彩”。情绪反应可能不稳定、易激惹，可因细小琐事或意见遭驳斥、要求未获满足而暴跳如雷，可出现破坏或攻击行为，有些病人躁狂期也可出现短暂心情不佳。

2. 思维奔逸：患者的联想过程明显加快，概念接踵而至，说话声大、量多、滔滔不绝。因注意力分散，话题常随境转移，可出现观念飘忽、音联意联现象。病人常有“脑子开了窍”、“变聪明了”、“舌头跟思想赛跑”的体验。

3. 自我评价过高：在心境高涨的背景上，自我感觉良好。感到身体从未如此健康，精力从未如此充沛。才思敏捷，一目十行。往往过高评价自己的才智、地往、自命不凡，可出现夸大观念。

4. 精神运动性兴奋：躁狂病人兴趣广，喜热闹，交往多，主动与人亲近，与不相识的人也一见如故。与人逗乐，爱管闲事，打抱不平。凡事缺乏深思熟虑，兴致所致狂购乱买，每月工资几天一扫而光，病人虽终日多说，多动，甚至声嘶力竭，却毫无倦意，精力显得异常旺盛。

5. 躁狂患者食欲、性欲一般是增强的，睡眠需求减少。

躁郁症患者往往在躁狂症状出现之后，又会出现抑郁症状，其症状参见抑郁症。

【就医指南】

患者出现心境显著而持久的高扬，伴有相应的思维和行为改变，其高扬的心境，与所处的境遇不相称，可以兴高采烈，易激，甚至发生意识障碍。严重者可出现与心境协调或不协调的妄想、幻觉等精神病性症状，且有反复发作的倾向，间歇期完全缓解时，应警惕有躁狂症的可能。

若患者的心境高扬与情绪低落、思维迟缓，以及言语动作减少、迟缓相互交替出现，则应考虑患者存在躁狂抑郁症，应带患者到医院就诊。

【一般治疗】

患者症状严重,尤其是有自杀倾向时应住院,采用药物治疗。出院后患者仍应坚持服药,以防止复发。

待症状好转后,应鼓励患者多参加体育及娱乐活动。患者应进食营养丰富、清淡易消化的食物。忌烟酒,勿饮浓茶和咖啡,并保持居住环境的安静。

【中药治疗】

躁狂症的中药治疗可分为两型:

1. 患者如急性起病、情绪急躁、头晕失眠、两目怒视、面红目赤、突然狂暴无知、情感高涨、言语杂乱者,属痰火扰心。应予泻火逐痰、镇心安神的方药治疗,如:

大承气汤加减

泻心汤加减

温胆汤加减

礞石滚痰丸

2. 患者如狂病日久、病势较缓、精神疲惫、时而躁狂、情绪焦虑、紧张、多言善惊、恐惧、烦躁不眠、形瘦面红、五心烦热者,属阴虚火旺。应予滋阴降火、安神定志的方药治疗,如:

二阴煎加减

定志丸

抑郁症的中药治疗参见抑郁症一节,此处不再赘述。

【西药治疗】

1. 躁狂症患者可给予抗精神病药物治疗,如:

氯丙嗪

氟哌啶醇

氯氮平

2. 躁狂症患者可给予锂盐治疗,如:

碳酸锂

抑郁症患者的治疗参见抑郁症一节,此处不再赘述。

【名医叮嘱】

1. 躁狂症常易与精神分裂症青春型相混淆,但精神分裂症虽有兴奋躁动,但情绪不是轻松、愉快,而是喜怒无常,行为也多具有冲动性。临床上确有一些躁郁症病人具有与心境不协调的精神病性特征,但历时短暂。

2. 某些药物(如皮质激素、异烟肼、阿的平等)中毒可引起躁狂状态,服用这类药物的患者如出现躁狂症状,应加以注意,但一般停药或减药后病情可逐渐好转。此外,中毒性精神病往往伴有不同程度的意识障碍。

3. 脑器质性精神病(如麻痹性痴呆、老年性精神病)可出现躁狂状态,但往往有智能障碍,情感并非高涨,而是以欣快为主。详细地询问病史,进行躯体和神经系统检查有助于与躁郁症鉴别。

4. 躯体疾病如甲状腺机能亢进也可导致轻度躁狂状态,但患者的情感并非真正高涨,而以焦虑、情绪不稳为主,且常常伴有甲状腺机能亢进的症状和体征。

第二十节　焦虑症

【病证表现】

焦虑症分为广泛性焦虑症和惊恐发作两种类型。

1. 广泛性焦虑症:以经常或持续的,无明确对象或固定内容的紧张不安,或对现实生活中的某些问题过分担心或烦恼为特征。这种紧张不安、担心或烦恼,与现实很不相称,让患者感到难以忍受,但又无法摆脱,常伴有植物神经功能亢进、运动性紧张和过分警惕。其临床表现为:

(1)焦虑和烦恼:表现为对未来可能发生的、难以预料的某种危险或不幸事件的经常担心。如果患者不能明确意识到他担心的对象或内容,而只是一种提心吊胆、惊恐不安的强烈内心体验,称为自由浮动性焦虑。但经常担心的也可能是某一两件非现实的威胁,或生活中可能发生于他自身或亲友的不幸事件。例如,担心子女出门会发生车祸等。这类焦虑和烦恼其程度与现实很不相称者,称为担心的期待,是广泛性焦虑的最主要的症状。这类患者常有恐慌的预感,终日心烦意乱、坐卧不宁、忧心忡忡,好像不幸即将降临在自己或亲人的头上,注意力难以集中,对其日常生活中的事物失去兴趣,以致学习和工作受到严重影响。这类焦虑和烦恼有别于所谓"预期焦虑",如惊恐障碍患者对惊恐再次发作的担心,社交恐怖症患者对当众发言感到的困扰,反复洗手的强迫症患者对受到污染的恐惧,以及神经性厌食患者对体重增加感到苦恼等。

(2)运动性不安:表现为搓手顿足、来回走动、紧张不安、不能静坐,可看到眼睑、面肌或手指震颤,或患者自觉发抖。有的患者双眉紧锁,面部肌肉和肢体肌肉紧张、疼痛,或感到肌肉抽动,经常感到疲乏。

(3)植物神经功能亢进:常有心悸、心跳加快、气促和窒息感、头晕、多汗、面部发红或苍白、口干、吞咽梗塞感、胃部不适、恶心、腹疼、腹泻、尿频等症状。有的患者可出现阳痿、早泄、月经紊乱和性欲缺乏等性功能障碍。

(4)过分警惕:表现为惶恐,易惊吓,对外界刺激易出现惊跳反应,注意力难于集中,有时感到脑子一片空白,难以入睡和易惊醒,以及易激惹等。

广泛性焦虑症起病缓慢,常无明显诱因,有的患者可在一次重型抑郁发作之后发病。病程大多迁延数年之久。

广泛性焦虑症患者常同时合并其他焦虑性或情感性障碍。

2. 惊恐发作:或称惊恐障碍,以反复出现强烈的惊恐发作、伴濒死感或失控感,以及严重的植物神经症状为特点。其临床表现为:

(1)惊恐发作:典型的表现是,患者正在进行日常活动,如看书、进餐、散步、开会或操持家务时,突然出现强烈的恐惧感,好像即将死去或即将失去理智。这种紧张心情使患者难以忍受。同时患者感到心悸,好像心脏要从口腔里跳出来;胸闷、胸痛,胸前压迫感;或呼吸困难,喉头堵塞,好像透不过气来,即将窒息死亡,因而惊叫、呼救,或跑出室外。有的出现过度换气、头晕、非真实感、多汗、面部潮红或苍白、步态不稳、震颤、手脚麻木、胃肠道不适等植物神经症状,以及运动性不安。此种发作,历时很短,一般5~20分钟,很少超过一小时,即可自行缓解;或以哈欠、排尿、入睡结束发作。发作之后,患者自觉一切如常,但不久又可突然再发。

(2)预期焦虑:大多数患者在反复出现惊恐发作之后的间歇期,常担心再次发病,因而惴惴不安,也可出现一些植物神经活动亢进的症状。

(3)求助和回避行为:惊恐发作期间,由于强烈的恐惧感,患者难以忍受,常立即要求给予紧急帮助。在发作的间歇期,60%的患者由于担心发病时得不到帮助,因而主动回避一些活动,如不愿单独出门、不愿到人多的热闹场所、不愿乘车旅行等,或出门时要他人陪伴,这种患者即合并有广场恐怖症。

惊恐发作一般起病突然,并非由重大生活事件或特殊情况引起,病程呈间歇发作,一般发作间歇期精神状态正常。较重的病例,发病后可有持续数小时的激动或疲乏无力。惊恐发作病例常伴有抑郁症状,这类患者有自杀倾向,因此临床上需加以重视。

【就医指南】

当患者出现过长的焦虑持续时间,并伴有运动性不安,植物神经功能亢进和过分警惕等躯体症状,且焦虑并非器质性疾病引起;或一个月内反复出现惊恐发作,且明显影响日常活动时,应警惕患者是否伴有焦虑症,可带患者到医院就诊,由心理医生通过详细的询问来早期诊断本病。

【一般治疗】

药物治疗对广泛性焦虑症和惊恐发作都有明显效果,但心理治疗有减轻焦虑的作用。一般病例应在药物控制焦虑的基础上，适当配合心理治疗。

此外，让病人学会气功，进行呼吸调节，放松全身肌肉，意守丹田、消除杂念，对广泛性焦虑有良好的治疗作用。

鼓励患者积极参加文体活动，包括听轻松音乐、打球、跳舞等，能迅速减轻焦虑。

【中药治疗】

1. 患者情绪不稳、烦躁紧张、易激惹、肢体瘫痪、暴聋暴盲、神志不清、失眠多梦易醒、肌肉紧张、麻木、伴头晕目眩、面红目赤、口苦咽干、胸肋胀痛、便秘者，属肝郁化火。应予清热泻火、平肝安神的方药治疗，如：

泻青丸加减

天麻钩藤饮加减

2. 患者情绪不稳、烦躁易怒、惊恐悲泣、虚烦不寐、多梦、健忘多疑、肢体抖动或有强迫行为、伴五心烦热、盗汗、心悸或耳鸣、腰酸腿软、遗精、月经不调者，属肝肾阴虚。应予滋肾阴、清相火的方药治疗，如：

黄连阿胶汤加减

滋水清肝饮加减

【西药治疗】

1. 可选用抗抑郁的药物，如：

丙咪嗪

去甲咪嗪

氯丙咪嗪

2. 可选用单胺氧化酶抑制剂类药物，如：

苯乙肼

3. 可选用苯二氮卓类药物，如：

阿普唑仑

氯硝安定

氯羟安定

舒乐安定

安定

利眠宁

安他乐

4. 可选用β－肾上腺素能受体阻滞剂类药物，如：

心得安

癔症

【病证表现】

癔症的临床表现极为复杂多样，几乎可以出现绝大多数内科疾病的类似症状，一般发病急骤，尽管身体的各个器官并没有确切的器质性损害基础，但仍出现明显的感觉或运动障碍，或出现意识状态的改变。常见的主要分为以下两型：

1. 癔症性精神障碍，又称分离型障碍。

(1)情感爆发：患者在受到精神刺激后突然出现以尽情发泄为特征的临床症状。如号啕痛哭，又吵又闹，以极其夸张的姿态向人诉说所受的委屈和不快，甚至捶胸蹬足，以头撞墙，或在地上打滚，但意识障碍不明显。发作持续时间的长短与周围环境有关。情感爆发是癔症患者最常见的精神障碍。

(2)意识障碍：一般患者常表现为意识朦胧状态或昏睡，病人突然昏倒，呼之不应。此外，尚可有部分患者出现癔症性朦胧状态(表现为兴奋激动，情感丰富或有幻觉、错觉)、癔症性神游症(表现为离家出走，到处游荡)、痣症性梦行症(表现为睡中起床，开门外出或作一些动作之后又复入睡)、癔症性假性痴呆(表现为表情幼稚，答非所问，或答案近似而不正确)等类型的意识障碍。

(3)癔症性精神病：患者常出现情绪激昂，言语零乱，可有短暂的幻觉、妄想、盲目奔跑或伤人毁物，一般历时 3 ~5 日即愈。

(4)癔症性神鬼附体：常见于农村妇女，发作时意识范围狭窄，以死去多年的亲人或邻居的口气说话，或自称是某某神仙的化身，或称进入阴曹地府，说一些“阴间”的事情，与迷信、宗教或文化落后有关。

2. 癔症性躯体障碍，又称转换型癔症。

(1)感觉障碍：患者对强烈的刺激只能轻微感觉，甚至完全没有感知；或者对感觉过敏，非常轻微的局部触摸即可使患者感到疼痛异常。感觉异常，患者感到咽喉部有异物或梗阻，好似球形物体在上下移动，但咽喉部检查却无异常发现；视觉障碍，常见者为突然失明，也可有视力下降、视野缩小的表现，但眼底检查正常，双瞳孔对光反射良好，患者虽自述什么也看不见，但行走时可避开障碍物；听觉障碍，在强烈的精神因素影响下，突然双耳失去听力，但来自背后的声音可引起患者的反应，睡眠中可被叫醒，客观检查无阳性发现；心因性疼痛，在受到精神刺激后出现的剧烈头痛、背痛或躯体其他部位的疼痛，但。客观检查未发现相应的器质性病变。

(2)运动障碍：抽搐发作，常因心理因素引起。发作时常突然倒地，全身僵直，有时出现不规则抽动、呼吸急促，呼之不应，可能会伴有扯头发、撕衣服等动作，表情痛苦。一次发作可达数十分钟或数小时，随周围人的暗示而变化，发作可一日多次。瘫痪，以一个肢体及双下肢出现瘫痪较为多见，起病较急，瘫痪程度可轻可重。轻者可活动但无力，重者完全不能活动。但进行体格检查时瘫痪肢体一般无肌肉萎缩，反射正常，无病理反射。失音，患者保持不语，常用手势或书写表达自己的意见。客观检查时大脑、唇、舌、腭或声带均无器质性损害。

（3）躯体化障碍：以胃肠道症状为主，也可表现为泌尿系统或心血管系统症状。患者可出现腹部不适、反胃、腹胀、厌食、呕吐等症状，也可表现为尿频、尿急等症状，或表现为心动过速、气急等症状。

【就医指南】

16～30岁的女性患者，如果出现明显的精神或情感因素诱发的情绪极度激动、感觉或运动突然出现障碍时，应考虑有癔症的可能，应带患者到医院就诊，进行各种必要的检查，以和癫痫、肝豆状核变性、抑郁症、人格障碍、破伤风、肝昏迷前期症状等疾病引起的类型症状相鉴别，切不可仅凭由于心理因素诱发而简单地诊断为癔症，以免延误诊断及治疗的时机。脑电图对排除癫痫有重要的意义，血化验检查对破伤风、肝豆状核变性及肝昏迷都有帮助诊断的价值。

【一般治疗】

1. 应保持镇静，将病人置于安静的房间内，使之与喧闹声隔离。

2. 癔症的治疗一般以心理治疗为主，辅以药物等治疗。

3. 对患者应进行解释性心理治疗，让他知道，癔症是一种功能性疾病，是完全可以治愈的。消除患者及其家属的种种疑虑，稳定患者的情绪，使患者及其家属对癔症有正确的认识，并积极配合医生进行治疗。

此外，应引导患者认识病因与治疗的关系，给予患者尽情疏泄的机会，对发病的患者进行适当的安慰或鼓励。患者本身也应加强自我锻炼，用理智的态度处理所面临的一切，而不要感情用事，要用积极主动的姿态去克服性格方面的缺陷。

【中药治疗】

1. 患者情绪不稳、烦躁紧张、易激惹、肢体瘫痪、暴聋暴盲、神志不清、失眠多梦、易醒，肌肉紧张、麻木，伴头晕目眩、面红目赤、口苦咽干、胸胁胀痛、便秘者，属肝郁化火。应予清热泻火、平肝安神的方药治疗，如：

泻青丸加减

天麻钩藤饮加减

2. 患者精神不振、多思多虑、失眠多梦、易醒或多寐、健忘、胆怯、惊恐不安、伴心悸乏力、纳差、腹胀或便溏者，属心脾两虚。应予养心健脾、气血双补的方药治疗，如：

归脾汤加减

安神定志丸

3. 患者情绪不稳、烦躁易怒、惊恐悲泣、虚烦不寐、多梦、健忘多疑、肢体抖动或有强迫行为，伴五心烦热、盗汗、心悸或耳鸣、腰酸腿软、遗精、月经不调者，属肝肾阴虚。应予滋肾阴、清相火的方药治疗，如：

黄连阿胶汤加减

滋水清肝饮加减

【西药治疗】

癔症发作时，若病人意识障碍较深，不易接受暗示治疗时，可应用镇静药物，如：

氯丙嗪

盐酸异丙嗪

安定

【急症处理】

患者出现痉挛发作、抽搐时，可让患者卧床，并用手指掐或针刺人中、合谷、内关等穴位，可略用力，常可收到较好的效果。

【名医叮嘱】

1. 本病的预后一般是良好的，少数病人若病程很长，或经常反复发作，则治疗比较困难。具有明显癔症性格特征者治疗也较困难，且易于再发。极个别表现为瘫痪或内脏功能障碍的癔症患者，若得不到及时恰当的治疗，病程迁延，可严重影响工作和生活能力，并可因合并症而影响生命。

2. 暗示治疗。是消除癔症症状，尤其是癔症性躯体障碍的有效方法。在言语暗示的同时，针对患者的感觉障碍或运动障碍的症状，可采取相应的措施，如吸入氧气、针刺、给予注射用水或维生素 C 针剂肌肉注射。

3. 催眠疗法。利用催眠时大脑生理功能的改变，通过言语施以暗示，可达到消除癔症症状的目的。

癫痫

【病证表现】

患者发作时常常突然喊叫一声后昏倒，口吐白沫，面色苍白，牙关紧闭，四肢不断地抽搐，轻症患者 1 ~ 2 分钟后抽搐停止，经短时间的昏迷后患者上述症状可逐渐缓解，部分患者可出现大小便失禁。

癫痫大发作时，患者往往在意识丧失前的一瞬间先出现特殊感觉性的幻视、幻嗅、眩晕，一般感觉性的肢体麻木、触电感，内脏感觉性的如腹内气体上升或热血上涌感，精神性的如恐怖感、奇异感等，这种在临床上称为先兆，一般持续数秒钟，同一患者的先兆症状大多固定不变。此外，患者除了有上述的发作表现之外，还可能出现心率增快、血压升高、大汗、流涎、瞳孔散大、二便失禁甚至呼吸暂时停止，皮肤由苍白变为青紫，经3~5分钟后患者进入昏睡状态，再经过数分钟或数小时，患者方才慢慢清醒。患者对发作的经过往往不能清楚地回忆，甚至完全不知道自己发过病。

如果患者的癫痫在神志尚未恢复的时候再次发作，连续多次，则成为癫痫持续状态，患者往往伴有高热。癫痫持续状态常由于突然撤除或更换抗癫痫药物或感染等引起。由于持续癫痫，肌肉强烈而持久性收缩，可导致大脑严重损害，甚至危及生命。

也有部分患者的发作较轻，可表现为突发突止的意识障碍，可在工作、活动、进食和步行等情况下发生。患者突然动作中断、呆立（坐）不动、手中持物跌落、呼之不应，但从不跌倒，约持续5~50分钟。对发作过程不能回忆。一日发作数次至上百次不等。或表现为两侧对称性的眼睛、面部、颈部、四肢或躯干短暂的肌肉抽搐，不伴有或伴有短暂意识障碍。

【就医指南】

患者如果有反复发作的抽搐及意识障碍，应考虑为癫痫发作，并送患者到医院就诊。应注意患者初次发作的年龄、发作时的表现以及以后的发作频度、发作时间、场合，有没有先兆，哪一部位首先出现症状，发作时有无意识障碍、口吐白沫、面色青紫、瞳孔散大、大小便失禁，发作后有没有肢体瘫痪等，并在就诊时提供给医生以做诊断的参考。

癫痫大发作患者的先兆症状，常指明大脑皮质有局限性损害，因此可根据先兆症状协助定位。典型的癫痫发作可出现意识障碍、肢体抽搐的症状，但并非有类似症状的患者都是癫痫，临床上常见的癔症、脑缺血及低血糖等都可以有类似的症状，但大多也有各自的临床特点，如癔症性抽搐发作时意识清楚或朦胧，发作形式多变，往往有号哭或喊叫、面色潮红、瞳孔正常，一般没有自伤及二便失禁表现，发作大多与精神因素有关。脑缺血可出现发作性的意识障碍及抽搐，但患者常常有高血压病史，并可能出现在意识恢复很久之后仍不能恢复的肢体瘫痪。低血糖患者则常常在清晨发作，持续时间较长，心悸、手抖及出冷汗症状比较明显，发作时血糖降低，口服糖后症状可迅速地缓解。

怀疑有癫痫发作的患者应进行脑电图检查，这是诊断癫痫极有价值的辅助手段。此外，为了鉴别诊断，也应进行如血糖、颅脑CT或磁共振检查以进一步查明病因。

【中药治疗】

1. 发作期。

(1)患者有头晕头痛,胸闷等先兆症状,随即昏仆,面色潮红变紫红,渐至唇面紫暗发青,或双目上吊、牙关紧闭、手足抽搐、或喉中痰鸣、口吐清涎者,属阳痫。应予清热化痰、息风定痫的方药治疗,如:

定痫丸

(2)患者面色晦暗、焦黄或苍白,手足清冷,双眼半开半合,抽搐时发,口吐涎沫,甚至二便自遗,或仅呆木无知、不闻不见、不动不语者,属阴痫。应予温阳除痰、顺气定痫的方药治疗,如:

二陈汤加减

五生丸

2. 发作间歇期。

(1)患者神疲乏力、身体虚弱、食欲不振、大便溏薄、痰多,或恶心泛呕,或胸脘痞闷者,属脾虚痰盛。应予健脾化痰的方药治疗,如:

六君子汤加减

(2)患者平素情绪急躁,每因焦急郁怒诱发痫症,痫止后,仍烦躁不安、、失眠、口苦舌干、便秘,或痰液黏稠、咳吐不爽者,属肝火痰热。应予清肝泻火、化痰开窍的方药治疗,如:

龙胆泻肝丸

(3)患者痫症频发之后,神志恍惚、面色晦暗、头晕目眩、两眼干涩、健忘失眠、腰酸腿软、大便干燥者,属肝肾阴虚。应予滋养肝肾的方药治疗,如:

大补元煎加减

金箔镇心丸

(4)患者跌仆外伤,伤及脑髓,或长期情怀郁闷不畅,平素有昏蒙头痛,口干不欲饮,眼周、口唇发暗,痫发时尤重,口吐涎沫者,属痰瘀互结。应予行气化痰、活血化瘀的方药治疗,如:

通窍活血汤加减

【西药治疗】

可应用镇静及抗癫痫药物,如:

安定

苯妥英钠

鲁米那

卡马西平

【急症处理】

患者出现癫痫先兆时应立即令患者卧床休息,抽搐发作时应让患者取卧位,并迅速解开患者的衣服,松解裤带,将患者的下颌托起,以防抽搐发作时出现下颌脱臼。有假牙的患者,应取下假牙,并注意保护患者的舌头,可任患者的牙间垫放毛巾,以防咬伤舌头。

患者如果口中流涎较多,应将患者头转向一侧,并尽力清除口腔中的涎液,避免涎液误吸入气管造成窒息。此外,如果患者有严重的抽搐,也不应强力按压制止,以免造成患者肌肉扭伤或骨折。家中有条件时,可让患者吸氧。

患者如果为反复发作,家中有抗癫痫的药物,可令患者服药后观察。但如果发作2~4小时仍无明显缓解,或患者为首次发作者,则应立即将患者送至医院进行治疗。

患者如癫痫持续大发作,伴有高热时,应立即将患者送往医院,在送往医院的途中,应设法降低患者的体温,可将冰敲碎装入厚塑料袋中,外面裹上一层毛巾,敷于患者的额部,以降低温度,保护脑细胞。

【名医叮嘱】

1. 癫痫治愈后,切记不可突然停服药物,应有计划有步骤地进行。一般服用两种或两种以上药物者,先减其中一种,减完一种再减另外一种。

2. 患者如果有癫痫大发作,由于发作期间出现意识障碍,突然跌倒,可导致患者外伤、溺毙、触电、烧伤或引起火灾及各种意外,因此如果家中有条件,在治愈前应有专人陪护,以避免出现意外。

3. 癫痫发作常常有诱发因素,如发热、过量饮水、过度换气、饮酒、缺眠、过劳和饥饿等,因此,应尽量避免这类因素出现,以免导致癫痫发作。

4. 部分患者发作前有先兆,因此当患者出现发作的先兆时,应立即采取有效措施,让患者卧床休息,并立即服用抗癫痫药物。

第二十一节　精神分裂症

【病证表现】

精神分裂症的早期症状多种多样,一般与起病类型有关。本病起病形式不一,可慢性、亚急性或急性。

缓慢起病者,病程进展缓慢,一般很难确切估计起病的时间。早期症状以性格改变和类似神经官能症的症状最为常见。病人的精神活动逐渐变得迟钝,对人冷淡,与人疏远,躲避亲人并怀敌意;或寡言少语,喜欢独自呆坐;或者无目的漫游,生活懒散,不遵守纪律,对周围人的功告不加理睬。有的病人表现为性格反常,容易无缘无故地发脾气,不能自制,敏感多疑;或沉湎于一些脱离现实的幻想,自言自语;或无端恐惧。部分病人可表现强迫状态,怕脏,怕得病,怕说错话,怕别人看自己或毫无原因的恐惧,或表现为刻板仪式动作,此种状态可持续数月至数年。某些病人的早期症为人格解体,病人感到自己的体形变了,有的出现疑病观念,但总的来说这类早期症状不固定,时隐时现。

急性起病的病人,一般在 2 周以内发病。病人突然出现兴奋躁动,冲动毁物,行为反常,情感恐惧不安、困惑,或毫无原因的喜悦。此时病人常可伴有意识障碍。经治疗,恢复健康的病人,对此段病情有部分遗忘。在明显精神刺激下起病的患者,可以反应状态开始。病人意识模糊,情感焦虑,言语增多,并有片断妄想,妄想内容可反映精神刺激,但内容零乱,逻辑推理荒谬。

【就医指南】

当患者出现下列情况时,应注意是否有精神分裂症的存在:

1. 思维联想散漫、分裂,缺乏连贯性、逻辑性和现实性。病人的言语文字混乱、不连贯,中心思想无法捉摸,有时杜撰新词或以动作来表示旁人无法理解的意义。

2. 情感反应迟钝、淡漠,甚至对那些使常人产生莫大悲哀和亢奋的事件也无动于衷。有时病人会出现情感倒错,流着泪唱欢快的歌,笑着倾诉自己的不幸。

3. 意志活动被动、退缩,对生活缺乏积极性和主动性。病人行为消极、懒散,可长年累月不洗澡、不梳妆,或终日卧床、呆坐。有的病人其姿势任人摆布,出现蜡样屈曲。病人还可出现幻觉(幻视、幻听)、妄想、人格解体(感觉精神活动或躯体某部不属于自己)和睡空气枕头(病人卧床后,头与枕头之间保持一定距离)等。

上述情况如果严重到影响患者的生活,使其与现实不能保持恰当的接触或不能客观地评价环境事物,社会适应能力下降,或出现自知力不全甚至丧失达 3 个月时,可以诊断为精神分裂症。

【一般治疗】

对精神分裂症的患者应重点加强生活护理,随时防止患者自杀、自伤、伤人、毁物、逃走;严重兴奋者应迅速隔离并送到医院住院治疗。

【中药治疗】

1. 患者有思维松弛、情感淡漠、活动迟缓、倦怠无力、接触不良、行为退缩、有幻觉、饮食不振等症状,属痰湿内阻。应予疏肝解郁、化痰开窍的方药治疗,如:

逍遥散合涤痰汤加减

2. 患者有兴奋不安、语无伦次、面红目赤，情绪易激惹、冲动，夜间难入眠、喜冷饮等症状、属痰火上扰。应予清热化痰、镇心开窍的方药治疗，如：

温胆汤加减

3. 患者有烦躁不安、情绪不稳、言语杂乱、行为愚蠢、有幻觉、面色晦黯、女子有闭经等症状，属气滞血瘀。应予活血化瘀、理气解郁的方药治疗，如：

癫狂梦醒汤加减

4. 患者病情迁延、疲惫懒动、情感平淡、独处退缩、形瘦、颧红者，属阴虚火旺。应予滋阴降火、养血安神的方药治疗，如：

二阴煎加减

5. 患者思维贫乏、情感淡漠、懒散退缩、寡言少动、饮食量少、体虚无力、面色无华、畏寒肢冷者，属阳虚亏损。应予益气健脾、养血安神的方药治疗，如：

养心汤加减

【西药治疗】

1. 应早期应用抗精神病药，如：

氯丙嗪

氟哌啶醇

2. 缓慢发病且呈抑制状态者，可选用去抑制药物，如：

奋乃静

氟奋乃静

舒必利

【名医叮嘱】

1. 精神分裂症经过治疗，症状缓解或消失后，即进入了恢复期，此时仍需坚持服药以巩固疗效，切不可因症状明显缓解或消失而擅自停药，导致病情复发。服药时间一般至少应为 3 ~5 个月，其长短应由精神科医生根据病人的具体情况决定。患者应按时服药，并定期由家属或单位的同志陪同到医院进行复查。

2. 应培养患者愉快、乐观、积极的生活态度。鼓励患者参加体育锻炼，根据自己的体力与爱好特点参加如慢跑、做广播操、打乒乓球和羽毛球、太极拳、保健剑等项目的锻炼，以增强体质，加速康复。

3. 可鼓励患者培养或发展业余爱好及兴趣，病人可根据自己的年龄、职业、特长和兴趣与爱好而选择不同的劳动与娱乐内容，如：欣赏音乐、体育运动、集邮、书法、绘画、针织、刺绣、摄影、下棋、乐器、钓鱼以及饲养鱼、鸟、花、虫等。通过这些轻松、安全性较大的活动，能丰富病人日常的疗养生活，培养和增强病人对生活的信心和兴趣，转移和分散病人对病态思维的注意力，促使症状进一步缓解或消失。

4. 应保证患者有充足的睡眠。一般以每日 8～9 小时为宜。若患者失眠症状严重，可适量服用镇静安眠的药物。

5. 积极消除发病的诱因：长期的思想矛盾、精神创伤和痛苦的遭遇，或者突然的恶性精神刺激等，常是一些病人发病的诱因。多见于人事关系方面的因素，如工作安排不随心、与某同事和领导之间长期的思想隔阂、情绪对立等，使心情长期郁闷而导致发病。病愈后，如果病人仍然不忘往事，家属和单位的同志要耐心做好病人的思想开导和劝慰工作，设法进行调节，尽快解除病人的思想包袱和精神压力，如果仍然无效，单位应适当为病人调换工作，使其脱离原来的工作环境和人事关系，有利于患者康复。

6. 在康复期间患者如果突然出现头疼、头晕、多梦、失眠、情绪不稳、心烦意乱、爱发脾气、敏感多疑、独居离群、精神不集中、或幻听、幻视等现象，可能为精神分裂症复发，应及时到医院检查，并尽量找出引起复发的原因，给予相应的治疗。

第二十二节　恐怖症

【病证表现】

恐怖症一般常见的有三种类型：特殊恐怖、社交恐怖、广场恐怖。

患有特殊恐怖症的患者对某些通常对人们无害的事物或处境极度的害怕。例如，乘坐飞行旅行会担心飞机坠毁、路上遇到狗会担心被咬或受到攻击、在较高的楼层上时会担心自己不慎坠楼等等。这种特殊恐怖症的患者自己其实理解他的害怕是过分的和不必要的，但是却不能克服自身的情感感受。这种害怕症状通常会使患者的学习、工作或家庭生活受到严重的影响。社交恐怖常见表现为一种焦虑，患者常因害怕在社交场合（如大会发言、接见群众、与有权势的人相处、公众场合下进食及使用公共休息室等）会被轻蔑、被羞辱而感到极端的焦虑和不适，这种焦虑和不适通常持续参加社交活动的前后及活动过程中，使患者感到很不舒服，并有持续的不愉快的感觉。有时人们常将本病误认为是害羞，但害羞与社交恐怖有很大的区别。害羞的人由于缺乏与人交流的技能，与其他人相处时会可能感到非常不舒服和不自然，但是在参加社会活动的时候没有极度的焦虑，并且一般并不回避使他感到不自然的环境。而患有社交恐怖的人则在非正式或非社交的场合中，大多数时间与一些人很容易相处，只是当准备参加某些特定类型的社交活动时，患者会出现不必要的焦虑和担心。由于这种担心，使得大多数社交恐怖症患者试图避开引起恐惧或苦恼的场合，回避社交，因而常可影响到患者的事业和社会关系的正常发展。

广场恐怖症的患者通常会在某一些地方（如独自在户外，独自在家、在拥挤的人群中、在交通工具中旅行、在电梯内或在桥上）产生莫名的恐惧，害怕这一地点会发生灾难，而自己却难以逃出，因而出现惊恐发作。由于这种恐惧，广场恐怖症患者都试图回避他们所害怕的场所或原因，如不肯到拥挤的街道、商店去，因而常常影响患者的日常生活。

患有恐怖症的患者在面对他所恐惧的事物或状况时，一般都能引发焦虑的症状，包括有心跳加快、手掌出汗、呼吸急促及感觉恶心等。

【就医指南】

当患者出现对某些特定的事物或环境产生严重的恐惧，而且患者虽然自知这种恐惧并不理智却不能消除，影响了患者的生活或工作时，应考虑其患有恐怖症，应带他到医院就诊，通过心理咨询确定恐怖症的类型，并加以相应的矫正和治疗。

【一般治疗】

目前，恐怖症尚无有效的药物治疗，因此，当恐怖症影响了患者的生活时，医生通常使用被称为脱敏疗法或暴露疗法的方法对患者进行治疗，也就是认知行为治疗。这种治疗方法是在了解患者究竟对何种事物产生恐怖之后，逐渐让患者暴露于恐怖源，直到患者对这种事物的害怕和焦虑消退。放松和呼吸训练也有助于减少焦虑的症状。

【中药治疗】

1. 患者精神不振、多思多虑、失眠多梦、易醒或多寐、健忘、胆怯、惊恐不安，伴心悸乏力、纳差、腹胀或便溏者，属心脾两虚。应予养心健脾、气血双补的中药治疗，如：

归脾汤加减煎服

安神定志丸

2. 患者情绪不稳、烦躁易怒、惊恐悲泣、虚烦不寐、多梦、健忘多疑、肢体抖动或有强迫行为，伴五心烦热、盗汗、心悸或耳鸣、腰酸腿软、遗精、月经不调者，属肝肾阴虚。应予滋肾阴、清相火的中药治疗，如：

黄连阿胶汤加减

滋水清肝饮加减

3. 患者精神萎靡、倦怠少动、多卧少眠、易醒、胆怯恐惧、兴趣减低、健忘，伴形寒肢冷、纳差、腹泻、阳痿或月经不调者，属脾肾阳虚，应予温补阳气的中药治疗，如：

金匮肾气丸

理中汤加减

【西药治疗】

可在医生指导下服用抗抑郁类药物,如:

多虑平

安定

【名医叮嘱】

对于恐怖症的患者,应请合格的心理医师对患者进行积极的心理疏导,让其懂得随着现代医学、心理学的发展,消极地回避恐怖的事物或环境是没有必要的。

第二十三节 痴呆症

【病证表现】

痴呆的早期症状通常很隐匿,尤其是脑部变性疾病所导致的痴呆更不易被发现。

患者常常首先表现为工作缺乏主动性,对工作失去兴趣,忽略常规的工作,不思进取,对环境的适应能力下降,而这些改变常常被认为是劳累或厌烦所致;患者逐渐地对持久地从事某项工作愈来愈困难,不能进行需要注意力集中的工作如驾驶等,对复杂的、多步骤的工作无法完成;由于分析和领会能力的减退,患者判断时常发生错误,特别是在比较陌生的环境中;患者不能设计或制订计划,对需要进行推理与判断的活动往往回避或拖延;有时为一些无关紧要的事情而心烦意乱,对各种刺激的干扰无法忍受;工作能力下降,容易疲劳和焦虑,而且从这种精神状态中恢复过来所需要的时间也越来越长。

患者在言语方面表现为措辞困难、言语断续、口吃、语言重复、模仿语言、词汇量减少、讲话不连贯,逐渐地语言明显减少,或严重失语、缄默。

患者的动作逐渐趋向迟缓,显出精力不充沛、行动不灵活、步伐变小、步态蹒跚、不会用笔,甚至无法用餐具,最后甚至失去生活自理能力。总之,痴呆症状可以归纳为以下几个方面:

1. 记忆障碍:不能记起最近发生的事情,经常遗失东西,忘了物品放在何处,忘记赴约,无法回忆片刻之前与别人谈话的内容。有时患者用加强笔记的方法,但也不能持久。到痴呆后期,患者的远事记忆也逐渐减退。

2. 思维和判断力障碍：患者早期学习新事物的能力下降，不能掌握技术上或学术上新的进展内容，逐渐对原有的认识也模糊不清，如尚未发生言语障碍，也可在谈话中发现患者对抽象名词的概念已经含糊，以后对一般常识也呈现减退的趋向。

3. 性格改变：患者呈现原有性格特点的变化，如性格开朗者趋向浮夸，谨慎者变成退缩，勤俭者变得吝啬，少数患者性格有相反的改变。此外，卫生习惯也可发生改变，个人兴趣与社会活动范围逐渐缩小，与外界接触逐渐减少。

4. 情感障碍：患者常见轻度抑郁，表现为呆滞、退缩、不胜任感，并有模糊的躯体不适感觉，有时表现为情绪高涨和盲目的欣快感，有时患者易激惹，可有发作性暴怒和冲动的行为。

【就医指南】

当患者出现记忆障碍、思维和判断力障碍，以及性格改变和情感障碍时，应警惕患上痴呆症的可能，可将患者送到医院进行相应的检查。

颅脑 CT 和磁共振对脑血管病引起的痴呆有帮助诊断的作用，其他腰穿和血化验检查可帮助诊断脑部感染或营养、代谢障碍引起的痴呆。

治疗及名医叮嘱痴呆症的治疗与注意事项与老年痴呆症大致类似，可参见老年痴呆症一节，此处不再赘述。

第二十四节 老年痴呆症

【病证表现】

患者起病一般非常隐匿，家人和患者均不能说出起病的时间，偶尔可由于发热、手术或轻度头部外伤，或服药导致精神混乱状态而引起注意。

老年痴呆症早期多表现为敏感多疑、狭隘自私、主观固执、不顾他人、注意力不集中、做事草率马虎、墨守成规、难于熟悉新的工作，有时性格暴躁、情绪不稳，也有的行为幼稚、好似顽童。渐渐生活懒散、不爱整洁、不修边幅、食欲减退或饮食无度、白天睡眠、晚上失眠，出现睡眠倒错。由于患者年迈，而不引人注意。

以后患者逐步出现明显的智能减退、记忆障碍。记忆力逐渐减退是其主要的症状，患者很难记住小事及少用的名字，词汇减少，常不断地重复一些问题，有时刚刚讨论的事情也记不起来。当记忆障碍较显著时，其他大脑功能亦受累，由于记不起要用的词汇，可使语言中断，或书写中断。早期可保持对语言的理解力，以后逐渐不能执行较为复杂的指令，严重时患者不能讲完整个语句，最后可表现为失语。

患者的计算力也可出现类似的障碍，如搞错物品的价格，逐渐地连最简单的计算也不能做，再发展则为不能计数。

随着病情逐渐发展，患者的定向力、理解力、判断力均发生障碍。视觉空间定向障碍表现为穿外套时，手伸不进衣袖；回家时走错方向或迷路；不能描述两个地方之间的方向关系。疾病的后期，常常不会使用最常用的物品或工具。情绪迟钝或易激惹，缺乏羞耻感或出现幼稚性欣快感。少数患者出现兴奋，或有片断荒谬的妄想与幻觉。患者可能怀疑自己的年老配偶有外遇，或者怀疑子女偷他的钱财、物品。

痴呆进一步发展，幻觉妄想消失，生活不能自理，大小便失去控制，大多死于继发性感染（褥疮、肺炎）和衰竭。

一般来说，病变多为进行性的，常不易恢复或不能完全恢复。但如治疗适当，也可能使病情的发展速度减慢或使病情得到改善。

【就医指南】

60 岁以上的患者，如果出现明显的记忆力减退，常常忘记近期发生的事，无法记住人名，经常重复相同的话，无法完成平时熟练的工作，出现走失或伴有情感的明显改变时，应及时到医院就诊。

老年痴呆症目前缺乏特征性的生化检测诊断指标，主要靠临床资料、精神状态检查，可由医生通过对患者进行痴呆量表的检测而对病情进行评估。

【一般治疗】

老年痴呆症目前没有针对疾病本身的特效药物，因此，其护理尤为重要，应注意以下几个方面：

1. 穿衣：

(1)把要穿着的衣服按顺序排列。

(2)避免穿太多纽扣的衣服，以拉链取代纽扣，以弹性裤腰取代皮带。

(3)不要选择系带的鞋子。

(4)男性可选用宽松的内裤，而女性则可选用前面扣纽扣的胸衣。

2. 进食：

(1)定时进食，最好是与其他人一起进食。

(2)如果患者不停地想吃东西，可以把用过的餐具放在洗涤盆中，以提醒患者在不久前才进餐完毕。

(3)患者如果偏食，应注意患者爱吃的食物内是否有足够的营养。

(4)给患者逐一解释进食的步骤，并作示范。

(5)如有需要，可亲自喂食。

(6)食物要简单，最好切成小块，并尽量让患者食用软滑的食物。

(7)为避免患者把食物吞下而不加以慢慢咀嚼,并可能因此引致窒息,最好避免让患者同食固体及液体食物。

(8)假牙必须安装正确及每天清洗。

(9)每天安排数次喝水时间,并要注意水不可过热。

3. 患者如出现睡眠倒错导致的晚间不眠时:

(1)在睡觉前让患者先上洗手间,可避免其半夜醒来。

(2)不要让患者在白天睡得过多。

(3)给予患者轻声安慰,有助患者再次入睡。

(4)如果患者以为是日间,切勿与之争执,可陪伴患者一段时间,再劝说患者入睡。

4. 当患者出现四处徘徊时:

(1)有时患者是因为单调乏味才四处徘徊,这可能表示患者需要更多的体能活动。

(2)患者有时会自以为失去了东西而四处找寻,所以最好是把他们常用的物件放在显眼的地方。

(3)当患者要到一个新地方时,最好能有他人陪同,直至患者熟悉了新的环境和路途。

(4)尽可能避免搬家。

(5)患者外出时最好口袋里装有写着自己姓名和家庭地址、电话的卡片,当患者迷路时,有助于别人将患者送回。

5. 当患者出现暴力倾向时:

应保持镇定,尝试引开患者的注意,并找出导致暴力表现的原因,针对原因采取措施,防止类似事件再发生。如果暴力表现变频,应将患者送往医院就诊,适当予以药物控制。

6. 早期老年痴呆症的患者可试用按摩疗法:

(1)用梳子轻轻梳头,5~10次。

(2)两手擦热放鼻上,中指带动其他指,沿鼻两侧由下向上擦到额部,再轻轻向下,如此反复30次。

(3)以双手掩耳道,食指压在中指上并轻轻叩击,连续24次。

(4)用手推摩胸腹20~30次。

(5)用手揉按后颈部及侧头部20~30次。

(6)手先擦热,分别揉擦足底涌泉穴,每只脚擦50~100次。以上各法每日早晚各做1次,坚持日久,对老年痴呆症有较好的康复作用。

【中药治疗】

1. 患者有头重眩晕、步履不稳、胸闷气短、咳吐湿痰、记忆力差、计算力差、表情淡漠者,属痰湿上犯。应予健脾燥湿的方药治疗,如:

六君子汤加减

2. 患者头痛眩晕、烦躁少寐、健忘浮夸、错语喜动、情感丰富、强哭强笑者,属风痰扰神。应予息风化痰的方药治疗,如:

半夏白术天麻汤加减

3. 患者头晕耳鸣、失眠盗汗、记忆减退、定向不明、表情呆板、衣履不整、言语不利者,属精血亏虚。应予补益精血的方药治疗,如:

大补元煎加减

4. 患者头晕目眩、面色青紫、嗜睡乏力、气短健忘、定向不明、表情淡漠、言语不利者,属气虚血瘀。应予益气活血的方药治疗,如:

补阳还五汤加减

【西药治疗】

可试用改善脑代谢的药物,如:

金刚烷胺

氯酯醒

脑复新

都可喜

【名医叮嘱】

1. 研究显示,在日常休闲活动中只局限于看电视的人,患老年痴呆症的可能性较经常参加脑力游戏的人增加 2.5 倍。因此,应提倡在年轻以至中年阶段要经常进行阅读、玩拼图和下棋等智力活动。

2. 研究表明,多吃鱼和鸡蛋可以预防老年痴呆,因为这些食物中含有较高的脂肪酸,而老年痴呆症患者血中的脂肪酸处于较低的水平,因此应鼓励老年人多吃新鲜的鱼类。

3. 研究表明,摄入过多的铝(如喝含有高浓度铝的水或用铝锅做饭)会增加患老年性痴呆的危险。因此,如果条件允许,应淘汰家中做饭的铝锅。

4. 研究显示,老年痴呆症的发病可能与维生素 B_{12} 的缺乏有关,因此饮食的调理可能有助于防止老年痴呆症。富含 B_{12} 的食物有:香菇、大豆、鸡蛋、牛奶、动物肾脏以及各种发酵的豆制品等;叶酸丰富的食物是:绿叶蔬菜、柑橘、西红柿、菜花、西瓜、菌类、酵母、牛肉、肝脏和肾脏。经常而适量地摄入上述食物,对预防老年痴呆症有一定作用。

第二十五节　帕金森氏病

【病证表现】

1. 震颤：帕金森氏病的震颤多自一侧上肢手部开始，以拇指、食指和中指的掌指关节最为明显，呈节律性搓丸样动作或数银元样动作，4～6 次/秒，是由于协调肌和拮抗肌有节律的交替收缩所引起。随着病情的进展，震颤逐渐波及同侧下肢和对侧上下肢，通常上肢重、于下肢，手指最为严重，下颌、口唇、舌和头部的震颤多在病程后期出现。震颤大多数在静止状态时出现，随意活动时减轻，情绪紧张时加剧，入睡后则消失。

2. 肌肉强直：帕金森氏病患者的全身肌肉紧张度均增高。由于四肢紧张度增高，被动伸屈患者的关节时，可感觉患者盼肢体有均匀一致的阻抗，类似于弯曲铅管时的感觉，故称为"铅管样强直"。如果患者同时伴有震颤时，这种阻抗则有断续的停顿感，类似齿轮样一节一节地被屈曲，因而称之为"齿轮样强直"。除四肢肌张力增高外，面肌的张力也会增高，因而患者显得表情呆板，似戴有面具；眼肌强直，眼球转动缓慢，当注视某一运动的物体时可出现停滞，眼球追不上运动物体的现象；吞咽肌及构音肌的强直则可导致吞咽不利、流涎以及语音低沉单调，吐字含糊不清。帕金森氏病的患者站立时呈现一种特殊的姿势，低头屈背、上臂抱于胸前、手腕伸直、手指屈曲、拇指握在掌心、髋及膝关节略为弯曲。

3. 动动徐缓：帕金森氏病患者的随意运动表现为始动困难、动作缓慢和活动减少。患者翻身、起立、行走、转弯都显得笨拙缓慢，穿衣、梳头、刷牙等动作难以完成，写字对笔迹颤动或越写越小，因而称为书写过小症。走路时速度缓慢，步伐碎小，脚几乎不能离地，行走失去重心，往往越走越快呈前冲状，不能即时停步，称为慌张步态。行走对因姿势反射障碍，缺乏上肢应有的协同运动，双手无前后摆动的伴随动作。

帕盒森氏病患者常常还可有植物神经功能障碍，患者的汗液、唾液及皮脂分泌过多，可大量出汗，出汗可能只限于震颤一侧，大多数患者有顽固性便秘。本病一般不导致肢体的瘫痪或感觉麻木。

此外，帕金森氏病患者常有精神症状和智能障碍，以情绪不稳、抑郁多见，约15%～30%患者有智能缺陷，以记忆力减退，尤其是近期记忆力的减退更为明显，严重时可表现为痴呆。

【就医指南】

如果高龄患者逐渐出现手部的发抖震颤、肌肉强直及运动徐缓和不协调时，应警惕有无帕金森氏病，并应送其到医院进行检查，以区别原发或继发性帕金森氏病。

帕金森氏病患者的脑电图常可发现异常；颅脑 CT 除发现有脑萎缩外，大多没有其他改变，但可排除由于脑血管病或脑部肿瘤引起的帕金森氏综合症。检查血液中多巴胺代谢产物高香草酸和5—羟色胺代谢产物5—羟吲哚醋的含量，对临床症状不典型的帕金森氏病患者的早期诊断有帮助。

【一般治疗】

应鼓励患者量力活动，并可配合体疗、理疗。晚期患者应加强护理和生活照顾，加强营养，防止并发症，延缓全身衰竭的发生。

【中药治疗】

1. 患者头及四肢颤动、筋脉拘谨、动作笨拙、颤振，或有头晕目眩、耳鸣、失眠多梦、腰酸腿软、呆傻健忘者，属肝肾阴虚。应予滋补肝肾、活血息风的方药治疗，如：

大补阴丸加减

2. 患者肢体颤振，四肢拘谨，咽有异物，吞咽不下，口流涎液，胸肋满闷者，属气滞痰结。应予行气化痰、通络息风的方药治疗，如：

半夏厚朴汤加减

3. 也可选用滋补肝肾的方药治疗，如：

六味地黄丸

大补阴丸

天麻丸

【西药治疗】

1. 可应用抗胆碱能药物，如：

安坦

开马君

2. 可应用促进多巴胺在神经末梢释放的药物，如：

金刚烷胺

溴隐停

3. 可应用多巴胺类药物，以补充体内多巴胺的缺乏，如：

左旋多巴

美多巴

【名医叮嘱】

1. 老年人出现手部震颤应首先考虑帕金森氏病，但并非所有的手部震颤都是帕金森氏病，常见的伴有震颤的疾病有：

（1）特发性震颤：震颤虽与本病相似，但患者没有肌肉强直与运动徐缓症状，家族中可有遗传史，病呈良性，少数或可演变成震颤麻痹。

（2）老年性震颤：见于老年人，震颤细而快，于随意运动时出现（帕金森氏病的震颤多在随意运动时消失或减轻），没有肌肉强直。

（3）癔症性震颤：此类患者震颤前常有精神因素，震颤的形式、幅度及速度多变，注意力集中时加重，并伴有癔症的其他表现。

2. 即使有典型的帕金森氏病的临床症状，亦不应轻易地诊断为帕金森氏病，应警惕是否为脑血管病或脑部肿瘤所引起的帕金森氏综合症，因此患者初发帕金森氏病的症状时，应及时到医院就诊，进行相应的检查，排除其他病因所导致的帕金森氏综合症，以免延误诊断和治疗的有利时机。

3. 应用左旋多巴或复方左旋多巴期间不宜同时服用维生素 B、麻黄碱、利血平以及利眠宁、安定等。患者如有严重肝、肾，心脏功能障碍，精神病，青光眼，溃疡病时不应服用此类药物。

4. 手术疗法：适用于症状局限于一侧或一侧症状相对较重，经药物治疗无效或难以忍受药物副作用，而年龄相对较轻的患者，手术能缓解症状，但可复发，少数患者术后可引起轻偏瘫等并发症。

第二十六节　脑血管病

【病证表现】

头痛是脑血管病患者常见的症状，但各型脑血管病的头痛各有其特点。

蛛网膜下腔出血的头痛大多较突然、剧烈，先为局限性，以枕部痛为主，低头时加重，后可发展为弥漫性全头痛。

脑出血的头痛一般也多较突然和剧烈，并常随之出现呕吐、意识障碍和偏瘫。脑梗塞头痛常可伴有偏盲、失读和失认等。

因此，当原有高血压病史的患者，出现逐渐加重的头痛，尤其是伴有恶心以及喷射性呕吐时，常提示病变严重，脑组织高度水肿受压。

【就医指南】

脑血管病患者发病时常有一些特征性的症状和体征，如：突然口眼歪斜、口角流涎、说话不清、一侧肢体乏力或活动不灵活甚至瘫痪、走路不稳或突然跌倒;突然出现剧烈的头痛、头晕,甚至恶心呕吐;面、舌、唇或肢体麻木;意识障碍;全身疲乏无力。因此,有高血压、脑动脉硬化病史的患者出现上述的症状时,应高度警惕脑血管病,及时就诊。颅脑CT或磁共振对脑血管病的诊断有着重要的意义,可明确究竟是脑出血还是脑梗塞,以帮助医生明确诊断,从而给予对应的治疗。

【一般治疗】

注意饮食,保证足够的热量供给。饮食宜清淡、易消化而富有营养,可让其多吃些新鲜蔬菜、水果及豆制品。忌食过咸、过甜及辛辣、油腻等食物,并应经常保持二便通畅。部分脑血管病患者由于排尿中枢被病变波及,常可出现尿潴留,可用热水袋或将食盐炒热用布外包,放置于膀胱区热敷。若热敷无效时,可用手放在膀胱区,随着病人的呼吸由浅入深徐徐按摩,按摩的深度以病人能忍受为度。切忌用力过猛,以免引起过度充盈的膀胱破裂。

卧床不起的病人,应注意保持床褥平整清洁干燥,还应每2小时给病人翻身1次,特别注意保护骶部、髋部、肩、胛部等骨性突起的部位,以防褥疮发生。可用纱布卷橡皮条做成垫圈,垫于突起的部位。患者如已出现褥疮,且因营养不良长期不愈时,将白砂糖研为细粉,撒于疮面上,可加速愈合。

由于脑血管病患者常常有肢体瘫痪,如不及时进行康复治疗,可能因肢体长期不用而导致萎缩。因此,一般脑梗塞1周后、脑出血2周后,就应由家属或护理人员帮助患者瘫痪的肢体进行被动运动,以促进瘫肢功能恢复。运动训练应按发育顺序进行,从翻身、俯卧、支撑俯卧、爬跪至站立等。被动活动时应先活动大关节,后活动小关节。运动幅度由小到大,力求伸要伸得直,屈要屈得充分。同时,还应注意运动要缓慢而柔和,要有节律性,避免用暴力强行牵拉和做剧烈运动,以免造成关节和肌肉的损伤和引起疼痛。如果出现患者疼痛,说明运动量或运动范围太大,应适当控制。

此外,按摩可帮助偏瘫肢体恢复功能。其顺序可先从头部开始,用拇指揉摩病人头部5分钟,用手揉摩病人上肢5分钟,捻揉和活动各指关节,下肢屈曲并揉摩5分钟。按摩的时间和力量,应因人而异。年龄大和体弱者,按摩的力量要轻,持续的时间要短,每次按摩一般持续20~30分钟,每天1次,15天为一疗程。按摩时若病人出现头晕、心跳、出冷汗、气短时,要停止按摩,卧床休息。但出血性脑血管病急性期、脑栓塞患者伴有严重心功能不全者、脑血栓形成病情加重者不宜按摩。

【中药及西药治疗】

脑血管病由于其分类不同,因此选择药物各有特点,各型脑血管病的治疗详见各章,此处不再赘述。

【急症处理】

患者出现脑血管病的症状后，尤其是出现昏迷时，应尽快请医生到现场抢救。如无条件时，则应将病人送往离发病地点最近的医院。

在运送中应注意掌握正确搬运病人的方法。不要急于将病人从地上扶起，应由2～3人协同，轻轻地将病人抬到担架或平板车上，头部略抬高，防止头部过度扭曲，以减轻脑出血或脑缺血。转运途中，病人的头部应有专人保护，尽量减少摇摆、颠簸、震动，以免加重颅内出血及发生脑疝。救护车在平坦的道路上行驶时，车速不宜过快。

患者如有呕吐，应将患者头部转向一侧，给病人解开衣领、裤带，以减少对呼吸的阻力。有假牙者取出假牙。口腔内有分泌物时，要及时清除。喉头有痰液者，可用橡皮管接针管抽吸。如出现舌头后坠，呼吸鼾声大，可用手将病人的下颌托起。当病人有抽搐时，可用两根竹筷缠上软布塞入上下齿之间，以防舌被咬伤。患者有意识障碍及呕吐时，应暂时禁食，以免发生吸入性肺炎。家中如有条件，可让患者吸氧。

【名医叮嘱】

1. 由于肥胖常常导致患者体内的内分泌紊乱，且易引起糖尿病、高血压和冠心病，因此它是脑血管病的高危因素之一。由此可知，肥胖者更应注意控制饮食，加强锻炼，减少发生脑血管病的危险。

2. 部分高血压患者习惯睡前服用降压药，认为服药后血压下降，可以舒舒服服地睡一觉。但事实上，由于入睡后人体代谢机能下降，血压也自然相应下降20%，如睡前服降压药，则药物作用相加后，可使得血压大幅度下降，容易引起脑供血不足，诱发脑血管病。因此，高血压患者应避免睡前服降压药物，可将每天的末次服药，安排在睡前3～4小时。此外，服用降压药时应避免过量用药使血压突然大幅度下降或突然停药使血压大幅度反弹，因此类情况也常可诱发脑血管病的发生。

3. 患有高血压病的老年人冬季脑血管病易于发作，故应加强冬季保健。到冬季时应注意防寒保暖，预防感冒，并适当多吃些产热量高和营养丰富的食物，如瘦肉、鸡、鱼、乳类及豆制品；少吃油腻食物，低盐饮食，禁忌烟酒，并应经常保持大便通畅。适当控制情绪，避免不良刺激及精神紧张和疲劳。

4. 部分患有颈椎病的患者，增生的椎体可压迫影响供应大脑的椎动脉，容易诱发脑血管病。所以，颈椎病患者转头时动作要缓慢，枕头宜低且硬度适中，以减轻增生的椎体对椎动脉的压力，减少诱发脑血管病的可能。

5. 由于1/3的脑血管病人在5年内可能复发，且一旦复发，治疗更困难，因此有过脑血管病史的患者，治愈后亦应提高警惕。脑血管病复发时一般会出现与第

1次发病时相似的症状，因此，如患者出现与上次发作类似的头痛、头晕、视力模糊、说话不清、偏瘫及偏身感觉障碍等症状，应及时将患者送往医院。此外，在恢复期除应积极采取各种康复措施外，还应积极治疗高血压、糖尿病等脑血管病的原发病，以预防脑血管病的复发。

6. 研究证明，吸烟可使得脑血管病的发病率增高2~3倍，烟草中所含的尼古丁可使血管痉挛，心跳加快，血压升高而诱发脑出血。此外，烟中的有毒物质可使血红蛋白失去携氧的能力，使血中的含氧量明显降低，会引起脑血管和脑组织缺氧而诱发脑血栓。因此，吸烟者应尽量戒烟，以避免脑血管病的发生。

第二十七节　脑出血

【病证表现】

脑出血的患者大多有高血压病史，其发病多较突然，常于用力大便、体力活动或情绪激动时发病，可能有头晕、头痛、肢体麻木或口齿不清的前驱症状。发病后，一般病程进展迅速，严重时，在数分钟或数小时内恶化。

脑出血患者的临床表现大致分为两类：一类是全脑症状，多由脑出血后引起的脑组织水肿和颅内压升高所引起，表现为严重的头痛、呕吐（甚至可为喷射性呕吐）、意识障碍（如嗜睡、昏迷）。另一类为局灶症状，是溢出的血液在脑实质内压迫某一部位所引起的这一部位脑组织病变特有的症状，如一偏瘫、面瘫、失语及偏身感觉障碍等。

如果出血量较大，出血波及到脑室，易形成脑疝，或并发中枢性高烧、应激性消化道出血等。出现脑疝时，患者常表现为极度烦躁、剧烈头痛，随即出现双侧瞳孔不等大，甚至呼吸停止等。

此外，脑出血的患者易于并发消化道出血，出血量大时可表现为突然发生的面色苍白、出汗、脉速，血压骤降，出血量若较小可表现为呕吐物为褐色，或发病后数日内为黑便。当并发呼吸道感染时，患者可出现咳嗽、发热、憋气等症状。

【就医指南】

当一个有高血压病史的患者，被发现在活动中突然出现头痛，并很快出现呕吐及意识障碍时，应注意患者的疾病特点，如意识障碍的严重程度、反应是否消失、头痛是否剧烈、呕吐是否为喷射性、脉搏变快或变慢、呼吸是否规则、瞳孔是否放大、眼睛是否斜视或上翻、是否一侧的肢体无力、是否口角歪斜等，这些都可能是脑出血的早期症状，应立即将患者送往医院进行抢救。

颅脑 CT 和磁共振可判断是否为出血及出血的部位，有明确诊断的意义。腰穿常常可以发现脑脊液压力增高且为血性，有辅助诊断的意义。

【一般治疗】

脑出血患者一般均须安静卧床休息 3 ~4 周，在此期间应避免或减少各种刺激，严格控制探视，禁止打扰患者。在昏迷期，家属不可大声呼叫或摇动患者头部，以免加重病情。

【中药治疗】

1. 脑出血患者属中脏腑，可有突然昏仆、不省人事、牙关紧闭、口噤不开、两手握固、大小便闭、肢体痉挛，在此基础上又可分为阳闭和阴闭两型：

(1)患者同时伴有面赤身热、气粗口臭、躁扰不宁者为阳闭。应予辛凉开窍、清肝息风的方药治疗，如：

至宝丹

安宫牛黄丸

羚羊角汤加减

(2)患者同时伴有面白唇暗、静卧不烦、四肢不温、痰涎壅盛者为阴闭。应予辛温开窍、豁痰息风的方药治疗，如：

苏合香丸

涤痰汤加减

2. 患者如出现突然昏仆、不省人事、目合口张、鼻鼾息微、手撒肢冷、汗多舌萎、二便自遗、肢体软瘫者，为病危之证候，属脱症。应予益气回阳、救阴固脱的方药治疗，如：

生脉饮

参附汤加减煎服

安脑丸

【西药治疗】

脑出血属危急重症，一旦发现应立即送医院进行治疗，在到医院之前，如家中备有降压药或硝酸甘油，可让患者服用，以降低血压。

【急症处理】

怀疑患者有脑出血时，应保持冷静，立即打电话叫急救车并尽量就近就诊，避免长途奔波。同时应尽量保持患者呼吸道的通畅。患者常出现呕吐，因此，应让患者取侧卧位(仰卧位时患者容易出现舌后坠而阻塞呼吸道)，将患者的头转向一侧，取出假牙并尽力清除患者嘴中的内容物，以免因患者昏迷而被误吸入气管，造成吸入性肺炎或窒息。

在送往医院时搬运患者的过程中,应注意尽量不要摇动患者的头部,使其半卧位,并松开患者的衣扣、腰带,使其呼吸顺畅。患者如果出现发热,可用冷毛巾敷于患者的前额。患者如果有躁动不安,应注意不要让患者从床上掉下来,以免造成骨折等其他问题。

【名医叮嘱】

1. 有资料表明,高血压性脑出血的患者单纯死于出血者仅占4%,而绝大多数死于并发症。脑出血最常见的并发症是脑疝、消化道出血、肺部感染等。因此,在治疗中应严密观察,一旦发现患者出现有双侧瞳孔不等大、黑便、发热及咳嗽等症状,应及时告知医生,及时治疗,以避免病情进一步恶化。

2. 脑出血及脑梗塞同属脑血管病,但治疗措施相反。因此,一旦怀疑患者有脑血管病,应先进行颅脑CT的检查,明确诊断后再行治疗,以免造成误诊,加重病情。

第二十八节　脑血栓

【病证表现】

脑血栓形成一般起病较缓慢,从发病到病情发展到高峰,多数需要数十小时至数天。患者常在睡眠中或安静休息时发病。一些病人往往睡前没有任何先兆症状,早晨醒来时发现偏瘫或失语。这可能与休息时血压偏低、血流缓慢有关。但也有一些在白天发病的病人,常有头昏,肢体麻木无力等先兆的症状。

脑血栓形成的患者常表现为肢体偏瘫、面部瘫痪及肢体感觉减退。大多数病人神志清楚,头痛、呕吐者较少见,但若动脉主干阻塞形成大面积脑梗塞时,病情较重,常伴有意识障碍和颅内压增高的症状。部分患者会以眩晕、恶心、呕吐、复视、言语障碍、吞咽困难、饮水发呛等症状为主要表现。

【就医指南】

50岁以上的中老年人,有动脉硬化、高血压、糖尿病等病史者,在安静睡眠后逐渐出现一侧肢体的麻木或无力,且1~2日内肢体的麻木及无力逐渐加重,变为肢体瘫痪,同时可能出现面部瘫痪、口眼歪斜等,应警惕脑血栓形成,将患者送往医院进行检查。

颅脑CT或磁共振检查可显示脑梗塞的部位、大小及周围脑水肿的情况,且对与脑出血的鉴别诊断有非常重要的意义。

【一般治疗】

同脑血管病的一般治疗,参见脑血管病一节。

此外,应让患者绝对卧床休息,避免患者过度激动,防止便秘等。

【中药治疗】

1. 脑血栓形成属中经络:

(1)患者肌肤不仁、手足麻木,或突然口眼歪斜、语言不利、口角流涎、半身不遂,或兼见恶寒发热、肢体拘急、关节酸痛等症者;属络脉空虚、风邪人中。应予养血活血、祛风通络的方药治疗,如:

大秦艽汤加减

(2)患者平素头晕头痛、耳鸣目眩、少眠多梦、腰酸腿软、突然一侧手足麻木沉重、口眼歪斜、舌强语蹇,甚则半身不遂者,属肝肾阴虚、风阳上扰。应予滋阴潜阳、镇肝息风的方药治疗,如:

镇肝熄风汤加减

(3)患者突然半身不遂、偏身麻木、口眼歪斜、便干,或头晕或痰多、舌蹇者,属痰热腑实、风痰上扰。应予清热化痰、通腑的方药治疗,如:

星蒌承气汤加减

2. 也可服用活血化瘀、化痰息风、舒筋通络的方药,如:

复方丹参片

川芎嗪

醒脑再造丸

人参再造丸

中风回春片

清眩治瘫丸

通络活血丸

脑血栓丸

消栓再造丸

消栓口服液

大活络丹

华佗再造丸

【西药治疗】

可应用抗血小板聚集的药物,如:

阿司匹林

潘生丁

【急症处理】

患者如出现逐渐加重的肢体麻木及无力，应及时将其送往医院，同时注意防止下肢瘫痪造成的跌伤。患者如出现恶心、呕吐及饮水发呛时，应注意让患者侧转头部，防止将呕吐物误吸入气管，造成窒息或吸入性肺炎。

【名医叮嘱】

1. 本病应注意使血压平稳，切忌过量服用降压药，使血压过低，脑血流明显减慢，造成脑供血进一步减低。

2. 由于人体到夜间入睡后，血压会自然下降一定幅度，血流速度也随之减慢，加之患者血液黏稠，部分患者睡眠时姿势的固定侧卧，使颈部扭曲，压迫颈动脉，造成供血减少或静脉回流不畅，所以脑梗塞的患者容易于清晨发病。因此，凡具有脑血管病危险因素存在的老年人，应在睡眠前适当地喝些白开水，可在某种程度上预防脑梗塞的发生。此外，夜间睡眠姿势也应注意，防止因固定侧卧而引起颈内动脉受压。

3. 脑血栓形成的患者多以半身不遂及言语不利为主，因此，应高度重视瘫痪肢体的功能恢复，早期进行康复治疗，综合按摩、针灸、药物及被动活动，以防止肢体废用性萎缩，促进其功能恢复。

第二十九节　脑栓塞

【病证表现】

脑栓塞的患者一般起病急骤，一旦出现症状，多于数秒钟或数分钟内达到高峰。一般可以发现，患者既往有各种类型的心脏病，如风心病、心内膜炎、心肌梗塞等病史。患者的全脑症状较轻，神志多清晰或仅有短暂的意识障碍，大多没有头痛、呕吐及生命体征改变，而多表现为偏瘫、局限性癫痫、失语等。此外，患者常常伴有其他器官发生栓塞的症状，如肾动脉栓塞、视网膜动脉栓塞等。

【就医指南】

如果心脏病患者突然出现癫痫抽搐，或者很快出现偏瘫、失语、全身的感觉障碍时，而没有明显的头痛、呕吐、颈项强直时，应考虑有脑栓塞的可能，此时，应将患者立即送往医院进行检查及治疗。

进行腰穿时，脑脊液透明、内不含血。颅脑 CT 检查，可见与动脉分布一致的低密度区。脑血管造影可见血管闭塞，为利于和脑出血相鉴别；心电图及 X 光摄片有助于发现原发病变的情况；脑血管造影可明确栓塞的部位；颅脑 CT 对梗塞的部位、范围、有无并发出血也有很大帮助。

【一般治疗】

脑栓塞的患者除应绝对卧床休息外，还应注意保持营养摄入，并保持呼吸道通畅。

【中药治疗】

脑栓塞的治疗同脑梗塞，可参见脑梗塞一节。

【西药治疗】

可应用抗血小板聚集剂，以预防心内形成新血栓，如：

阿司匹林

潘生丁

【急症处理】

有风心病、心内膜炎或心肌梗塞的患者，若突然出现癫痫、抽搐，且有失语、偏瘫等情况时，应警惕血栓脱落造成脑栓塞的可能，应立即将患者送往医院。

抽搐发作时应让患者取卧位，并迅速解开患者的衣服，松解裤带，将患者的下颌托起，以防抽搐发作时出现下颌脱臼。有假牙的患者，应取下假牙，并注意保护患者的舌头，可在患者的牙间垫放毛巾，以防咬伤舌头。患者如果口中流涎较多，应将患者头转向一侧，并尽力清除口腔中的涎液，避免涎液误吸入气管造成窒息。

此外，如果患者有严重的抽搐，也不应强力按压制止，以免造成患者肌肉扭伤或骨折。家中有条件时，可让患者吸氧。

【名医叮嘱】

1. 本病的治疗应特别注意寻找栓子来源，如果患者有风心病或心肌梗塞病史，应尽量消除患者的心律失常，并注意维持患者心脏功能的稳定，以减少栓子脱落的可能。对心内膜炎的患者，则应努力控制感染，选用适当的抗生素，早期、强力进行治疗。

2. 如果为外伤或气胸导致的气检而造成的脑栓塞，应取头低左侧卧位。

第三十节　蛛网膜下腔出血

【病证表现】

蛛网膜下腔出血一般起病急骤，发病前常无先兆，少数患者在发病前 2 周内有头痛、头晕、视力改变或颈强直，部分病人为活动状态下发病。发病后患者主要表现为剧烈的难以忍受的头痛，疼痛大多为撕裂样或剧烈胀痛。头痛部位多位于后脑的枕部，也可以表现为全头痛，头痛的程度与出血量有关，出血量大者头痛剧烈。同时，由于大量的血液突然进入蛛网膜下腔，使得脑脊液的循环发生障碍，因而产生了颅内压增高，患者常伴有频繁呕吐。同时，由于血液刺激脑膜可产生颈部肌肉痉挛，使颈部活动受限，严重时可出现颈部发硬，医学上称之为颈项强直。

头痛、呕吐和颈项强直是蛛网膜下腔出血的三大主证。此外，部分病人还可出现烦躁不安、谵妄、幻觉等精神症状，或伴有抽搐及昏迷等。由于血液刺激了神经根，也常引起神经根刺激症状如腰背疼痛等。个别患者还可能会出现小便困难及尿潴留。由于蛛网膜下腔出血不影响脑实质，所以，一般不引起肢体的瘫痪。给病人作腰穿检查时，脑脊液为均匀血性，压力增高，这对确诊很有意义。

【就医指南】

当患者突然出现剧烈的头痛，且伴有呕吐，同时患者出现不同程度的意识障碍，可伴有精神症状，如躁动、谵妄、幻觉等，进行检查发现患者有颈项强直时，则应怀疑有蛛网膜下腔出血，应立即将患者送往医院。

对怀疑蛛网膜下腔出血的患者进行腰穿时可发现脑压增高，且脑脊液检查呈均匀一致性血性。若出血量多时，颅脑的 CT 检查也可见到脑沟或脑池内有高密度影，增强扫描时可见有动脉瘤或血管畸形。脑血管造影可显示动脉瘤或血管畸形。

【一般治疗】

患者应绝对卧床休息 4 ~6 周，应比脑出血更强调休息，尽量少搬动患者头部。头部可稍垫高。同时应防止情绪激动。患者家属不宜频繁探视，也不宜与患者谈论容易引起其情绪波动的话题。当患者出现头痛、烦躁、兴奋的时候，应及时应用镇静药物，如安定类。此外，应尽量避免用力的动作，如咳嗽及用力大便，患者如有咳嗽症状，可适当应用镇咳药；如有便秘，则可应用对症药物润肠通便。

【中药治疗】

1. 患者如无意识障碍，没有偏瘫时，仅表现为严重头痛，属中医头痛范畴。可用活血通窍、平肝潜阳、疏风散热的方药治疗，如：

复方羊角冲剂

龙胆泻肝丸

芎菊上清丸

天麻丸

杞菊地黄丸

2. 患者如有意识障碍或出现偏瘫，属中医中风范畴。可用活血化瘀、化痰息风、舒筋通络的方药，如：

复方丹参片

川芎嗪

醒脑再造丸

人参再造丸

中风回春片

清眩治瘫丸

通络活血丸

脑血栓丸

消栓再造丸

消栓口服液

大活络丹

华佗再造丸

【西药治疗】

可应用降压药控制血压，如：

心痛定

尼莫地平

尼卡地平

【急症处理】

蛛网膜下腔出血属危急重症，一旦发现应立即送医院进行治疗，在到医院之前，如家中备有降压药或硝酸甘油，可让患者服 1 片，以降低血压，缓解症状。

患者如有呕吐，则应将患者头部转向一侧，避免患者将呕吐物误吸入气管而造成窒息或吸入性肺炎。

【名医叮嘱】

1. 蛛网膜下腔出血的预后，主要取决于出血量的多少和造成出血的原发病。据报道，有 80% 蛛网膜下腔出血的病人，在第 1 次出血后 6 周内复发，特别是 2 周复发者更高，所以应特别警惕，在发病 2 周之内特别注意有无头痛、呕吐症状加重；且绝对不可因患者无瘫痪等症状而忽视病情，过早起床或用力大便。除采取上述的一般治疗措施及中西医治疗外，对经脑血管造影等检查证实为脑动脉瘤或血管畸形的病人，特别是年轻人，应采取手术治疗切除血管瘤，以杜绝后患，防止再复发。

2. 年龄大于 50 岁的老年人，当出现蛛网膜下腔出血时，与年轻人比较，有以下特点，应引起家属及患者足够的重视：

(1)老年人的蛛网膜下腔出血常由高血压和脑动脉硬化引起。起病比较缓慢,一般要经过几天病变的严重程度才能达到高峰,诱因不明显,而且症状不典型,容易被忽视。

(2)老年患者由于脑萎缩,颅腔内容量相对较大,当有出血发生时,颅内压增高并不明显,因此出现剧烈呕吐者相对较少。

(3)老年人蛛网膜下腔出血时,约有半数病例无明显头痛,这可能与出血量较少、出血速度较慢和老年人对头痛反应迟钝有关。

(4)年龄越大者出现蛛网膜下腔出血时,意识障碍越重。

(5)部分患者可能是以抽搐起病,而被误认为"癫痫"。

(6)老年人蛛网膜下腔出血脑膜刺激症常不明显,且以出血性休克为主,表现颜面苍白、四肢厥冷、口唇紫绀、血压下降、心率增快,但腰穿仍为血性脑脊液。

第三十一节 短暂脑缺血

【就医指南】

当50岁以上的患者,尤其是有高血压、动脉粥样硬化或糖尿病、心脏病、颈椎病史的患者,反复发作的突然性的手足无力、偏瘫或眩晕、耳鸣、面部感觉障碍等症状,且其严重程度在数秒钟或数分钟内达到高峰,但每次发作持续时间,通常为数分钟或数小时,最长不超过24小时,且发作多则每天数次,少则数月或数年1次,但每次发作的症状和体征基本相同时,应怀疑为短暂脑缺血发作,并尽快到医院就诊。

颅脑CT检查时,一般正常或仅可见腔隙性梗塞灶。

【一般治疗】

发生短暂脑缺血发作后,不可忽视,应积极防治。要在医生的指导下,适当地选用活血化瘀的中药和其他血管扩张药;应积极参加体育锻炼,如散步、慢跑、打太极拳、做气功等。但切不可从事过于激烈的活动;同时切忌过度劳累,保持生活规律化,杜绝酗酒,严格戒烟,合理安排饮食,少吃动物脂肪和高胆固醇食物,多吃大豆制品、鱼类、新鲜蔬菜和水果。此外,还应定期到医院检查血压、血脂、血糖、胆固醇、眼底、心电图及心功能,发现异常时,积极治疗。

【中药治疗】

1.患者有气短乏力、偏侧肢体麻木无力,或有轻度半身不遂、口眼歪斜、舌强语蹇者，属气虚血瘀。应予益气活血的方药治疗，如：

补阳还五汤加减

2. 患者头重眩晕、胸脘痞闷、恶心呕吐、声音嘶哑或言语蹇涩、吞咽困难、走路不稳或猝倒发作、有短暂性神志迷蒙、头重如裹者，属风痰上扰。应予健脾豁痰、平肝息风的方药治疗，如：

半夏白术天麻汤加减

3. 患者平素头晕耳鸣、视物昏花、腰膝酸软、失眠多梦、五心烦热、口干咽燥、突然眩晕、走路不稳、言语蹇涩、吞咽困难，或有肢体无力及瘫痪者，属肝阳化风。应予滋阴降火、平肝潜阳的方药治疗，如：

天麻钩藤饮加减

4. 此外，还可选用祛风化痰、活血化瘀、通络的中药治疗，如：

复方丹参片

川芎嗪片

华佗再造丸

牛黄清心丸

消栓再造丸

人参再造丸

消栓口服液

【西药治疗】

1. 应用抗血小板聚集的药物，如：

阿司匹林

潘生丁

2. 应用血管扩张药，如：

烟酸

肉桂哌嗪

尼莫地平

烟酸肌醇酯

维脑路通

【急症处理】

患者首次出现症状时，不应惊慌，令其立即卧床休息，如患者有高血压，可适当服用降压药物，并在症状缓解后带患者到医院就诊。

【名医叮嘱】

1. 对短暂脑缺血发作的患者除积极对症治疗外，还要针对病因治疗，如有高血压时，降压是必须的。有的病人高血压下降后，一过性脑缺血发作即迅速缓解。但也应注意，对老年人的降压不易太快太猛，血压迅速下降有时反而再度引起脑缺血发作，一般血压控制在140～160/90～95毫米汞柱。若因颈椎病而促使发作时，应治疗颈椎病。

2. 应提高预防短暂脑缺血发作的意识。积极防治高血压，对40岁以上的中老年人，应定期测量血压，及早发现高血压并合理治疗。同时，定期做血流变学检查，以观察血液黏度的动态改变，对高脂血症和高黏滞血症要积极治疗，并高度重视脑血管病的前驱症状，有效地控制短暂脑缺血发作。中老年人若出现原因不明的性格改变或头晕、记忆力减退、动作失调、说话含糊不清等症状，要高度重视，不可忽视。除应注意安静休息外，还应到医院就诊，进行积极有效的治疗。

第八章 皮肤疾病

第一节 疥疮

【病证表现】

发病多在冬季,可持续数周至数月,有的每到冬季复发。主要在手指缝、腕内侧、腰部、下腹部、阴囊和两大腿内侧,夜间伴有奇痒。发病时间长而没有及时治疗的,可发生患处皮肤抓痕、血痂、点状皮肤变黑、湿疹样变和局部化脓感染。婴儿或儿童可发生患处起大疱为主的大疱性疥疮;成年男性的生殖器部位可出现绿豆大硬结节,伴有剧痒的结节性疥疮。

【就医指南】

医生根据患者在特发部位、皮疹的特点和夜间剧痒的症状和周围或家人有无类似病人,一般很容易诊断。

对于慢性复发性的病人或在特殊部位的疥疮。诊断困难时需要进行针挑或矿物油刮检法。必要时做活体病理组织切片检查。

【一般治疗】

如果能及时治疗,一般一周内即可治愈。冬季常用硫磺香皂洗澡常能起到预防的效果。

【中药治疗】

本病中药治疗通常采用具有杀虫止痒的方药,如:

硫磺软膏

百部酊

【西药治疗】

优力肤软膏

疥疮药水

【名医叮嘱】

1. 因疥疮的传染性极强，发病快，若能及时治疗，一般一周内即可治愈。所以发病后应立即到医院进行治疗。

2. 药物的用法是治病的关键，有时方法不对，很容易使疥疮久治不愈，最好的方法是：

（1）治疗前洗热水澡，将药自颈部开始至脚部，无论有无疥疮的部位都要擦药，有疥疮处多擦，无疥疮处少擦，每日早晚各一次，连续3～5天。

（2）擦药期间不洗澡、不换衣。

（3）最后一天擦药停止后，换下衣服并和被褥一起热水消毒或日晒。

3. 家中或在集体居住的，有感染的应同时治疗，没有感染的，也应及时清洁消毒。

4. 治疗好后第10天应再连续擦药3天，以杀灭10天后由虫卵发育的成虫。如无新的皮损出现，才算彻底治愈。

第二节　丹毒

【病证表现】

丹毒全年都可发生，但常见于春秋两季，一般在受感染后2～5天发病。发病急，可伴恶寒、高热、头痛、恶心、呕吐、全身酸痛等症状。发作时体温可高达39～41℃。若幼儿发生可有惊厥、呕吐，病情凶险。丹毒可发生在身体的任何部位，常见于小腿、面部、头皮和婴儿的腹部。发生于小腿部位的常见足癣患者，反复发生的可出现橡皮肿。发生于面部的丹毒常见用手挖鼻者，患者通常从鼻部或耳部开始，面部肿胀。皮肤表现开始为小片灼热红斑，然后蔓延为大片高出皮肤的水肿性鲜红或紫红色斑片，光滑发亮，灼烧感，触摸感坚硬，压痛明显。严重的在红斑上可出现水疱，甚至局部化脓、坏死。

【就医指南】

开始发生丹毒时，症状一般都比较急，到医院就诊后很容易被医生诊断。

就诊后一般都要化验检查血常规和尿常规。血常规中白细胞数往往比正常高出3～5倍，中性粒细胞也有增高，少数病人的尿中可有蛋白尿及管型尿。

【一般治疗】

症状轻的病人只需口服一些抗菌素即可。

【中药治疗】

因丹毒发病，来势汹汹，临床上常外用方药辅助治疗，如：

双柏膏

四黄膏

金黄膏

玉露膏

芙蓉膏

【西药治疗】

西药治疗本病通常用大剂量抗生素，如：

青霉素

复方新诺明

红霉素

罗红霉素

增效联磺片

【急症处理】

1. 发生丹毒时，病情一般都比较急，耽误治疗可能造成严重后果，尤其是儿童，应加以重视，到医院进行住院治疗。

2. 伴有高热的病人可及时口服退热药。

【名医叮嘱】

1. 患有足癣的病人，应及时治疗足癣，同时注意足的清洁卫生，避免感染周围皮肤而引起丹毒。

2. 因手指甲中有大量病菌，挖鼻后引发头面部丹毒，应注意手部卫生和养成良好的习惯。

3. 患有糖尿病、慢性肾炎的病人应注意加强体育锻炼，提高机体的抵抗能力。

4. 皮肤擦伤或蚊虫叮咬后，应及时消毒或擦药，防止本病的发生。

第三节　脓疱病

【病证表现】

发病的部位一般在头面部、四肢暴露部位，致病菌不同，临床表现也不同。

葡萄球菌引起的脓疱病常突然发生，开始是少数散在的小红斑或小水疱，在短时间内变成脓疱,边界清楚,周围可有红晕,脓疱丰满紧胀,待脓液还有一半时,容易破裂,结黄色或灰黄色的厚痂。

链球菌引起的脓疱疮,多由溶血性链球菌引起,开始为红斑,迅速变成水疱、脓疱,疱壁薄,易破,破溃后结成蜜黄色脓痂。

脓疱病的脓疱一般在一周左右消退,但因搔抓可传染到身体的其他部位而致新的脓疱不断出现,有的病人因此出现反复不断的发病。

有的病人因体质较弱,病情会比较严重,可出现发热、畏寒等毒血症表现。少数病人可引发淋巴结炎、肾炎。

【就医指南】

根据脓疱发病的临床表现,很容易诊断,主要是避免搔抓和接触传染,及时服用抗菌素控制感染。患者进行血液常规化验时病人的白细胞总数高,半数病人的中性粒细胞高。由链球菌引起的抗“O”一般增高。脓液培养和药敏试验能准确地查清致病菌,并选用有效抗菌素进行治疗。

【一般治疗】

1. 天热季节应经常洗澡,可用杀菌的香皂,如硫磺香皂、舒肤佳等。讲究卫生是防止本病发生的有效措施。

2. 经常饮用清热解毒解暑之品,如夏桑菊、王老吉、五花茶、绿豆汤等可防止本病的发生。

3. 加强体育锻炼,增强体质是预防本病发生的关键。

【中药治疗】

1. 口服中药多选用清热解毒的方药,如:

牛黄解毒片

牛黄消炎片

黄连素片

六神丸

2. 外用中药多选用杀菌消毒的方药,如:

紫金锭

1% 樟脑酒

硫磺软膏

2% 龙胆紫溶液

【西药治疗】

1. 口服西药多选用抗菌素,如:

红霉素

青霉素 V 钾片

严迪

利菌沙

阿莫西林干糖浆

阿奇霉素

复方新诺明

2. 外用西药多选用抗菌素药膏，如：

红霉素软膏

新霉素软膏

磷霉素软膏

假单孢酸软膏

【急症处理】

1. 身体突然出现大批脓疱疮时，应隔离并消毒，尽量不要搔抓，避免传染。同时口服抗菌素，外用抗菌消炎的中西药膏。

2. 伴有发热应立即进行物理降温或服用退热药，重症病人及时住院治疗。

【名医叮嘱】

1. 因本病常发生于儿童，所以在儿童居住的地方，如幼儿园、托儿所应经常消毒，及时杀灭致病菌，保持环境清洁卫生。

2. 儿童因常爱在有砂土的地方玩耍，回家后应及时洗澡，保持皮肤清洁。

3. 发生本病时不要进入公共浴室及游泳池，应注意隔离，及早治疗，避免传染和扩散。

4. 夏季多食用清热解暑的食品，如菊花茶、绿豆汤、西瓜等。

5. 为了防止病人引发淋巴结炎和肾炎，伴有高热的病人应及时住院治疗，及时控制病情。

6. 体质弱的儿童要经常参加体育锻炼，提高自身机体对外界细菌抵抗力。

第四节 毛囊炎

【病证表现】

本病常见于头皮、面部、项部、胸背、外阴和四肢。开始在毛囊口处有针尖或米粒大的红丘疹,顶端出现黄白色脓疱,感到疼痛或瘙痒。浅毛囊炎表现为毛囊口的小脓疱,周围红,感到瘙痒或疼痛,愈后无疤痕。深毛囊炎可由小脓疱发展为较深较大的脓疱,愈后留有疤痕。

【就医指南】

本病根据皮肤有小脓点,很容易诊断,伴有发热的病人,应及时口服抗菌素。原因不明的可将脓液进行实验室检查,或做培养及药敏试验,根据化验检查的结果选择有效的治疗药物。

【一般治疗】

保持皮肤清洁,积极治疗瘙痒性皮肤病是预防和治疗本病的有效措施。

【中药治疗】

一般以清热解毒为主,常用的方药有:

牛黄解毒片

众生丸

连翘败毒丸

皮肤病血毒丸

【西药治疗】

1. 西药常用抗生素药物,如:

青霉素

红霉素

四环素

卡那霉素

林可霉素

严迪

阿齐霉素

斯皮仁诺

三维康

2. 其他外用药物,如:

碘酊

新霉素软膏

红霉素软膏

达维邦软膏

【急症处理】

脓疱数目较多并伴有发热的病人,要及时服用抗生素,控制炎症的发展。

【名医叮嘱】

1. 经常用杀菌消毒的香皂洗皮肤，如舒肤佳、硫磺香皂，可使皮肤致病菌数目减少，从而减少发生毛囊炎。

2. 加强身体锻炼，提高机体抵抗力，可以有效地防止细菌对身体的侵袭。

3. 患有糖尿病或皮肤瘙痒病的患者，容易发生皮肤毛囊炎，应要积极治疗原发病，从而提高机体免疫力。

4. 长在面部危险三角区的毛囊炎严禁用手挤压，以免脓液随血液进入颅内引起脑膜炎。

5. 不易过度剃胡须或用手拨胡须，以免引起痤疮或须部假性毛囊炎。

第五节　扁平苔癣

【病证表现】

本病主要发生于成年人。发病部位多见于手腕部、前臂、小腿外侧、腰部。大部分病人伴有口腔黏膜、舌、唇、会阴部黏膜损害。病人从发病到发展到全身一般需要2～4周，长者可达到4个月。如果皮疹发展得很快，几天内就可达到全身的，则为急性扁平苔癣。

典型患者的特点为紫红色多角形扁平丘疹，针尖至指甲大小，表面光滑如蜡样，可见白点或白纹，常伴剧痒。肥厚性扁平苔癣的皮疹为疣状增生，呈肥厚性斑块，圆形或椭圆形，表面有一层薄的鳞屑。线状扁平苔癣为扁平丘疹排列成线条状，常发生面部或上肢，如同一条抓痕，有很明显的特征。环状扁平苔癣为丘疹排列成环状，或仅有一个丘疹，中心消退，呈离心性向外扩展形成一个圆圈状。毛囊性扁平苔癣在皮肤损害的部位可出现毛囊性圆顶，中央可有棘刺状角栓，用手触摸起来有鸡皮感。大疱性扁平苔癣为扁平丘疹或正常皮肤上发生水疱或大疱，内有清澈的液体，尼氏征阳性。掌跖扁平苔癣为发生手掌和足底部位的黄色增厚的斑块或结节，许多人都误认为是摩擦而成的茧。

【就医指南】

扁平苔癣由于皮肤的特征不是十分明显，较难诊断，一般需要做活组织病理切片检查才能准确诊断，也可用直接免疫荧光检查。

【一般治疗】

60%的病人因精神压力大而使病情加重，所以要消除精神紧张情绪，积极配合医生治疗，是预防和治疗本病的有效方法。病情重者也可采用催眠疗法。

【中药治疗】

1. 临床上多采用活血化瘀的方药口服，如：

活血化瘀糖衣片

2. 外用的中成药有：

黄柏霜

百部膏

【西药治疗】

1. 西药主要用皮质激素、维生素 A 类药物，如：

强的松

强的松龙

地塞米松

维生素 A 酸

2. 外用西药软膏，如：

维生素 A 酸软膏

恩肤霜

肤轻松软膏

艾洛松

醋酸去炎松

皮炎平软膏

复方维甲酸乳膏

维特明

3. 其他疗法，如：

光化学疗法

手术切除

【急症处理】

1. 急性扁平苔癣的病人常伴有口腔溃疡、外阴溃疡的病人可用金银花、甘草煎水漱口或湿敷，并用喉风散喷涂，以免溃疡扩大而不愈合或发生感染。

2. 急性期可服用镇静剂，如安定等。

【名医叮嘱】

1. 病人大都精神压力大，思想上有一定的负担，所以要首先解除精神压力，树立战胜疾病的信心，积极配合医生进行治疗。

2. 有些病人在口腔或生殖器黏膜的部位会发生黏膜溃疡，应防止感染。同时吃食物时，要饮用清淡的食物，不要吃刺激性强的食物，以免刺激溃疡而难以愈合。

3. 皮肤瘙痒剧烈时，要用保护性的止痒剂，不要用刺激性强的外用药，同时口服抗组织胺的药物，更不能用手搔抓。

第六节　硬皮病

【病证表现】

局限性硬皮病的皮疹，可呈片状、带状或点滴状，常发生在头面部、躯干、四肢。开始是圆形、椭圆形或不规则形的淡红色或紫红色的红肿，数月后硬化，呈淡黄色或象牙色，表面光滑发亮，局部无汗无毛发，数年后可萎缩。

系统性硬皮病多发生在20～50岁，女性多见。发病初期有全身乏力、体重减轻、关节疼痛、发低烧、手部水肿等症状。最典型的是雷诺氏现象。

1. 皮肤损害：早期浮肿，发红，渐渐硬化如蜡样，有光亮。数年后可萎缩，皮肤变薄如羊皮纸。

2. 肌肉骨骼损害：多数患者有关节痛、关节变形、肌肉疼痛、消瘦无力等。

3. 内脏损害：常见吃食物时难以下咽，伴有恶心、呕吐、腹泻、腹痛、腹胀或便秘。

4. 呼吸道损害：出现呼吸困难、咳嗽。

5. 心血管损害：出现心肌炎、心包炎或心内膜炎。表现为气急、胸闷、心律失常等。

6. 肾脏损害：可有肾炎、慢性蛋白尿、高血压，严重时可导致急性肾衰。

【就医指南】

本病根据疾病特征，早期较难诊断，因此，皮肤出现红斑时应及早就诊，有利于抓住最好的治疗时机。

系统性硬皮病的病人血沉多数增快，部分病人血中可找到狼疮细胞。

长期有雷诺氏现象的人应提高警惕，必要时进行感觉值测定、特异性抗体、毛细血管镜及活体组织病理检查可确诊。

【一般治疗】

去除感染因素，加强营养，注意保暖和避免剧烈精神刺激是预防和治疗本病的关键。

【中药治疗】

中医主要有温阳散寒、补益气血、化瘀通经的方药，如：

右归丸

肾气丸

全鹿丸

十全大补丸

补中益气丸

人参养荣丸

阳和丸

复方丹参片

【西药治疗】

西医主要以改善血管微循环，降低血液黏度、扩张血管、抗炎和免疫抑制剂为主，如：

胍乙啶

甲基多巴

青霉胺

秋水仙素

积雪甙

强的松

硫唑嘌呤

环磷酰胺

【急症处理】

主要是系统性硬皮病患者，往往合并心、肾、肺和胃肠道症状而出现急症，应常备药物对症用药。可用灵芝注射液、丹参注射液、川芎嗪注射液，都有良好的效果。

【名医叮嘱】

1. 本病目前尚无太有效的治疗方法，因此要让病人树立战胜疾病的信心。积极同医生配合治疗，争取早日恢复。

2. 最好采用中西医结合治疗。

3. 因冬季天冷时，受冻的部位会出现血管收缩而缺血，出现雷诺氏现象，引起本病的发生或复发，因此，注意保暖及加强肢体的功能锻炼。

4. 劳累会使病情加重，所以重症病人避免活动，更不能进行剧烈活动，应卧床休息。

5. 急性的病人由于免疫力低下,对外界细菌和病毒的预防能力大大降低,易受病菌感染,应注意减少感染的机会。

第七节　鱼鳞病

【病证表现】

鱼鳞病有多种类型,以寻常型最为常见。一般从 1 ~4 岁开始发病,以四肢两侧及背部为好发部位,损害的程度轻重不一。

轻者仅在冬天的几个月中发生,表现为皮肤粗糙、干燥,天气转暖后即好转。

一般患者除皮肤干燥、粗糙外,在皮损部位还有半透明的细鳞屑,有时鳞屑之间有白色沟纹,呈网状。

本病患者一般无明显的不适症状,但在冬季症状较重时,可出现手足的皲裂而疼痛,随着年龄增大,可逐渐好转。

【就医指南】

根据本病发生的部位、季节和皮损的表现,很容易诊断,除与其他类型的鱼鳞病相鉴别外,一般无需病理检查。

【一般治疗】

一般患者冬季时外用油性护肤品即可。

【西药治疗】

1. 西药外用以油性、保护性或角质溶解的药物,如:

喜疗妥

尿素霜

复方维生素 A 酸软膏

维特明软膏

肤必润软膏

胆固醇霜

2. 口服西药以维生素 A 类药为主,如:

维生素 A

维生素 A 酸

迪银片

【名医叮嘱】

1. 因本病与遗传有关，目前还没有很好的根治办法，要让患者树立信心，坚持治疗，保持良好的心情。

2. 冬季是发生本病的季节，应及早外用油性、保护性药物，减轻症状。

第八节　皮肤结核病

【病证表现】

在日常生活中，常见的皮肤结核病因发病原理不同，发病的部位也不同，临床表现相差很大。

1. 寻常狼疮常发生于面部，有典型的狼疮结节，褐红色，质软，用玻璃片压近时呈棕黄色。

2. 瘰疬性皮肤结核常发生于颈部，呈带状分布，可见结节、脓肿、溃疡、瘘管、疤痕等多种损害。

3. 疣状皮肤结核常发生于四肢，中间为疣状，用物压迫时常有脓液从缝中流出。

4. 硬红斑也常见于四肢，表现为较大的皮下结节，数目不多，可有局部酸痛感。

5. 丘疹坏死性皮肤结核多发生于四肢，常表现为一群一群的坚硬的小结节，青红色或紫色，中间常坏死，尔后留有疤痕。

【就医指南】

有不少的皮肤结核病，往往不能单靠临床医生的肉眼来判断，特别是通过血液传播的皮肤结核病，在皮肤的损害中一般不易找到结核杆菌。需要通过实验室检查来确诊。

近几年有一种新的方法分子学的诊断技术，用聚合链反应快速检测结核杆菌 DNA 技术，不仅速度快，而且灵敏度高，即使有很少的结核杆菌也能测出来。

【一般治疗】

皮肤结核病同身体其他部位的结核病一样，需要注意休息，增加营养，提高身体的抵抗力，积极治疗引起皮肤结核病的原发病。

【中药治疗】

1. 根据不同部位、不同皮肤表现的皮肤结核病，选用不同的外用方药，如：

狼毒膏

蜂房膏

夏枯草膏

桂麝散

黑退散

蛇蜕膏

绿云膏

结核膏

2. 中药内服治疗皮肤结核病具有副作用小、疗效显著的优点，常用口服方药有：

内消瘰疬丸

内消连翘丸

散结灵

夏枯草膏

【西药治疗】

西药一般用抗结核药物进行治疗，常用的西药有：

异烟肼

异烟棕

对氨水杨酸

维生素 D_2

利福平

乙胺丁醇

吡嗪酰胺

乙硫异烟肼

环丝氨酸

【名医叮嘱】

1. 因皮肤结核病的发生和身体抵抗力和强弱有关，应加强身体锻炼，提高机体的抗病能力，减少结核病的发生。

2. 新生儿应及时接种卡介苗，做到及早预防。

3. 患有肺结核、淋巴结核或骨结核的病人，应积极治疗，并注意防止发生皮肤结核。

4. 中药的外用药常含有汞和砒，不能长期外用，宜间断用药，以免中毒。

第九节　念珠菌病

【病证表现】

根据白色念珠菌感染人体的部位不同,有不同的临床表现。

1. 鹅口疮:多发生于新生儿,一般在出生一周左右出现,在口腔的舌、软腭、颊黏膜、牙龈和咽喉等部位,损害为白色假膜覆在口腔黏膜之上,边缘清楚,剥去白膜,留有鲜红色的糜烂面。有患处疼痛,吞咽困难,食欲不振等症状。

2. 黑毛舌:又称抗生素舌,舌面沿中线覆以黑色厚苔,似绒毛状,表面干燥。患者多有慢性舌炎或长期使用抗生素药物史,舌面可分离出白色念珠菌或其他念珠茵。

3. 念珠菌性唇炎:常见于50岁以上的人发病,病变只发生在下唇,表现为下唇中央部位长期糜烂,色鲜红,四周过度角化。

4. 念珠茵性阴道炎:绝大多数妇女一生至少患过一次念珠茵性阴道炎。糖尿病、长期服用抗菌素、皮质激素、避孕药及怀孕妇女多发。表现为在月经前严重,外阴红肿和剧烈瘙痒,阴道黏膜有灰白色假膜,形似鹅口疮。阴道分泌物浓稠,呈黄色或乳酪样,有时有豆腐渣样的白色小块。

5. 念珠菌性角膜炎:表现为角膜溃疡、坏死,边缘隆起呈放射状浸润,严重者可引起穿孔、失明。

6. 念珠茵性间擦疹:多见于婴儿、胖人和糖尿病患者的皮肤皱折处,如颈部、背、腋窝、乳房下等部位。表现为比痱子大的、成群的、边界清楚的红斑,可有潮湿或糜烂,自觉瘙痒。

【就医指南】

有些念珠菌病如鹅口疮一般根据口腔黏膜的损害容易诊断,但有些念珠菌病不易诊断,需要对损害的部位进行实验室检查或做真菌培养,才能确诊。

【一般治疗】

对于皮肤和黏膜念珠菌感染症状轻的病人选用外用药即可。

【中药治疗】

根据发病部位的不同,可选用不同的方药外用,如:

1. 外洗的方药有:

皮肤康洗液

灭癣灵

消炎止痒洗液

2. 外涂的方药有：

硫磺霜

雄黄膏

3. 外扑的方药有：

六一散

颠倒散

二味拔毒散

冰硼散

喉症散

西瓜霜

鹅口散

锡类散

【西药治疗】

常用的外用西药有：

制霉菌素软膏

制霉菌素栓剂

咪康唑霜

【急症处理】

严重的念珠菌感染有时病情比较凶险，需要及时抗真菌处理，可用两性霉素 B 或大扶康静脉滴注。

【名医叮嘱】

1. 由于念珠菌病往往在人体抵抗力下降的情况下，破坏人体正常菌群而发病，因此，注意加强体育锻炼，增强机体免疫力，减少念珠菌致病的机会。

2. 细菌和真菌寄生在体内外的相生相克的两大类菌群，一方的破坏，必然导致另一方的大量繁殖。因此，合理适用抗菌素，以免大量的抗菌素杀灭细菌后导致念珠菌的大量增加而致病。

3. 长期应用皮质激素、免疫抑制剂和恶性肿瘤的患者若出现鹅口疮，应高度警惕呼吸道、消化道和念珠菌在全身播散的可能。

第十节　孢子丝菌病

【病证表现】

淋巴管型在临床上具有特征性的表现。发病部位常见于手、前臂、小腿等处，大多数为单侧。开始为球形、无痛能活动的结节，质硬，不与皮肤粘连。结节逐渐增大并与皮肤相粘连。先是粉红色，再变成紫红色，最后中央坏死，形成溃疡，称为孢子性下疳。持续数月后，沿淋巴管走向出现新的结节，排成串状。

固定型又叫局限性孢子丝菌病，最多见。皮肤损害固定于初发部位，不再沿淋巴管播散。典型的表现是开始为结节，后呈下疳样。

黏膜型多由吞咽污染蔬菜、水果或接触有孢子丝茵的污物引起。表现为咽喉炎、舌炎、鼻炎、结膜炎等，常伴疼痛，愈后有疤痕但较柔软。

【就医指南】

许多患有本病的病人在临床上常常以化脓性感染疾病诊治，抗菌素治疗效果不好，有的甚至多次手术切除损害部位，但不久以后又复发。

孢子丝菌与其他真菌不同，临床上一般不容易直接通过显微镜检查来确诊，只有通过培养的方法，才容易确诊。

【一般治疗】

皮肤损害部位一般不需处理。如果形成溃疡而外涂一些新霉素软膏即可。

【西药治疗】

西药一般以碘化钾首选，有特效，其他抗真菌口服的药物也可选用，如：

疗霉舒

两性霉素 B

三维康

大扶康

斯皮仁诺

【名医叮嘱】

1. 进行农务劳作时，注意尽量避免身体划伤，如果皮肤有损伤，应及时用紫药水、红汞消毒，减少感染的机会。

2. 遇到肢体有抗菌素久治不愈的溃疡或手术后又复发如原来的结节，应高度怀疑本病，并及时做检查，明确诊断，以免延误治疗。

3. 经过治疗，皮疹消退后，应再坚持服药至少 1 个月，以彻底将孢子丝菌杀灭。

第十一节　疣

【病证表现】

寻常疣常被人们称之为“刺瘊”、“瘊子”。好发于青少年或儿童的手背及手指，也可发生在任何年龄和身体的任何部位。开始为针头大小，光滑、发亮、半透明状的扁平状皮疹，渐渐增大，经过几十天以后，可长至豌豆大或更大，表面粗糙不平，呈灰色、黄褐色。一般没有不适症状，有的人会出现瘙痒，抓破后易出血，并导致向全身其他部位传染。有一半以上患者可在两年内自愈。

扁平疣常好发于青少年，一般都是突然大批出现在面部或手背部，从米粒大到黄豆大的扁平状皮疹，表面光滑，质硬，呈淡褐色或正常皮肤颜色，圆形或椭圆形，一般无自觉不适症状，个别感瘙痒。常因搔抓或在洗澡时搓洗而传播。

跖疣是发生在足底的寻常疣，通常被人们误认为是“鸡眼”。一般发生在足底受压部位，多数开始为一个，呈灰褐色，周围高，中间低而呈黑色刺状，易出血，常在受压时感到疼痛，可自愈。

【就医指南】

发生身体某个部位有单个或多个疣时，一般不需做任何检查就很容易被医生诊断，如果不能确定是否为疣时，可以取一皮疹进行病理检查。

【一般治疗】

常用冷冻疗法、电灼疗法、激光治疗、刮匙剔刮等直接破坏疣体的疗法。

【西药治疗】

1. 外用药物

酞丁胺霜

酞丁胺二甲基亚砜涂剂

5－氟尿嘧啶软膏

维生素 A 酸酯

福尔马林溶液

冰醋酸溶液

2. 口服药物

甲氰咪胍

吗啉胍

氧化镁

乌洛托品

左旋咪唑

【名医叮嘱】

由于疣通常是接触传染，病毒在传播途径中呈播种式传染，因此在我们发现有寻常疣、扁平疣、跖疣时：

1. 首先要避免搔抓和搓洗，避免疣在自身传播。

2. 疣在破损后要及时消毒，避免感染。要在医院里进行消毒处理，不要擅自将其弄破，以免病毒传染到自身的其他部位或别人。

3. 由于人体在自身免疫低下时易发生大面积疣，应注意自己近期身体状况，及时到医院检查身体。同时加强锻炼身体，提高自身免疫力，增强防病抗病能力。平时注意锻炼身体和养成良好的生活习惯和作息习惯，避免过度劳累而致身体免疫力下降。

第十二节　单纯疱疹

【病证表现】

本病好发于面部皮肤与黏膜交界的地方，如口角、唇周、鼻孔周围。开始时感患处灼热疼痛，皮肤发红，很快出现群集性水疱，数目一般在几到十几个不等。疱内液体清，部分病人伴发热。水疱一般一周左右结痂，开始愈合。有的病人每隔一段时间就会再次复发。

复发型患者常在发热、感冒后几天内发病，可能是身体抵抗力下降而使潜伏静止的病毒复制、增多而发病。

发生于生殖器和肛门的疱疹常因不洁性交引起，属性传播疾病，在这里就不介绍了。

【就医指南】

单纯疱疹在日常生活很常见，也很容易诊断，但有时需要与带状疱疹区别开来，如果是新生儿感染或水痘样疱疹，需要通过化验检查来确诊。

【一般治疗】

一般病情轻的患者可在疱疹上涂些以吸收干燥、防止继发感染的药物如龙胆紫即可。

【中药治疗】

1. 口服常选用一些具有调整人体免疫机能或抗病毒的方药，如：

复方板蓝根片

板蓝根冲剂

抗病毒口服液

牛黄解毒片

连翘败毒丸

2. 外用方药常用的有：

龙胆紫溶液

樟脑酒

黄连膏

青黛油

【西药治疗】

口服西药一般抗病毒及免疫治疗的药物，如：

病毒灵

丽珠克毒星

盐酸阿昔洛韦

盐酸万乃洛韦

盐酸庚昔洛韦

无环鸟苷片

左旋咪唑片

外用西药则以干燥、抗菌、抗病毒的药膏，如：

新霉素软膏

无环鸟苷霜

疱疹净

酞丁胺霜

【急症处理】

1. 发生面积较大、水疱较多的患者，可肌注干扰素、胎球蛋白、人血清丙种球蛋白和人体免疫球蛋白。

2. 新生儿一般病情较急、重，可选用转移因子肌注。

3. 发高热的病人要及时服用退热药。

【名医叮嘱】

1. 因感冒后，人体的防御机能常下降，应注意避免感染单纯疱疹病毒。以前发生过感染的病人，发生感冒后，应及时服用抗病毒药。

2. 常反复发作的病人，应加强身体锻炼，提高机体的免疫力。若有复发前兆时，可单剂一次口服较大剂量的抗病毒药，如无环鸟苷，可有较好效果。

3. 在本病发作期间，应避免传染给他人。医务人员在给患疱疹的病人处理患处时，也应注意自我保护。

第十三节　带状疱疹

【病证表现】

本病好发于春秋季节，初起时患部往往有瘙痒、灼热和疼痛的感觉，有时还伴有全身不适、发热、食欲不振等前期表现，带状疱疹病毒常常在初次原发感染后表现为水痘，通常在儿童期出现。再次或继发感染后即为带状疱疹，水痘发作时，会发生刀割般的疼痛（神经痛），并会在病原神经的皮肤上引发水痘似的疹子。不断有新疹出现，新旧疹群依神经走行分布，排列呈带状，疹群之间皮肤正常。水痘形似大米粒至黄豆粒大小，密集成群，外周红晕，水痘初期透明，而后混浊，呈灰色或灰褐色，破溃后会结痂而痊愈。

带状疱疹影响到颜面神经，患者会发生颜面麻痹；如果影响到眼睛，角膜会受损。老年人易并发恶性肿瘤和脑炎，所以老年患者应引起医生和家属的注意。

【就医指南】

带状疱疹一般可通过临床症状就可作出诊断，为了更准确的诊断和与其他疾病进行鉴别，可做皮肤活组织病理检查，必要时做胸部 X 线和心电图检查。

【一般治疗】

最简单的处理方法就是用龙胆紫药水涂在疱疹的表面，待疱疹干燥、结痂。

【中药治疗】

首选清热解毒类方药，如：

消炎解毒丸

六神丸

灵猫香六神丸

板蓝根冲剂

穿心莲片

紫金锭

【西药治疗】

1. 常用的镇痛药物有：

颅痛定

安乃近

阿司匹林

2. 抗病毒治疗，选择药物有：

阿糖胞苷

无环鸟苷

肌肉注射聚肌胞

3. 其他类药物，如：

(1)激素类药物，如皮质类固醇激素可抑制炎症和浅神经节的炎症后纤维化。在急性期用药可减少后遗神经痛。但有可能使病毒扩散，应合理应用。主要用于老年体健者预防后遗神经痛和严重患者如出血型、坏疽型、泛发型，最好能在起病后 7 天内应用。

(2)维生素类药物，如：

维生素 B_1

维生素 B_{12}

维生素 E

(3)做局部治疗可选用：

炉甘石洗剂

1% 新霉素软膏

1% 庆大霉素及生理盐水湿敷(糜烂者可用)

(4)眼部病变尽早应用眼药水滴眼，如：

疱疹净

无环鸟苷

【急诊处理】

1. 疱疹局部面应保持清洁、干燥，切勿挑破水疸，应让其逐渐被组织吸收。若水疸破裂，要及时清洗，避免发生感染。

2. 患处应涂上抗菌素软膏和龙胆紫后包扎，减少摩擦，防止感染。

3. 痛疼剧烈时应口服镇痛药，如氨酚待因片、曲马多等。

【名医叮嘱】

1. 尽力将患处露出来,不可用皮质激素软膏外涂。

2. 病人应多休息,保持室内空气新鲜,有利于疱疹结痂痊愈。

3. 患者大便干燥时,应多吃水果,如香蕉等。

4. 本病有传染性,如果护理人员接触到病人疱疹中流出的液体,应及时用肥皂水洗掉或用 5% 的来苏水溶液浸泡双手。

5. 病人如有发烧、全身不适等症状时应尽早住院治疗。

6. 患病期间应禁食刺激性的食物,宜食用新鲜的蔬菜、水果及鸡蛋、奶粉、豆制品等营养丰富的食物。

第十四节　痤疮

【病证表现】

痤疮常发生于 17 ~ 18 岁的青年,也有早发的病人。一般发生在面部,也有发生在胸背部的。寻常型痤疮最为常见。开始为在毛囊口的圆锥形丘疹,顶端黄白色,若有黑色素沉积的可有黑头,用手挤压可挤出头部黑色,体部呈白色半透明的脂栓。

聚合性痤疮是寻常性痤疮由于合并感染可形成米粒至豌豆大小的红丘疹或脓疱,附近数个脓疱聚合起来可形成大囊肿、结节,呈紫红色,破溃后流出恶臭的脓液或黄色液体,形成凹陷性的疤痕或瘘管。病情顽固,多年不退。

【就医指南】

痤疮是生活中常见而又容易诊断的皮肤病,严重影响人的美观,随着生活水平的提高,患者往往有急于治愈的心情,只要经正规的治疗,往往能起到良好的效果。

由于引起痤疮的原因有很多,就诊时应到正规医院,查清原因,如通过涂片或培养可查明是否有细菌或真菌感染,以便对症治疗。

【一般治疗】

保持良好心情,青春期注意低脂饮食,油性皮肤的人经常清洁面部等,都是预防和治疗痤疮的有效措施。

【中药治疗】

治疗痤疮总的原则是滋阴泻火、清肺解毒、凉血活血,常用的方药有:

复方珍珠暗疮片

连翘败毒丸

皮肤病血毒丸

排毒养颜胶囊

【西药治疗】

1. 痤疮主要是应用抗生素、维生素和抗雄性激素类药，如：

四环素

红霉素

美满霉素

灭滴灵

替硝唑

乙烯雌酚

13 顺式维生素 A 酸

硫酸锌

斯皮仁诺

三维康

2. 常用的外用药物有：

红霉素软膏

必麦森凝胶

碧宁

达维邦软膏

复方维甲酸软膏

20% 壬二酸软膏

痤疮平

珊拉娜痘胶膏

【急症处理】

临床上常见有的患者在用外用药后出现急性过敏现象，按急性过敏性皮炎处理。

【名医叮嘱】

1. 为预防和治疗痤疮，要少食甜食、多脂及辛辣带刺激的食物，不要饮酒，多吃新鲜蔬菜和水果。

2. 青春期的青年要保持情绪稳定，即使发生了痤疮，也不要苦闷，求治心切，切忌乱用药物治疗。

3. 易患痤疮的部位应保持清洁卫生。注意不要用手挤压。

第十五节　湿疹

【病证表现】

急性湿疹发病急，主要表现为对称性的皮肤红斑、丘疹、水疱和糜烂、渗液、瘙痒等。亚急性湿疹多由急性湿疹演变而来，皮疹表现以丘疹、鳞屑和痂皮为主，仅有少数水泡或糜烂。慢性湿疹多由急性湿疹或亚急性湿疹演变而来，主要表现为皮肤增厚，色素加深，粗糙脱屑。一般只局限于身体的一个部位，不向外发展，刺激性饮食或精神受到刺激时易复发。

【就医指南】

湿疹一般通过临床表现容易诊断，但有时，湿疹的三个分期因用药可能不会很明显，应根据情况判断。经常反复发作的人可以通过斑贴试验查出过敏源。

【一般治疗】

症状轻的患者外用一些皮质类固醇激素药膏即可。

【中药治疗】

1. 常用口服的方成药有：

防风通圣丸

龙胆泻肝丸

龙胆泻肝片

2. 外用方药有：

皮肤康洗液

创灼膏

肤痔清

【西药治疗】

1. 抗组织胺脱敏疗法，常用药物有：

扑尔敏

安太乐

赛庚啶

息斯敏

敏迪

赛特赞

仙特敏

克敏能

新敏乐

2. 镇静剂

溴化钠

冬眠灵

3. 外治疗法。

(1)急性期宜湿敷,如:

1:8000 高锰酸钾溶液

3% 硼酸溶液

2% 雷锁锌溶液

(2)亚急性期宜用糊剂,如:

3% ~5% 糠馏油糊剂

氧化锌糊剂

煤焦油液

(3)慢性期可用皮质激素外用,如:

恩肤霜

肤轻松软膏

艾洛松

醋酸去炎松

皮炎平软膏

皮炎宁酊

【急症处理】

1. 急性湿疹如伴有感染或发热时,要及时服用抗生素,避免加重病情。

2. 急性湿疹的水疱及糜烂面只能湿敷,不能乱用药膏。

3. 有剧烈瘙痒的病人可适当口服镇静药。

【名医叮嘱】

1. 在湿疹治疗期间,应注意饮食调理。避免各种刺激,外界的诱发原因有搔抓、摩擦、肥皂洗、热水烫、用药不当等;自身的原因有饮用浓茶、咖啡、酒类或食用辣椒、鱼、虾、蟹,甚至牛奶、鸡蛋等也可导致湿疹发作。

2. 有些病人喜欢用热水冲洗患处,但冲洗后只是一时的减轻瘙痒,尔后湿疹会越来越重,因此外洗时不要热洗,要用冷敷的方法。

3. 糜烂渗液处不要用粉散剂覆盖。因粉散剂覆盖后会结成痂,这样很容易在皮痂下合并细菌感染。

4. 严重而多发的湿疹病人可选用皮质激素类药口服。但一定要在医生的指导下用药。

5. 要保持愉快心情，解除思想顾虑，树立信心，与医生充分合作，可达到事半功倍的效果。

第十六节　荨麻疹

【病证表现】

本病临床表现突出特点是突发局部或全身大小不一的风团，突起皮肤表面，剧烈瘙痒，抓搔后风团增多、变大。有时风团起得快，消退得也快，且退后不留痕迹。严重者可伴有发热、恶心、呕吐、腹痛腹泻、胸闷心悸、面色苍白、呼吸困难。

急性荨麻疹一般起病急，病程在 5 个月以内，可反复发作，若治疗不当可转为慢性荨麻疹。慢性荨麻疹是风团反复发作超过 3 个月以上者。

寒冷性荨麻疹是全身受冷，或进食冷的食物和饮料后发生，冰块实验阳性。

日光性荨麻疹以女性较多见，暴露在日光下数秒后发病，患者被动转移试验阳性。

压迫性荨麻疹是在较重或较久的压迫 4 ~ 6 小时的情况下发生，多伴疼痛。常见在拍手和手工操作后或穿紧身衣的身体部位出现。

【就医指南】

1. 根据发病的原因，风团发生和消退的特点，一般不难诊断。

2. 寒冷性荨麻疹患者要及时到医院进一步化验检查，排除肿瘤或其他疾病。

3. 若血液化验嗜酸性粒细胞增多往往提示肠道有寄生虫。可以化验大便常规，检查是否有寄生虫的虫卵。

4. 发病原因不明的可到医院做斑贴试验，查出过敏源。

【一般治疗】

分析并查找发病原因，及时去除病因是治疗和预防荨麻疹的有效方法。

【中药治疗】

常用口服的中成药有：

防风通圣丸

龙胆泻肝丸

外用中药一般较少，常用的有：

炉甘石洗剂

【西药治疗】

西医治疗本病药物较多。

1. 抗组织胺脱敏疗法，常用药物有：

扑尔敏

安太乐

赛庚啶

息斯敏

敏迪

赛特赞

仙特敏

克敏能

新敏乐

2. 使用肾上腺皮质激素，如：

强的松

地塞米松

氢化可的松

得宝松

3. 其他药剂，如：

组胺球蛋白

抑肽酶

葡萄糖酸钙

氯化喹啉

利血平

维生素 K

4. 外用西药可用止痒溶液，如：

止痒酊

1. 发生急性荨麻疹出现头昏、胸闷、呼吸困难、腹痛等症状时，迅速去除致病因素，立即到就近医院治疗。

2. 症状较重时可立即口服强的松 30～40 毫克，普鲁卡因、维生素 C 注射液静脉注射。精神紧张者，可服用安定等镇静剂。

【名医叮嘱】

1. 对过敏性体质的人，迅速找出致病的原因并去除是十分重要的，要远离已知过敏的东西，避免接触后发生急性荨麻疹。

2. 急性荨麻疹要及时治疗，避免转为慢性。治疗期间要忌口，不吃海鲜、牛羊肉和辛辣食物。

3. 症状较轻的患者可自服药物治疗。症状严重的，或有休克体征的要及时到医院就诊。

第十七节　头癣

【病证表现】

不同癣菌引起的头癣表现不一样。

黄癣常在儿童时即发病，头部发病的地方呈蜜黄色的痂，有鼠臭味，手捏像豆腐渣一样，易碎，自觉剧痒。病程多为慢性，久治不愈，严重时整个头部都有一层白色厚痂。

白癣只感染儿童，表现为开始头皮上红色小丘疹，很快变成白色癣屑斑。头发离头皮 2 ~4 厘米处均匀一致地折断，如收割后的稻田，感剧烈瘙痒。

黑癣可发生于儿童和成年人，多由儿童时发病，病程慢性，多年不愈。开始为头皮出现散状的点状鳞屑斑，病发贴紧头皮处折断，留下黑色的小点，所以又叫黑点癣。

【就医指南】

患有头癣的初期有时难以判断，典型和发病时间长的病人，一般根据头部和头发的损害和外观的颜色，很容易诊断。

为确定为哪一种真菌感染，需要通过医院化验、午氏灯试验或培养后确诊。

【一般治疗】

将头发剃光和拔除患处的病发，保持头部卫生是预防和治疗头癣的有效方法。

【中药治疗】

中药一般采用直接外涂杀虫的中药膏的方法，常用的中药膏有：

一扫光

雄黄膏

硫磺软膏

大蒜软膏

【西药治疗】

西药常用抗真菌的外用药膏，如：

碘酊

咪康唑霜

通常在外用药的同时，口服抗真菌的西药，如：

灰黄霉素

酮康唑

伊曲康唑

疗霉舒

三维康

大扶康

斯皮仁诺

【名医叮嘱】

1. 由于头癣具有传染性，且易发生在儿童，因此应重点对儿童做好预防工作，注意头部的卫生。

2. 发现有头癣的病人及时隔离和治疗，头癣患者用过的与头部有关的生活用品要进行高温消毒。

3. 理发店的用具要经常消毒，尽可能做到一人一次一消毒，对于不具备消毒卫生条件的简易理发场所，尽可能不要去理发。

4. 猫狗宠物的皮毛应定期检查，一旦发现有癣时，应及时处理，以免传给家人。

第十八节　手癣

【病证表现】

发生手癣的病人非常多，在医院皮肤科是最常见的皮肤病之一。

水疱鳞屑型的病人起病多为单个手掌，特别是掌心最易发生，有的是从食指、无名指或戴戒指的部位开始发病。起初为针头大小的水疱，内含清澈的液体，水疱聚集或分散，感到奇痒，可逐渐变成慢性，直到发展到全手掌和对侧手掌。

角化鳞屑型一般由水疱鳞屑型发展而来，患者多有几年到几十年的手癣病史，常双侧手掌都有，皮损没有水疱，而是掌面弥漫性发红增厚，皮肤粗糙，干裂，常一层一层脱皮，冬季则出现裂口出血，难以治愈。

【就医指南】

根据手癣的临床表现，初发时易诊断，发病时间长的病人常有炎性表现，易与皮炎混淆。较难诊断时，在医院实验室常用取一点皮损在显微镜下查菌丝的方法，具有时间快、诊断准确的特点。

【一般治疗】

初发手癣的病人一般不需口服药物，外用抗真菌药即可很快治愈。

【中药治疗】

中药一般以外用杀虫方药，如：

创灼膏

肤痔清

鹅掌风药水

【西药治疗】

西药以杀真菌的外用药膏，如：

克霉唑软膏

达克宁霜

环利软膏

孚琪

癣净

脚气灵膏

复方苯甲酸软膏

咪康唑霜

复方维甲酸软膏

久治不愈的病人也可选用口服的西药。可参见见头癣口服西药治疗。

【名医叮嘱】

1. 如果患有其他癣时，不要用手搔抓，若涂药治疗时，可用棉签或竹片涂药，以免引起手部感染。

2. 患有手癣的病人不要乱用药，如激素类药能促进真菌的生长，使用后会加重手癣，用药前应到医院检查，诊断明确后方能用药。

3. 经常接触化学有机物的人应注意保护好手部，接触时不要戴戒指，以免摩擦造成皮肤破损而感染真菌。

第十九节　足癣

【病证表现】

常见的足癣有两种类型：

1. 水疱浸渍型：发病开始时足部出现多个水疱，针头至绿豆大小，有时可出现大水疱，内含清亮液体，破裂后可干燥，自觉有瘙痒。有的形成慢性鳞屑角化型，有的病人因出汗较多，使足趾第三、四、五趾缝出现皮肤发白，用手撕去白皮后，能见到红色的糜烂面，伴有疼痛和臭味。有的感染严重的可引起急性淋巴炎和丹毒。

2. 鳞屑角化型：常由于慢性感染或急性感染后没有及时治疗而形成。可局限在足部的某一部位或蔓延至整个足部，干燥而粗糙，患处表面有一层厚厚的鳞屑，冬季则易发生皲裂、疼痛、出血，用手刺激后出现瘙痒。

【就医指南】

根据足部趾间或足底有水疱、脱屑、浸渍、腐烂、角化增厚的症状，在临床上很容易被医生诊断，但为了确诊，最好通过实验室检查，取一点皮屑经溶解后在显微镜下可发现大量菌丝。慢性足癣病人治疗效果不好时，可通过真菌培养确诊哪一种真菌后选用有效的药物。

【一般治疗】

治疗时根据足癣的不同类型、不同时期而选用不同药物，往往能起到良好的治疗效果。

【中药治疗】

足癣一般常用外用方药，如：

灭癣止痒粉

脚气粉

雄黄膏

红油膏

土槿皮酊

【西药治疗】

西药的外用和口服药见手癣的西药疗法。

【急症处理】

足癣在急性感染时，常引发足部或小腿发生蜂窝组织炎或淋巴管炎，应首选青霉素控制感染,等感染消退后再治疗足癣。

足癣出现糜烂或渗液时,用药液湿敷,及时用硼酸液将创面处理干燥。

【名医叮嘱】

1. 为防止足癣,不穿通气不好的鞋,应经常换鞋和鞋垫,鞋垫和袜子要经常用热水高温消毒,保持鞋内干燥卫生。

2. 足癣一般比较顽固,必须坚持治疗,外表皮疹消退后应继续擦药2周,以免治疗不彻底而复发。

3. 很多认为人"生了足癣不会得其他病",因而任凭足癣发生和发展,这是没有一点科学道理,有时感染加重会引起其他疾病。治疗不及时会形成慢性而更不好治愈,所以,得了足癣后应及时治疗。

4. 身体其他部位有癣时,应及时治疗,避免传染到足部。

第二十节 甲癣

【病证表现】

甲癣的病人,一般突然发现一个指(趾)甲的边缘开始出现点状或不规则的白点或发黄斑,逐渐扩大,使整个指(趾)甲变成黄色,然后变形、增厚,并可发展到其他指(趾)甲。甲癣的发展过程一般都很慢,常需要很多年才使多个指(趾)甲发展成甲癣,患者一般都无不适症状,到医院治疗者,多是出于社交或美容的目的。由于甲变厚、粗糙,有的甚至和甲床分离,极易发生甲沟炎。

【就医指南】

如果发现指(趾)甲变色、没有光泽、增厚或从一个甲发展到另一个甲,应怀疑患了甲癣,及时到医院就诊。

一般需要在医院进行真菌检查或培养,发现真菌并能确诊为哪一种真菌,可选用有效的抗真菌药。

【一般治疗】

经常修甲和保持甲的清洁卫生可有效减少甲癣的发生,同时也是治疗初发的甲癣的有效方法。

【中药治疗】

甲癣一般常用外用方药,如:

复方土槿皮酊

霍黄浸剂

鹅掌风药水

【西药治疗】

1. 西药外用治疗的成药有：

剥甲硬膏

冰醋酸

咪康唑酊剂

2. 西药常用口服的药物同手癣西药口服药物。

【名医叮嘱】

1. 因甲的生长速度很慢，故甲癣的治疗至少要三个月甚至半年以上，甲的痊愈标准为正常甲的完全长出，所以治疗成败的关键在于能否坚持治疗。

2. 口服治疗甲癣的药物多数对肝肾功能有一定影响，治疗期间应定期检查肝肾功能。

3. 身体其他部位有癣时，应及时治疗。经常保持甲的清洁卫生，不用手抓身体其他部位的癣。

第二十一节　股癣

【病证表现】

股癣一般发生在大腿内侧，两侧均可发病，向后可发展到会阴、肛周及臀部，向上可延及腹部。发病初期为红斑，逐渐向周围扩大，形成边界略高而清楚的片状红斑，自觉瘙痒。股癣常在夏季发生，冬季可自行消退，慢性病人因长期搔抓而使局部皮肤颜色变深，皮肤变厚。

【就医指南】

根据股癣发生的部位和皮疹的特点，很容易作出诊断。临床上为了更进一步确诊，常取一些皮屑在显微镜下检查，股癣患者一般都能查到真菌菌丝。

【一般治疗】

保持腹股沟处干燥、清洁卫生，能有效地预防和治疗股癣。

【中药治疗】

中药常用的外用方法治疗，常用的方药如：

复方土槿皮酊

雄黄膏
颠倒散洗剂
肤痔清
创灼膏

【西药治疗】

因腹股沟处皮肤较嫩，所以选用西药的外用药应以温和的药为好，如：
复方雷锁锌擦剂
咪康唑霜
克霉唑软膏
复方达克宁
益肤霜
复方健疗霜
环利软膏
慢性患者，长久不愈的股癣，也可酌情口服西药，药物同手癣的口服西药。

【名医叮嘱】

1. 保持腹股沟和会阴部皮肤干燥，内裤要保持清洁。
2. 外用药物时，不要用刺激性过强的药，以免损伤会阴部的皮肤组织。
3. 裤子要宽松，尤其是在有股癣时，不要穿牛仔裤，以免影响治疗。
4. 身体的其他部位有癣时，应及时治疗，以免用手搔抓后传染而发生股癣。

第二十二节　体癣

【病证表现】

在人体的光滑皮肤处，如腰部、四肢、面部开始出现一些小红丘疹、水疱或丘疱疹，针头至绿豆大小不等，水疱破裂或丘疹扩大后形成有脱皮的斑，自中心向周围扩散，边界清楚，中间原来发病的皮肤可消退，自觉瘙痒，日久则呈暗红色。

具有免疫缺陷或长期使用免疫抑制剂、抗生素、激素及抗肿瘤药的病人，体癣常较大，边缘不清，分布广，反复发作，顽固而难治。

【就医指南】

根据体癣的皮肤损害特征为环形或多环形，中央愈合，边缘清楚似火烧草的形态，一般不难诊断。有时一些难诊断的体癣易误诊为其他皮肤病，可以通过取一点皮损，在显微镜下直接检查真菌菌丝的方法确诊。

有的人因外用激素药膏后不好转，反而扩大，应考虑为体癣。

【一般治疗】

一般直接外用抗真菌的药膏可很快治愈。

【中药治疗】

同手癣、足癣、股癣。

【西药治疗】

同手癣、足癣、股癣。

【名医叮嘱】

1. 身体出现红斑的症状类似体癣时，应及时到医院检查清楚，不要乱用药物，尤其是含有激素的药膏，不但不能治病，反而会加快真菌的繁殖，加重病情。

2. 外用药物治疗体癣，应在癣消退后继续外用药 2 周，以便达到根治的效果。

3. 患有手足癣、头癣和股癣的患者要及时治疗，以免引起体癣的发生。

第二十三节　花斑癣

【病证表现】

糠秕孢子菌所致的癣病常见的有两种，一种是花斑癣，另一种是糠秕孢子菌毛囊炎。花斑癣常发生于胸、背、臀、腋窝、头皮等部位。一般是夏秋加重，冬季减退。开始时为细小的斑点，无自觉症状。皮损渐渐形成黄豆或蚕豆大小的圆形斑疹，边缘清楚。与皮肤平或略高于皮面，表面有一层极薄的糠秕样鳞屑，有光亮感。新发生的皮损呈棕色、灰色或褐色。时间较久的则变成淡白色，新旧交替呈花斑状。常有患者误认为患了白癜风而到医院就诊。

糠秕孢子菌毛囊炎多发生于年轻人。皮损表现为孤立存在的红色毛囊性丘疹或脓疱，多发生在胸背部，类似痤疮的表现，常有患者以痤疮到医院就诊。皮疹严重的称为痤疮样糠秕孢子菌毛囊炎。

【就医指南】

根据花斑癣发生的季节和身体部位，一般比较容易诊断。但糠秕孢子菌毛囊炎常不易诊断，容易诊断为痤疮，常需要进行革兰氏染色或做培养来确诊。

门诊常用刮取少量皮屑在显微镜下检查，发现成堆的圆形或卵圆形厚壁孢子，有时有孢芽而进行确诊。

午氏灯检查花斑癣刮取的鳞屑有金黄色荧光。

【一般治疗】

小部分花斑癣皮损可注意清洁皮肤和外用抗真菌药膏即可。

【中药治疗】

中药治疗一般选用外用方药,如:

灭癣灵

汗斑散

密陀僧散

水杨酸溶液

【西药治疗】

1. 口服的西药以杀灭真菌的口服药为主,如:

酮康唑

氟康唑

伊曲康唑

三维康

大扶康

斯皮仁诺

2. 外用的西药以抗真菌或角质剥脱剂为主,如:

复方雷锁锌擦剂

咪糠唑霜

硫代硫酸钠膏

【名医叮嘱】

1. 因花斑癣易发生在出汗较多的部位,故在夏秋季应注意经常用药物香皂洗澡,避免花斑癣菌在适应的环境下生长而致病。

2. 花斑癣极易复发,或再次感染,衣服和卧具应经常保持干燥、卫生。

3. 经常使用皮质激素类药易导致花斑癣感染,应注意合理使用激素类药物。

第二十四节　鸡眼

【病证表现】

鸡眼一般如针头至黄豆大小,黄色或灰黄色,从外表看很像鸡眼状,一般多为

1 ~2 个,常见于足底或小趾外侧,长时间行走或站立时,因压迫神经而出现剧烈疼痛。一般不易自愈,若能去除致病因素,有的也能自然消失。

【就医指南】

鸡眼根据其外观表现形似鸡眼,一般很容易诊断,但有时要与跖疣区别开。中间有黑刺的为跖疣,无黑刺的为鸡眼。

【一般治疗】

首先要穿宽松柔软的鞋,是防止和去除致病的主要原因。

【西药治疗】

西医一般采用外用药物,如:

鸡眼膏

15% 柳酸乳酸雷锁锌软膏

40% 氢氧化钾淀粉糊

鸡眼散

10% 硝酸银溶液

【名医叮嘱】

1. 在生活中注意选择大小合适的鞋,同时保持鞋内松软,可以有效地防止发生鸡眼。

2. 发生鸡眼时,有许多人自我进行治疗时,常用刀挖的方法,或在洗澡堂内请修脚的师傅处理,此时要注意消毒,避免感染。

第二十五节 手足皲裂

【病证表现】

手足皲裂常发生于拇指、食指突出部位、足跟及两侧部位为好发部位。一般可分为三个过程:即皴裂、龟裂和皲裂。损害发生初期,手足表现为干燥、粗糙、缺乏水分,继而开始出现细小的裂纹,深浅和长短不一。在皮角较厚处裂纹更深,甚至出血、疼痛。

【一般治疗】

经常用热水浸泡和外用油脂是治疗和预防皲裂最有效的方法。

【中药治疗】

常用油性、保护性的外用方药,如:

獾油膏

貂油防裂膏

创灼膏

【西药治疗】

西药常外用滋润的药膏，如：

尿素脂

复方尿素霜

硫磺水杨酸软膏

皲裂霜

喜疗妥

【名医叮嘱】

1. 在冬季外出作业时，应戴上手套，避免手部水分过多丢失而引起皲裂。

2. 手足沾水后应及时擦干，并涂上防护霜，以免风吹后造成皲裂。

3. 皲裂初期，经常用热水浸泡，并外用油脂和防裂霜，使皮肤滋润。

第二十六节　冻疮

【病证表现】

本病主要发生在寒冷季节，常发生冻疮的部位是手足、鼻尖、耳部，主要是这些部位末梢血液循环差。且一次冻伤，常于次年冬季复发。

发病初期表现：冻伤部位出现红色或紫红色的瘀血性红斑，大小不一、界限不清，患处皮肤温度降低，遇热则红肿、瘙痒、灼烧感并伴疼痛。

后期或严重病人表现：惠处出现水疱或不易愈合的溃疡，愈后可留下疤痕。

【就医指南】

1. 在冬季如果手、足、耳部受寒冷后发病，一般不用看医生即可诊断。

2. 受冻的部位不要立即放入热水中或在火旁边烘烤，以免加重病情。

3. 冻疮较重者应及时到医院就诊。

【一般治疗】

对易受冻部位可经常擦点辣椒水、樟脑酒精，能促进局部血液循环，预防冻疮的发生。

【中药治疗】

中药治疗冻疮一般采用外涂方药，如：

创灼膏

复方貂油防冻膏

马勃膏

樟脑膏

樟脑霜

肤痔清

【西药治疗】

1. 口服扩血管的西药，如：

硝苯吡啶

2. 外用促进血液循环或抗菌素药膏，如：

冻疮灵

新霉素软膏

【急症处理】

急性冻伤的部位不能马上放入热水或在火旁烘烤，应放入温水中，使其慢慢复温。

【名医叮嘱】

1. 加强体育锻炼，增强体质和御寒能力，特别是经常做手足运动。

2. 有冻疮病史的人，应从夏季开始，每天将手足浸泡到冷水中，时间逐渐延长，持之以恒，增强防冻能力。

3. 加强手足和暴露部位的保暖，并注意保持干燥。

4. 冬季多食用高热量和维生素丰富的食物。

5. 受冻后不宜立即加热或用火烤。

6. 及早外涂药膏，做到早日恢复。

第二十七节　隐翅虫皮炎

【病证表现】

本病一般发生在夏季，多发生于暴露部位。当人们遭到隐翅虫的攻击后，在人体受攻击的部位立即出现水肿性红斑，1～2 天内出现丘疹、水疱或脓疱。通常呈一条形排列，外表看起来像竹签划伤后又感染的样子，自觉疼痛和灼烧感。

【就医指南】

遭受过隐翅虫的攻击并出现水肿性红斑、水疱时，可以很明确诊断。

【一般治疗】

症状较轻的可以用肥皂液清洗即可。

【中药治疗】

中药治疗常用解毒的外涂方药，如：

黄连素软膏

南通蛇药粉

【西药治疗】

西药常用外涂药来中和毒素：

10%氨水

【急症处理】

发生隐翅虫皮炎后，立即用肥皂水清洗，外涂氨水。若症状较重，损害面积较大时，可用地塞米松加盐酸普鲁卡因局部封闭。

【名医叮嘱】

1. 如果遇到隐翅虫落在身上时，不要用手或其他物品拍打，应用物品将其轻轻拨落在地上，然后踩死。

2. 身体受虫爬过的部位应及早用肥皂水清洗，不要用手搓揉。

3. 搞好周围环境卫生，及时杀灭成虫，是预防本病的根本措施。

4. 夏天用纱窗或纱门，防止隐翅虫进入室内。

第二十八节　白塞氏综合症

【病证表现】

主要见于青年男性，各个系统均可受到损害。多发部位是口腔、皮肤、生殖器、眼和关节，少发部位为心和大血管、消化道及神经系统。

眼部损害最早，最常见的是虹膜睫状体炎、结膜炎、角膜炎或视网膜炎，并且出现视力降低、看不清东西等。

生殖器损害表现为常出现溃疡，大小不一，经常反复发作。

皮肤损害表现为出现脓疱疮、毛囊炎、疖、溃疡、深部脓疱等。

有的病人还出现发热、头晕、头痛、全身乏力及心血管、胃肠道、神经系统的病变。

【就医指南】

如果在日常生活中，突然出现眼、口腔、生殖器发生溃疡，就有可能是患了本病，应及时到医院确诊。

病情活动期间化验检查能发现血沉增快、黏蛋白、唾液酸等多增高。

必要时可做活体组织病理检查，以便确诊。

【一般治疗】

一般应注意生活有规律，劳逸结合，症状明显时要多休息。

【中药治疗】

1. 口服中药常用温补方剂或调节免疫的方药，能起到免疫增强的作用。如：

雷公藤片

昆明山海棠片

生脉饮

丹参注射液

苦参注射液

复方丹参片

桂枝茯苓丸

羚羊角粉

水牛角粉

2. 外用多以消炎、止痛、生肌的方药。如：

西瓜霜

锡类散

绿袍散

冰硼散

喉症散

四黄膏

金黄膏

生肌膏

意可贴

【西药治疗】

1. 西医常用抗炎、维生素类和免疫抑制剂口服治疗，如：

强的松

肠溶阿司匹林

潘生丁

消炎痛

维生素 E

秋水仙素

反应停

2. 外用西药则依据不同损害部位和皮损的特点选用不同的外用药物，如：

氢化可的松眼膏

醋酸去炎松软膏

恩肤霜

艾洛松

喜疗妥

【急症处理】

极少有急性发病的病人，一旦病情较急、较重，可先对症处理。如：发热的病人，可先服用退热药。

【名医叮嘱】

1. 注意养成良好的生活习惯，由于劳累能加重本病的病情，发病时应多休息。

2. 因本病尚无特效疗法，应采用中西医结合治疗。

3. 坚持用药治疗，停药时可采用逐渐减量的方法，尤其是在使用激素治疗时，不要突然停药，以免导致疾病复发、加重。

4. 溃疡大且疼痛较重的病人，可外用药物，并注意不食用刺激性强的食物。

第二十九节　红斑狼疮

【病证表现】

局限性盘状红斑狼疮又称为“鬼脸疮”、“日晒疮”。好发于面部，尤其是鼻梁、鼻旁及面颊部，有的可发展到头、颈、手部。起初是黄豆大小的红色斑块，渐渐增大，边缘隆起，呈鲜红色，日久转为暗红色。典型的患者面部红斑呈蝴蝶状，对光线和紫外线敏感，日晒后加重，表现为皮疹变大、发红或复发。本病病程缓慢，一般无自觉症状，除影响容貌外，预后较好。系统性红斑狼疮不但侵犯皮肤，还侵犯全身各个系统。一般可分为三型：急性型，亚急性型和缓解型。

常见皮肤症状：

1. 红斑：鲜红或紫红，大小不等，不规则形，典型的患者面部有蝴蝶形红斑。

2. 黏膜损害：口唇或外阴部可出现红肿、皲裂、溃烂。

3. 雷诺氏现象：遇冷时肢端动脉痉挛而出现四肢发紫、冰冷和胀痛，放进温水中可缓解。约20%患者可有此现象。

4. 狼疮性脱发：病情活动时，头发易脱落。

5. 皮肤坏死性血管炎、紫癜。由于血管病变所致，常见全身症状：

(1)发热：占90%的患者有发热：常伴有虚汗。

(2)关节与肌肉疼痛：占90%以上的患者。

(3)肾损害：可表现为肾小球肾炎、肾病综合症。

(4)心血管病变：可出现心包炎，心肌炎、心内膜炎等。

(5)肺部、消化系统和神经系统症状：如肺炎、腹泻、便秘。

【就医指南】

红斑狼疮多数由面部起红斑开始。患者往往误认为是皮炎、癣等病。如果面部出现呈蝴蝶状红斑，应及时到医院就诊。

1. 化验血液：血常规可见红细胞减少。

2. 血沉增快。

3. 免疫球蛋白异常。

4. 类风湿因子有20%～40%患者表现为阳性。

5. 部分病人可发现狼疮细胞。

6. 必要时可取部分皮疹做病理检查。

【一般治疗】

去除致病因素，保持乐观情绪，注意休息。

【中药治疗】

1. 目前治疗盘状红斑狼疮的方药有：

六味地黄丸

大补阴丸

雷公藤浸膏片

雷公藤糖浆

氯喹

2. 治疗系统性红斑狼疮常用的方药有：

狼疮定

狼疮丸
雷公藤浸膏片
秦艽丸
昆明山海棠片
复方金荞片
青蒿素
丹参注射液
红藤注射液

【西药治疗】

西医治疗主要以消除变性性炎症的抗炎疗法和纠正根本的病理过程为主,进行免疫调节。

1. 治疗盘状红斑狼疮的西医疗法。

(1)局部疗法如皮质激素外用或局部注射:
恩肤霜
氟轻松
羟氢氟化可的松
醋酸氢化可的松

(2)口服药物疗法:
呋咪哌啶

2. 治疗系统性红斑狼疮的西医疗法。

(1)如仅有皮疹、低热或关节症状者的轻型病人用以下药物,如:
复方阿司匹林
消炎痛
强的松(小剂量)

(2)重型病人选用以下药物,如:
强的松
甲基强的松龙
得宝松
环磷酰胺
硫唑嘌呤
左旋咪唑
维生素 K

【名医叮嘱】

1. 患有红斑狼疮的病人,在病情较重或全身系统症状比较明显时,一定要及时住院治疗。同时树立战胜疾病的信心,配合医生的检查治疗。

2. 忌辛辣食物,注意营养,增强身体抵抗力。

3. 夏季注意防晒、避光。因光线和紫外线能诱发和加重本病,因此避免日晒和防紫外线很重要。

4. 在医生的指导下服药,不要自己乱用药物治疗,以免加重病情。

第三十节　脂溢性皮炎

【病证表现】

本病主要临床表现是面部鼻唇沟、眉弓、口周、头皮、发际、耳后以及前胸、腋窝、外阴等皮脂比较丰富的部位出现红斑,表面有油腻性黄色油痂或灰白色鳞屑,有的病人自觉瘙痒。轻症患者:皮疹以油腻性红斑伴脱屑为主。如头皮部位脂溢性皮炎的病人在头部有大量头皮屑,有的人甚至刚洗过仍然不减少,头皮上可见轻度红斑或红丘疹。

重症患者:在红斑的基础上出现皮肤肿胀、糜烂、流黄水等,甚至累及到全身皮肤。有的伴有溃疡、脱发,愈合形成疤痕等。

本病也可发生于出生后一两个月的婴儿,称婴儿脂溢性皮炎,好发于头皮、耳、眉、鼻沟及皮肤皱褶处,损害常呈对称性,常在3周至2个月后痊愈。

【就医指南】

脂溢性皮炎常自头部开始向下蔓延,发生于皮脂腺分布较多的部位。根据其临床表现,一般医生较容易诊断。为避免与体癣相混淆,可取一点皮屑在显微镜下检查,体癣可查到真菌。

【一般治疗】

油性皮肤即为皮脂分泌过多的人,可经常用硫磺香皂洗头、洗澡,既可预防脂溢性的发生,对症状轻的患者也有很好的治疗作用。

【中药治疗】

1. 中药外用以止痒、杀菌为主,常用的外用方药有:

颠倒散

硫磺霜

炉甘石洗剂

2. 中药内服以清热、祛风凉血为主,常用的方药有:

桑菊饮

二至丸

【西药治疗】

1. 西药外用以溶解脂肪、角质剥脱、消炎止痒为主,常用的西药有:

雷锁锌软膏

煤焦油软膏

水杨酸软膏

硫化硒软膏

酮康唑霜

采乐洗剂

2. 口服西药以维生素类为主,如:

维生素 B_2

维生素 B_6

维生素 C

【急症处理】

对于症状较重、病情较急的病人,可用硫代硫酸钠加维生素 C 静脉输液,伴有剧烈瘙痒的病人,可用镇静剂安定肌肉注射。

【名医叮嘱】

1. 在青春期的人,皮脂分泌较旺盛,应注意合理饮食,少吃含有多脂、多糖的食物,如油炸、油煎及肥肉和巧克力、糖。应多吃水果、蔬菜,清淡饮食。

2. 油性皮肤的人要经常洗头、洗澡,但不要用热水肥皂洗头和面部,要用硫磺香皂或采乐洗剂,能起到很好的预防治疗作用。

3. 在皮脂溢出较多的部位,避免各种机械刺激,如用手或物品搔抓、用力梳头发等。

4. 要保持平和的心情,遇事不要急躁,高血压和冠心病患者要及时治疗原发病。

第三十一节　玫瑰糠疹

【病证表现】

本病刚开始时,常常在身体的某一部位,如躯干、腋窝、臀部可发现一圆形或椭圆形的淡红色斑，边界清楚，过不久以后，表现可有一层细细的鳞屑。母斑可继续扩大，约有2~5厘米大小，有的甚至更大。个别人可有几个母斑同时出现，也有少数病人不出现母斑。10多天以后，皮疹可逐渐扩展至全身，但都是一些小的皮疹，色淡，中心略显黄色，边缘隆起，胸背部的皮疹的长轴与肋骨平行。

大多数患者无明显不适的症状，有的伴有不同程度的瘙痒。个别患者可出现轻度发热、头痛、全身不适、咽痛、关节痛等表现。一般一两个月左右皮疹可自行消退，少数病人可延续数月时间。

【就医指南】

本病根据大多数皮疹为圆形或椭圆形，中央略显黄色，边缘微高，呈淡红色，多数有母斑等特点，比较容易诊断。

有个别服药过敏时，出现的药疹可有类似玫瑰糠疹的表现，一般呈急性发病，有明显的服药史，且没有母斑。

【一般治疗】

因本病即使不治疗也可自愈，一般轻的患者，外用一些润肤液以保护皮肤即可。

【中药治疗】

1. 外用中药以保护止痒为主，常用的方药有：

硫磺霜

樟脑霜

炉甘石洗剂

2. 口服的中药以养血祛风润燥为主，常用方药有：

板蓝根含片

板蓝根冲剂

当归饮子

【西药治疗】

1. 外用西药以保护剂、止瘙剂或弱激素类，常用的药膏有：

氢化可的松软膏

喜疗妥

醋酸去炎松霜

2. 口服西药以抗组织胺、止瘙对症治疗，如：

扑尔敏

葡萄糖酸钙

敏迪

赛特赞

【急症处理】

如本病患者伴有发热或咽痛、关节痛或淋巴结肿大的,可立即口服、肌注或静脉注射抗菌素,及时控制感染。

【名医叮嘱】

1. 本病即使不治疗,也可自愈,因此患了本病的病人思想负担不要过重,保持乐观情绪,促使本病及早痊愈。

2. 外用药物不易用刺激性强的药,也不要用热的肥皂水洗皮肤,以免损伤皮肤。

第三十二节 牛皮癣

【病证表现】

牛皮癣主要分为四种类型:即寻常型、脓疱、关节病型和红皮病型,最常见的是寻常型牛皮癣。寻常型牛皮癣一般多发生在四肢的外侧,其次是腰部和头部。起初为针尖至黄豆大的红斑,类似雨点滴在身上,边缘清楚,表面有多层白色鳞屑。轻轻刮去鳞屑后,可见半透明的薄膜,称为"薄膜现象",再轻刮则能出现针尖样的点状出血,称为"露滴现象"。一般冬重夏轻,有时伴有瘙痒。长在手部的可使指甲变形,长在头部的使头发簇状竖起,但头发不脱。脓疱型牛皮癣可在全身或手足出现皮肤表浅的脓疱,对这些脓疱进行化验检查时,没有细菌感染。

红皮病型牛皮癣表现为全身发红,每天大量脱屑,往往在一天后脱去衣服时,出现成堆的白色鳞屑。此种多由寻常型牛皮癣因治疗不当而形成。病情较重,甚至有生命危险。

关节型牛皮癣除有寻常型牛皮癣的症状外,还伴有类风湿性关节炎的症状。久治不愈的病人身体多个关节出现畸形和疼痛。

【就医指南】

根据牛皮癣的皮损表现和发病特点,寻常型牛皮癣一般很容易被医生诊断,有些特殊类型的牛皮癣可以通过 X 光检查、病理切片等方法进行确诊。

【一般治疗】

如果患有牛皮癣,而皮疹很小面积时,注意忌辛辣的食物和小量外用激素类的药膏即可。

【中药治疗】

目前中药治疗牛皮癣有较好的疗效，一般能维持较长时间不复发，且副作用小，是代替西药治疗的理想疗法。

1. 常用口服的方药有：

消银片

复方青黛胶囊

银屑灵冲剂

雷公藤浸膏片

克银丸

2. 常用外用的方药有：

皮肤康洗液

创灼膏

肤痔清软膏

雷公藤内酯软膏

硫磺霜

黑豆馏油软膏

【西药治疗】

西医常用免疫抑制剂和维生素类药物进行口服治疗，激素或维生素类药膏外用。

1. 抑制表皮分裂的药物，如：

氨喋呤

甲氯喋呤

乙亚胺

乙双吗啉

丙亚胺

2. 维生素类药物，如：

维生素 A

维生素 C

维生素 D_2

3. 免疫疗法，常用的药物有：

环孢菌素 A

转移因子

4. 外用药物，常用的有：

大力士软膏

艾洛松软膏

复方维甲酸软膏

乐肤液

醋酸去炎松软膏

肤轻松软膏

恩肤霜

【急症处理】

因治疗不当，全身出现红皮样症状时，应立即停用服用的药物，及时到正规的医院进行诊治。

【名医叮嘱】

1. 寻常型牛皮癣禁用激素治疗。现在社会上一些江湖游医打出治疗牛皮癣“一针就好”等虚假广告，患了牛皮癣的病人往往很着急，有的人偏信以后进行治疗。往往是被江湖医生打了一些激素类药物，牛皮癣可能好了一段时间，但过不了几个月，就会复发，且比以前更加严重，有的甚至转变成红皮病型牛皮癣，甚至有生命危险。因此，患了牛皮癣以后一定要到正规的医院进行治疗。

2. 因感冒、发烧或过度劳累后全身突然出现点状红斑，表面有白色鳞屑，应立即到医院就诊，发病初期用大量抗菌素往往得到很好的疗效，配合中西医治疗后，不易复发。

3. 牛皮癣没有传染性，治疗后或使病情缓解，但本病无传染性，目前尚不能控制复发。应保持乐观情绪，积极配合医生治疗。

4. 急性期不要用热水、肥皂洗。以免刺激皮肤后引起大面积的皮疹发生。

5. 一定要注意管住自己的嘴。刺激性的食物往往能加重或诱发牛皮癣，如辣椒、鱼、虾、蟹等。

第三十三节　白癜风

【病证表现】

全身各个部位的皮肤都可发生白癜风，好发的部位是易受阳光照射及衣服摩擦的部位，特别是面部、耳前和发际、颈部、腰腹部、上肢和手背部，阴部也有时常发生，多数白斑对称分布。

初起的白斑多为指甲至钱币大，圆形或椭圆形，有的呈不规则形，个别患者为小点状的色素减退斑，边界明显，白斑上的毛发也可脱去色素而完全变白。

局限型的白斑多为单发或集中于某一部位；散发型的白斑一般由局限型发展而来，全身呈点状分布，多对称；泛发型可发展至全身一半皮肤以上；肢端型的白斑多为只发生于四肢的末端或面部；节段型的白斑按皮节或神经节段分布。

白癜风患者的病期可分为进行期、静止期与好转期，一般无不适的症状，少数病人在发病前或发病时在白斑处有痒感，在日晒后可发生疼痛甚至起水疱。夏季时发展比较快，冬季减慢或停止。有的病人因日晒、精神受到打击、急性疾病、手术等人体应激状态后白斑会迅速扩散，极少数病人可自愈，也有自愈后又复发的。

【就医指南】

典型的白癜风病人根据其临床表现很容易被诊断，常有早期病人，因损害不明显或因其他原因造成的局部皮肤色素减退而难以确诊，可以通过取活体组织病理切片检查来进一步明确诊断。

【一般治疗】

一般局限性白癜风病人可用神灯照射进行光疗，对发生白斑的部位每天进行照射。

【中药治疗】

1. 一些外用中药涂抹患处后可以刺激皮肤产生黑色素，以达到治疗的目的，常用的方药如：

消白灵酊

补骨脂酊

硫汞白斑涂剂

2. 口服中药以疏肝解郁、活血祛风为主，常用的方药如：

白驳丸

白灵片

白蚀丸

六味地黄丸

当归丸

归脾丸

【西药治疗】

1. 西药外用药为刺激、激素类药物，常用的如：

乐肤液

倍他米松霜

肤轻松软膏

地丙醇软膏

确炎舒松软膏

地塞米松软膏

硫酸铜溶液

白斑美容霜

复方氮芥酊

香柠檬油酊

煤焦油液

2. 口服西药可用光敏化合物或激素类,常用的如:

呋喃香豆素

强的松

地塞米松

【急症处理】

若突然发生白癜风或静止期的白斑突然扩散,可局部注射去炎松混悬液、阿托品、硫代硫酸钠等药物,以达到控制的目的。

【名医叮嘱】

1. 病人首先要认识到本病是难以治愈的疾病,但要坚持治疗。同时本病常能影响到容貌,患者应保持心情舒畅,积极配合治疗。尤其是愈后的病人一定要巩固一段时期,以防止复发。

2. 白癜风在进行期时,要慎用刺激性药物,不要擦伤皮肤,衣服要宽松,不要摩擦白斑发生的部位。

3. 治疗期间不要吃或尽可能少吃维生素 C 和含有大量维生素 C 的蔬菜,如芹菜、芥菜和胡萝卜等,因为维生素 C 能中断黑色素生成的生物合成,并影响肠道吸收铜离子,影响治疗效果。

4. 平时多食用豆类制品,注意锻炼身体,适度接受日光浴,以刺激黑色素细胞,增加黑色素的形成。

第三十四节　黄褐斑

【病证表现】

黄褐斑表现为面部两颊部淡褐色到淡黑色的色素斑，一般是病人不大注意而渐渐发生。最初为小片状斑，慢慢融合一起，对称分布于面部两侧。以颧部、前额、两颊部最为突出，有时呈蝴蝶翼状。部分病人可因季节、停药和疾病的好转等因素而消退。

【就医指南】

根据年轻妇女面部两颊部的色斑表现，一般比较容易诊断。

【一般治疗】

轻症病人外用美白护肤品并防止日晒，可逐渐消退。

【中药治疗】

1. 外用中药以祛斑、养颜为主，常用的方药如：

斑克霜

玉容散

2. 口服中药以平肝潜阳、清郁热、化瘀消斑为主，常用的中成药如：

逍遥散

人参健脾丸

金匮肾气丸

百消丹

太太口服液

排毒养颜胶囊

杞菊地黄丸

六味地黄丸

二至丸

【西药治疗】

外用西药以抑制黑色素的形成和维生素类药为主，常用的西药如：

氢醌霜

壬二酸霜

维生素 EC 复合剂

维生素 E 胶丸

【急症处理】

对于严重或大片的病人，可用大剂量维生素 C 静脉注射或与谷胱甘肽联合静脉注射。

【名医叮嘱】

1. 夏季烈日晒后常诱发和加重本病，因此防晒和外用防晒霜可有效地减少和治疗黄褐斑。

2. 孕妇面部出现黄褐斑时，不要随意治疗，可减少面部的日晒，多食用一些含维生素 C 丰富的水果和蔬菜。

3. 因药物引起的黄褐斑可在医生的指导下调整用药，因避孕药引起的可改为其他避孕方法。

4. 因内脏肿瘤的妇女，常发生黄褐斑，因此，在原因不明的情况下，应及时到医院检查身体，查清引起的黄褐斑的原因，排除内脏肿瘤。

第三十五节　雀斑

【病证表现】

雀斑可见于 5 岁左右的儿童，以女性较多。表现为面部从针头到米粒大小不等的色素沉着点，数目从十几个到几百个不等，每个都独立存在，相互不融合。也有个别患者发生于手背、颈部、肩部等。

【就医指南】

本病发生一般皮疹数目多，容易诊断，因在面部一般不做病理检查。

【一般治疗】

治疗和预防本病最好的办法是减少日晒。

【中药治疗】

1. 外用中药以祛斑、养颜为主，常用的方药有：

斑克霜

珍珠粉

2. 口服中药以补益肝肾、滋阴降火为主，常用的方药有：

六味地黄丸

知柏八味丸

【西药治疗】

西药一般只用外用药物，常用的外用药有：

氢醌霜

双氧水

乳酸溶液

三氯醋酸

雀斑霜

【名医叮嘱】

1. 因雀斑多为遗传因素，凡上一代亲属患有本病的，应注意在日常生活中避免强光、日光和荧光灯的长时间照射。

2. 外用药一般都有较强的刺激性和腐蚀性，外用时，要非常小心，以免损伤面部。如需要美容治疗时，应注意过敏反应。

第三十六节　色素痣

【病证表现】

色素痣可分为先天性和后天性，先天性的可能很大，也可能很小，大的可覆盖人体的某一部位，小的仅如针尖大小。后天性都较小，最大直径也不会超过 1 厘米。不过先天性和后天性的痣本身都是左右对称，边界清楚，表面光滑。根据痣细胞内色素含量的多少颜色也不同，有的呈棕色，有的呈褐色，有的呈蓝黑色或黑色，也有的呈皮肤的颜色，大小数目因人而异。根据痣细胞所在皮肤真皮或表皮的位置可分为皮内痣、皮外痣和交界痣。

交界痣在出生时即有或出生后发生，一般都很小，表面光滑无毛，扁平或略高于皮肤，呈淡棕色、深褐或黑色，容易发生恶变。如发生在掌、跖、外阴部的交界痣恶变时，局部发生轻度疼痛、灼热，边缘出现卫星状小点。痣突然增大，颜色变深出现炎症、破溃或出血。此时应引起高度重视，立即到医院诊治。

【就医指南】

色素痣很容易诊断，若想进一步明确是皮内痣、皮外痣或交界痣时，可进行病理检查。本病一般不需要治疗。发生于面部而影响美观的可用激光、电灼方法治疗。

【名医叮嘱】

1. 色素痣一般不需要治疗，但发生在手掌、足底、腰部、腋窝、腹股沟的色素痣或易受摩擦部位应及早切除，以免发生恶变。

2. 发生于颜面部的色素痣在进行治疗时，要注意不要破坏真皮层，以免形成疤痕。

第三十七节　多毛症

【病证表现】

临床常见妇女应诊，如妇女在不该长毛的部位出现大量长而粗的毛，常见的部位为上唇、颊旁和颌等处，而躯干和四肢较少。多毛症的妇女还常伴有月经不调、面部痤疮和外阴发育不良等。

因药物引起的多毛症，常在服用药物时毛发生长特别快，而停药后症状很快消失。先天性的多毛症表现为婴儿出生时全身则有较多的毛。

【就医指南】

出现多毛症状时，应及时到医院查清原因，再对症治疗。

【中药治疗】

本病一般用口服药进行养肺清阴、凉血净肤、滋养肾阴、调理冲任，常用的方药如：

百合固金汤

二至丸

六味地黄丸

【西药治疗】

1. 口服的西药多用激素，如：

强的松龙

醋酸塞普特龙

2. 外用的西药有：

脱毛霜

【名医叮嘱】

1. 因多毛症引起的原因有很多，在治疗上应首先去除病因，多数病人在去除病因后，多毛症状逐渐消失。

2. 目前有许多医院开展了红宝石或蓝宝石激光治疗多毛症，具有很好的效果。

第三十八节　粟丘疹

【病证表现】

主要发生在眼周、颊、额、阴部，损害为乳白色或黄色针头大至米粒大的坚硬丘疹，顶尖圆，表面有一层薄皮，不易挤出，若破坏表面皮层，可取出质地较硬的圆形白色颗粒，无不适症状。发展缓慢，有的可自然脱落，继而会有新皮损在周围生长。

【就医指南】

本病根据常发生的部位和内溶物为坚硬的白色颗粒，很容易诊断。

【一般治疗】

一般发现本病时，局部用酒精消毒后，可用针破皮肤，挑出内部白色颗粒即可，无需其他治疗。

第三十九节　过敏性紫癜

【病证表现】

在临床上，过敏性紫癜最常见的受损害的器官是皮肤、关节、胃肠道和肾脏。

单纯型紫癜又叫皮肤型。损害仅限于皮肤，是临床上最轻的一种。发病突然，多发生在双下肢，以小腿伸侧针尖至黄豆粒大的出血瘀点或瘀斑，用手压迫不褪色。也有个别患者发生于臀部或前臂。一般都对称分布，往往是一批好了，又有新的一批出现，可反复多次，数月或数年后才停止。

关节型紫癜的病人发病前常有感冒症状，除有上述皮疹外，伴有关节疼痛，呈固定或游走性，有的可引起关节变形，多数以损害大关节为主，膝关节最多见，其次是肘关节、踝及腕关节。此类患者多为青年人，一般几周后症状消失，但常易复发。

胃肠型紫癜的表现最为突出的特点是腹痛、恶心、呕吐、呕血、便秘、腹泻、便血，严重的可出现肠套叠或穿孔。部分病人可没有皮肤紫癜，易造成误诊。

肾型紫癜除有皮肤表现外，可发生肾脏损害，一般常见于小儿患者。常以尿中有血、蛋白尿、管型尿甚至发生肾功能不全。成年人如发生本类损害则比较凶险，预后较差。

【就医指南】

本病以皮下出血点及全身其他器官损害为特征,一般典型患者容易诊断。

化验血常规时,出凝血时间和血小板计数均为正常。束臂试验为阳性,血沉多数加快,全血黏度增加。

皮肤毛细血管镜检查可发现多数毛细血管呈"8"字形不规则改变。

X 光检查部分病人可有肺部出血的表现,小肠钡餐可见肠黏膜充血。

【一般治疗】

症状极轻的,可多吃些大枣,有很好的治疗和预防复发的效果。

【中药治疗】

中药多用清热凉血、解毒消斑、补中益气的方药,如:

犀角地黄汤

四妙汤

补中益气汤

【西药治疗】

常用抗过敏药、激素类药、免疫抑制剂和维生素类药,如:

扑尔敏

赛庚啶

敏迪

仙特敏

赛特赞

开瑞坦

强的松

维生素 C

葡萄糖酸钙

环磷酰胺

硫唑嘌呤

甲砜霉素

【急症处理】

对于伴有咽痛、发高烧的病人,应先口服一些抗菌素、退热药。

症状较重的可用氢化可的松或地塞米松静点。

【名医叮嘱】

1. 本病常因上呼吸道感染引发或一些药物引发,因此,一旦有了感冒症状,应及时治疗感冒，以免引发本病，而在服药时，对有过敏史的药应避免服用。

2. 本病常易反复，应树立信心，坚持治疗，注意休息，不要随意上街或吹风，以免引起皮疹复发。

3. 因一些刺激性的食物能诱发或加重本病，应注意忌口，在治疗期间和愈后半年内不喝酒、不吃辣椒和海鲜类食品。

4. 如有明显的胃肠道症状和腹痛明显的，应怀疑发生肠套叠和肠穿孔，应立即到医院诊断明确，需要手术的尽快手术。

第四十节　酒渣鼻

【病证表现】

酒渣鼻的病人在临床上的表现一般可以分为三个阶段：

1. 红斑与毛细血管扩张期：即发病时，首先表现为鼻部及周围皮肤潮红、油光发亮、面部两侧对称。毛细血管逐渐扩张和毛囊扩大，可持续几个月到几年。

2. 丘疹期：鼻尖常有圆形暗红色针头至黄豆大小的水肿性毛囊丘疹和脓疱，有时会有类似痤疮的表现。严重的病人丘疹可发生在颈部、肩、胸或上臂甚至大腿、足部。

3. 肥大期：多见于40岁以后的男性。此时出现的皮肤损害为鼻尖和鼻翼两侧高出皮肤的皮赘，大小不等、高低不平的柔软结节，最终导致鼻部畸形鼻赘。

【就医指南】

根据酒渣鼻好发于女性绝经期和男性青春期，在鼻、面部出现充血性水肿、毛细血管扩张等炎症性表现，很容易诊断。

有时要与痤疮区别，但一般不需要进行实验室检查。

【一般治疗】

症状轻的病人，只需经常用硫磺香皂清洗面部，用硫磺霜外涂即可。

【中药治疗】

1. 外用中药常用杀虫、消炎的方药，如：

硫磺霜

复方硫磺洗剂

颠倒散

新肤螨灵霜

2. 口服中药常用清热解毒、活血化瘀的方药，如：

泻白散

五味消毒饮

桃红四物汤

【西药治疗】

1. 西药外用以杀菌、消炎的外用药为主，如：

灭滴灵霜

灭滴灵凝胶

过氧化苯甲酰凝胶

碧宁

必麦森凝胶

磷酸氯霉素洗剂

2. 口服西药常用杀虫抗菌素，如：

四环素

美满霉素

灭滴灵

氨苄青霉素

土霉素

氯喹

【急症处理】

急性发作的病人可在患处短暂外涂皮质激素药膏，但要慎重，因有许多患者外用激素类药膏后，患处皮肤不减轻反而更红。

【名医叮嘱】

1. 绝经期的女性和青春期的男性，应注意合理饮食，如少吃油炸、油煎及肥肉和辣椒、咖啡、可可、酒、浓茶等刺激性食物。

2. 可经常用硫磺香皂清洗面部，冬季时应注意鼻部防冻，可用手经常轻轻搓揉鼻部，促进血液循环，减少酒渣鼻的发生。

3. 如有螨虫感染，应及时外用或内服杀螨虫的药物，避免病情的进一步加重。

第九章　妇科疾病

第一节　痛经

【病证表现】

本病可表现为全身怕冷，小腹坠痛、发胀、痛经连及外阴、肛门和腰骶部，经量少或经行不畅，色较紫黯，有时停有血块，严重者伴有恶心、呕吐、腹泻、腹痛、烦躁、四肢发冷、面色苍白等全身症状。

原发性痛经患者，一般症状较轻，随着自身调节功能的增加（包括神经、精神因素），症状会逐渐缓解。

继发性痛经患者，一般症状较重，而且有逐渐加重的趋势，并伴有不孕症。

【就医指南】

临床经验告诉我们，原发性痛经患者一般不需要做任何检查。继发性痛经患者需做妇科物理检查（双手合诊，仅适用于已婚妇女）、腹部 B 超检查。双手合诊能从物理上判断盆腔内脏器粘连、肿块、结节、增厚的情况，然后做腹部 B 超，这样就更有目的性及针对性。B 超可及时发现子宫的位置大小、子宫内膜的薄厚情况，子宫体的腺肌及卵巢、附件的炎症情况。不同的器质性改变会有不同的 B 超影像学改变。子宫大小、内膜情况在月经的各个周期都是不同的，从月经的周期来说内膜由薄变厚直到脱落、子宫大小由小变大再到小。

原发性痛经一般好发于青春期，因此，对其进行青春期思想、卫生知识教育，正确认识月经的生理，掌握经期卫生常识，了解性知识及性生理解剖，解除精神因素是非常必要的。当经量不太多时，可用生姜片（不可太辣）和红糖煎水热服，或单药也可，这有助于行气止痛，活血暖宫。当经量特别多，又伴有腹痛时，可用阿胶、黄酒各适量，隔水蒸服，能起到活血、止血的作用。

【中药治疗】

中药治疗可根据病情的发病机理不同，辨证治疗：

1. 经期或经前小腹胀痛，经量少或经行不畅，点滴而出，色紫黯有块，舌苔紫黯而有瘀点，属中医的气滞血瘀型，可选用行气活血、化瘀止痛的方药：

复方益母草冲剂

元胡止痛片

血府逐瘀胶囊

少腹逐瘀冲剂

痛经丸

2. 经期或经后小腹冷痛，喜温喜按，四肢厥冷，腰腿酸软，经量偏少，色黯淡或黯黑而有血块，属中医寒凝阳虚型，可选用温经暖宫止痛的方药：

艾附暖宫丸

复方阿胶浆口服液

鸡血藤膏

当归红颗粒

3. 经前小腹坠痛，有时伴有灼热感或腰骶部胀痛，经色黯红、质稠有血块，白带黄稠，小便短、色黄，属中医的湿热下注型，可选用清热除湿、化瘀止痛的方药：

二妙丸

四妙丸

七制香附丸

4. 经期或经后小腹隐痛，月经量少、色淡、质稀，身倦乏力，时有腹泻，面色苍白，属中医的气血虚弱型，可选用益气养血、调经止痛的方药：

八珍益母冲剂

十全大补丸

当归片浸膏

5. 经期或经后小腹隐隐作痛，月经量少、色淡、质稀，伴腰骶部有酸痛感，严重者还有头晕、耳鸣、乳房胀痛，属中医的肝肾亏虚型，可用益肾养肝、调经止痛的方药：

加味逍遥丸

龟鹿二仙胶

六味地黄丸

舒肝和血丸

【西药治疗】

1. 针对原发病进行及时的正确治疗。

2. 疼痛特别严重时，选用前列腺素合成酶抑制剂或前列腺素拮抗剂，也可选用

性激素抑制排卵,如:

消炎痛栓

芬必得

酸曲马多片

妈富隆片

3. 情绪特别紧张,可选用:

舒络安定片

【急症处理】

痛经严重发生昏厥者,应立刻将患者平躺,按掐人中穴直到患者清醒,再用解痉镇痛药,如芬必得、去痛片等。

【名医叮嘱】

1. 原发性痛经一般好发于青春期,身体各部位都处于生长发育时期,正确认识女性的解剖生理,掌握经期卫生常识是非常必要的。

2. 保持清洁,如外阴瘙痒不适,应在水中加入少量肤阴洁、洁尔阴等洗液,起到杀菌止痒的目的。同时绝对禁止房事、盆浴及游泳。

3. 避免工作过度紧张,过度劳累。避免剧烈的体育运动和过重的体力劳动。

4. 注意冷暖适宜,不宜洗冷水浴,尽量避免涉水、淋雨及暴冷暴热。

5. 饮用清淡而有营养的食品,如新鲜的蔬菜、鲜蛋、鲜奶、豆制品、鱼、瘦肉等。不宜过食辛热或寒凉之品,如辣椒、梨、香蕉。不宜过量饮酒,不宜吃过凉的食品,如冷饮。

6. 保持心情舒畅,情绪平和,避免激动,消除紧张烦闷或恐惧心理。

7. 经期应尽量避免非急需的妇科检查及手术。

第二节 闭经

【病证表现】

1. 体重因素引起的闭经主要表现为:精神性厌食、严重消瘦、体重急剧下降和闭经。

2. 闭经溢乳综合症的临床表现:乳房充血、胀大及不随意的自发性少量流出液体,有的严重者可伴有视力障碍、视野缺损及闭经。

3. 多囊卵巢综合症主要表现为:月经稀少或闭经,不孕,毛发呈男性样分布,多可见痤疮、肥胖、及颈背部出现色素沉着。

出现闭经后应及时有效地彻底治疗，否则时间越长，卵巢越萎缩，体质越差，可能提前出现一系列不孕、更年期等问题，后果不堪设想。

【就医指南】

一般不需做任何检查，只要详细描述病史就可诊断。有的也需要查血，化验催乳素等指标，这样治疗就更有针对性了。

【一般治疗】

可用枸杞子、当归各适量，煎汤代茶频饮。

【中药治疗】

1. 肝肾不足

临床表现为年逾 18 岁尚未行经，或月经来潮后又出现月经量少直至闭经，体质虚弱，乳房平坦，头晕目眩，白带少，腰酸腿软，应选用补肾养肝的方药：

麦味地黄丸

乌鸡白凤丸

二至丸

2. 气血虚弱

月经由后期量少、色淡、质稀渐致闭经，面色苍白，神倦，少气懒言，头晕眼花或心悸心慌，失眠多梦，怕冷，应选用补气养血的方药：

人参养荣丸

八珍益母冲剂

十全大补丸

大补元煎

归脾丸

人参健脾丸

3. 阴虚血燥

月经量少致闭经，手足心热，两颧潮红，心烦失眠，大便秘，小便黄，舌尖红，应选用养阴清热调经的方药：

清蒿鳖甲丸

柏子仁丸

当归六黄散

大补阴丸

4. 气滞血瘀

月经周期由先后不定期渐致闭经，少腹坠痛，两肋胀痛，精神抑郁、偶伴乳房胀痛，舌黯红，应选用行气活血祛瘀的方药：

益母草冲剂

血府逐瘀胶囊

少腹逐瘀胶囊

5. 痰湿阻滞

月经后期多日，或已停经，带下量多，色白质黏，少腹胀，胸闷，身倦乏力，体形偏胖。应选用祛湿除痰、调经活血的方药：

苍附导痰丸

福建六神曲

茯苓丸

【西药治疗】

1. 降低催乳素，升高促性腺激素及雌性激素，可选用抗催乳激素类药物，如：

溴隐停

2. 降低雄性激素，可联合应用雌、孕激素及糖皮质激素，减少游离睾酮及阻断睾酮受体，如：

炔雌醇

醋酸氯羟烯孕酮

地塞米松

3. 运用促排卵药物，促进恢复排卵和月经，促使发生妊娠，如：

氯芪酚胺

炔雌醇

【急症处理】

月经已多日未来，应选用黄体酮片或安宫黄体酮片口服，以起到催经的作用。等月经来潮干净后再到医院做详细的病因分析及检查。注意黄体酮的用法及服用时间。

【名医叮嘱】

1. 积极做好自我心理调节，消除紧张和焦虑。

2. 不要盲目减肥，供给机体以足够的营养物质以维持正常的生命活动，增加锻炼，保持标准体重。

3. 年满18岁月经仍未来潮者或月经不规则已多日者，应早去医院检查，切不可自己盲目用药。

第三节　月经不调

【病证表现】

1. 月经先期：月经周期提前 7 天以上，甚至 10 余日一行，连续两个周期以上者。

2. 月经后期：月经周期延后 7 天以上，甚至 40～50 天一行（大于 55 天，小于 3 个月），连续两个周期以上者。

3. 月经先后无定期：月经提前或错后超过 7 天，连续两个周期以上者。

4. 月经过多：月经量较以往明显增多，一般周期基本正常者。

5. 月经过少：月经周期基本正常，经量明显减少，甚或点滴即净或经期缩短小于 2 天，经量也少者。

6. 经期延长：月经周期基本正常，行经时间超过 7 天以上，甚或淋沥半月才净者。

7. 崩漏：非经期，子宫大量出血或淋漓不断地出血。

【就医指南】

根据不同的病因，需要做不同的实验室检查。

【一般治疗】

月经后期、月经过少、经期延长的患者需用活血化瘀通经，如：

生姜水合红糖水

【中药治疗】

1. 虚证。

（1）气虚型：月经症状并见少气懒言，神疲食少，失眠健忘，心悸怔忡，应采用益气调经的方药，如：

举元煎（月经先期）

八物丸（月经先后不定期）

归脾丸（月经过多）

固冲丸（经期延长）

崩漏（补中益气丸）

（2）血虚型：月经症状并见面色无华，四肢浮肿，手足不温，纳少脘闷，便溏，应采用养血调经的方药，如：

小营煎(月经后期)

滋血丸(月经过少)

(3)肾虚型:月经症状并见面色晦暗,小腹空坠,腰膝酸软,小便清长,应采用温肾调经的方药,如:

温冲汤(月经先期)

右归丸(月经后期)

归肾丸(月经先后不定期)

苁蓉菟丝子丸(崩漏)

当归地黄饮(月经过少)

(4)阴虚型:月经症状并见五心烦热,潮热颧红,形体消瘦,口干口渴,应采用益肾养阴调经的方药:

左归丸(月经后期)

归肾丸(月经先后不定期)

2. 实证。

(1)肝郁型:月经症状并见两胁胀痛,乳房疼痛,嗳气,小腹胀痛,爱生闷气,应采用疏肝理气调经的方药:

加味逍遥丸(月经先后无定期)

(2)气滞型:月经症状并见胸脘闷痛,小腹胀,应采用理气行滞、活血调经的方药:

乌药丸(月经后期)

逍遥散(月经过少)

(3)血瘀型:月经症状并见舌质紫黯,小腹刺痛,应采用活血化瘀调经方药,如:

桃红四物丸(月经过少)

失笑散(月经过多)

逐瘀止血丸(月经延长)

少腹逐瘀冲剂(崩漏)

(4)血热型:月经症状并见心烦潮热,大便干结,小便黄,口渴,应采用清热调经方药:

清经散(月经先期－阳盛血热)

丹栀逍遥丸(月经先期－肝郁血热)

两地丸(月经先期－阳虚血热)

新营煎(月经过多)

固经丸(月经延长－阴虚血热)

四妙丸(月经延长－湿热蕴结)

保阴煎(崩漏)
(5)血寒型:月经症状并见小腹冷痛,应采用温经散寒调经的方药:
温经汤(月经后期,月经过少)
(6)痰湿型:月经症状并见形体肥胖,恶心脘闷,应采用化痰调经的方药:
苍莎导痰丸(月经后期)
启宫丸(月经过少)

【西药治疗】

1. 激素治疗
(1)黄体功能不足者:
安宫黄体酮
乙芪酚
(2)黄体萎缩不全者:
乙芪酚
甲基睾丸素
(3)卵泡期过短:
乙芪酚
黄体酮
(4)月经过多:
安络血
止血酸
丙酸睾丸酮
(5)月经过少:
炔雌醇
(6)月经稀发:
甲状腺素片(甲状腺激素低者)
己烯雌酚
(7)月经间期出血:
黄体酮
己烯雌酚

2. 手术治疗
刮宫术是最快最有效的止血方法,同时可做组织学检查,了解宫腔情况。

【急症处理】

月经血量特别多时,加用立止血、止血芳酸等止血药,待病情稍有稳定,立即送医院治疗。

【名医叮嘱】

1. 出血期间避免过度劳累,剧烈运动,保证充分睡眠,有炎症或出血者适当给予抗生素治疗。

2. 解除精神因素。

第四节 功能性子宫出血

【病证表现】

无排卵性功血多发于青春期及更年期女性。主要表现为不规则子宫出血,月经周期紊乱,经期有时长有时短,出血量有时多有时少,甚至有大量出血而致昏厥的。有的患者先有一小段短期停经史,然后发生大量出血,往往持续时间长达一个月以上不能自止;也有的一开始就表现为不规则出血或一开始月经周期较准,但经量多、经期长。出血量多者常可伴有贫血,此类患者一般不伴有腹痛。

排卵性功血多发生于生育期妇女,尤其多见于产后或流产后。

1. 排卵型月经过多主要表现为月经周期正常,经量过多、色黯、质黏稠,有时伴有小血块,多数患者伴有小腹坠痛剧烈。

2. 黄体功能不全主要表现为月经时间规律,周期缩短,经量正常,色偏红,多伴有小腹疼痛。常伴有不孕史或流产史。

3. 黄体萎缩不全主要表现为月经周期规律,但经期延长,有的可达 10 天左右,一般经量不多而是经血淋漓不止,色黯有血块。

4. 排卵中期出血主要表现为两次月经中期有少量周期性阴道出血,持续 1 ~3 天,出血量少于经量,常在白带增多后出现或周期性白带中央有血丝,流血可自止,常伴有腹痛。

【就医指南】

当发现自己连续数月月经不正常时,应自测基础体温连续三个月以上,将每个月的体温波动情况绘制成曲线图,以便于就诊时让医生及时作出判断及治疗。

基础体温是利用女性孕激素的致热作用而测定的口腔温度,根据其曲线变化图,能正确判断女性黄体功能及萎缩情况,卵巢排卵情况,这对于全面了解女性的生殖功能是非常有意义的。测量基础体温是最方便最实惠的试验方法,它对于治疗许多妇科疾病都是非常有用的,如不孕、功能性子宫出血、闭经等。方法如下:早晨醒来后，不做任何动作（如说话、喝水、下床），立即把口腔表放入舌下，测量5分钟，再记录下来温度。

无排卵型出血者基础体温表现为单相型，没有明显的温度升高，只在一定基线附近上下波动；排卵型功血者基础体温呈双相型，但又有各自的不同特点。排卵型月经过多者体温曲线大致正常；黄体功能不全者体温曲线上升缓慢、幅度偏低（正常应上升0.4～0.6℃）、高温持续时间仅9～10天左右（正常应持续14天左右）；黄体萎缩不全者体温曲线下降缓慢、延迟。往往高温持续到月经来潮数日后才下降（正常下降时间为1～2天）；排卵中期出血者表现为基础体温开始升高时出血。

【一般治疗】

平时服用适量维生素E胶丸以保护生殖器官。出血量特别多或长期少量淋沥不止者，平时饮食中多服用红桃K、血尔口服液、宜血片等补血制剂。

【中药治疗】

1. 月经量多，周期时长时短，色淡质稀，面色白，少气乏力，属中医气虚，应选用益气摄血固冲的方药：

参苓白术丸
云南白药胶囊
生脉饮口服液
中华乌鸡精
复方阿胶浆口服液
十全大补丸

2. 月经有时提前，有时推后，时间不定，量少，色黯淡，头晕耳鸣，腰骶部酸软，夜尿频，属中医肾虚证，应选用补肾方药：

金匮肾气丸
定经丸
乌鸡白凤丸

3. 月经延长，淋漓不净达10多天，量少、色红、质稠，口干，自觉手足心发热，面部有烘热感，属中医阴虚血热证，应选用养阴清热止血的方药治疗：

二至丸
大补阴丸
龟鳖丸
知柏地黄丸
左归丸

4. 月经周期提前7天以上，量多，色淡，质稀，神疲乏力，小腹坠痛，大便稀，属中医中气虚弱症，应选用补气摄血、固冲调经的方药治疗：

归脾丸

补中益气丸

三七粉胶囊

当归养血丸

5. 两次月经之间，有少量阴道出血，色红或淡红，无血块，有时与白带一起流出，伴有头昏腰酸，便秘，尿黄，属中医的肾阴亏虚证，应选用滋补肾阴的方药：

六味地黄丸

虎潜丸

地榆槐角丸

【西药治疗】

功能性子宫出血的治疗原则是积极止血，调整月经周期及经量，促进排卵，改善全身状况。

1. 无排卵型功血

(1)雌激素的治疗，促使子宫内膜生长，使之产生分泌期改变。可用药物如：

乙烯雌酚

安宫黄体酮

妇宁片

妇康片

(2)前列腺素合成酶抑制剂在出血期间应用，可使出血量减少，可用药物：

氟灭酸

(3)诱发排卵，刺激卵泡发育成熟，可用药物：

氯酚胺

(4)刮宫术，明确诊断，迅速止血。

2. 排卵型月经失调

(1)促进卵泡成熟、发育，进而促进排卵，可用药物：

溴隐停

黄体酮

(2)补充黄体分泌孕酮，可用药物：

安宫黄体酮

【急症处理】

大量出血时，应尽快止血，以防昏厥，可用维生素 C、K、安络血及氨基酸。同时应尽快送医院接受全面治疗。特别指出：一定要注意服用止血药的剂量，以免产生不必要的麻烦。

【名医叮嘱】

1. 加强体育运动,增强体质。经期保持良好心情,避免过分激动。

2. 平时可服用一些高蛋白、含丰富铁元素的食物,有助于改善贫血,也可多服用黑色食物,如黑枣、黑木耳等。

3. 服药期间不要擅自停药或乱服药,一定要与医生配合。

4. 万事贵在坚持,监测基础体温也是如此,须同时注明记录日期、温度、夫妻同房时间、行经日期,千万不要怕麻烦。

第五节　乳腺增生

【病证表现】

乳房胀痛,少数为刺痛,乳房中有块状或呈结节状,质中或硬而不坚,肿块及胀痛随月经周期的变化而改变,也随情绪变化而变化,伴有乳头疼痛、乳房瘙痒或溢液。

【就医指南】

临床告诉我们一般患者不需做任何治疗,疼痛严重者可做 X 线或 B 超引导下进行穿刺吸取细胞检查,以早期发现不典型增生或癌变的存在。

【一般治疗】

可用老鹳草泡茶或煎服,对治疗乳腺增生有良好效果。

【中药治疗】

根据病情辨证论治:

1. 肝郁气滞

乳房肿块和胀痛或刺痛,常伴有情绪郁闷,心烦易怒,善叹息,乳房肿块随着情绪变化而改变,宜用疏肝理气、活血止痛方药:

加味逍遥丸

小金片

乳核内消液

乳块消方片

2. 痰凝互结

乳房肿块胀痛、疼痛或经前加重随月经周期变化而改变,伴肢体神疲乏力,口淡无味，痰多，大便稀薄，宜用健脾化痰、软坚散结方药：

散结冲剂

海藻玉壶丸

全瓜蒌散

3. 冲任失调

乳房肿块明显、疼痛轻微，伴有月经不调，量少、质暗、有血块，腹痛，腰膝酸软，面色苍白，四肢倦怠乏力，宜用调和冲任、温阳方药：

二仙汤片

丹栀逍遥丸

复方阿胶浆口服液

【西药治疗】

1. 常规治疗：口服 5% 碘化钾。

2. 内分泌失调或代谢异常者可用：

甲状腺素

三苯氧胺

丹那唑

溴隐停

甲基睾丸素

3. 可选用维生素类药物：

维生素 E

维生素 B

维生素 B_6

4. 疼痛比较严重者可用下列药物：

颅通定

消炎痛

双氯灭痛片

5. 手术治疗

（1）年龄 50 岁以上，病变范围广泛及肿块较硬，药物久治无效者。

（2）增生病变局限于一侧，经药物治疗无效，肿块较大或变硬者。

【名医叮嘱】

1. 保持心情舒畅，情绪稳定。

2. 多食含维生素 B 族丰富的食物。

3. 保持和谐性生活，积极治疗妇科疾病。

4. 病程较长患者，应坚持治疗。

第六节　宫颈炎

【病证表现】

宫颈炎常见于生育期妇女，也可见于青年女性。

急性宫颈炎主要表现为：白带过多、呈脓性，外阴瘙痒，腰背痛，下腹部下坠感，排尿急、尿频，有的还伴有性交痛，亦可有轻度的体温升高，有时也可出现经量增多，行经间期出血或性交后出血等症状。

慢性宫颈炎主要表现为：白带增多，呈乳白色黏液状，有时略带淡黄色，有宫颈息肉时可伴有血性白带或性交后出血。白带过于黏稠，不利于精子穿过，可造成不孕。当炎症扩散到整个腹部时，可有腰骶部酸痛，下腹部坠痛感。慢性宫颈炎常有宫颈糜烂、宫颈肥大、宫颈息肉、宫颈腺囊肿、宫颈黏膜炎等并发症。

【就医指南】

只需妇科物理检查即可诊断。如白带呈脓性，应化验分泌物，以排除因淋病引起的宫颈炎症的可能性。

【一般治疗】

用苦参、蛇床子、枯矾、黄柏、地肤子等草药各适量，煎汤外洗、坐浴或熏蒸。

【中药治疗】

中医认为宫颈炎属于“带下”、“病中”、“湿热”范畴。脾虚、水湿内停，湿邪蕴久化热而导致湿热下注；或肝气郁结，水湿内停或经期、产后胞脉空虚，湿毒侵袭均可导致带下病。

1. 湿热下注型

白带量多、色黄质黏腻、有臭味，胸闷口粘，小腹坠痛，小便短黄。应选用清利湿热的方药：

龙胆泻肝丸

三妙丸

2. 肝经湿热型

白带量多色黄、质黏稠而臭，心烦易怒，胸肋胀痛，有时疼痛连及双乳，口苦口干，应选用清肝利湿的方药：

龙胆泻肝丸

白带丸

3. 湿毒内侵型

白带量多、红白相兼、质粘，或如脓液样，奇臭难闻。小腹作痛，口干烦热，小便黄、量少，大便干结，外阴红肿或瘙痒，应选用清热解毒利湿的方药：

五味消毒液

金银花露

复方双花口服液

4. 以上几种类型的带下症，均可选用清热解毒祛湿的方药外洗：

皮肤康清剂

洁尔阴洗剂

【西药治疗】

1. 急性宫颈炎，以抗菌素全身治疗为主，不可局部治疗，切不可用电疗、冷冻等疗法，以免使炎症进一步扩散。

2. 慢性宫颈炎以局部治疗为主，可采用物理疗法、药物治疗及手术治疗，以物理治疗量多用。可采用冷冻治疗、红外线凝结疗法、激光治疗、微波治疗等，均有可靠的疗效。

3. 运用干扰素外用治疗，能起到抗病毒、抗肿瘤及调节全身免疫功能的作用，可采用药物：

奥平

【急症处理】

急性宫颈炎时，以下腹疼痛最为常见。下腹疼痛明显多由于炎症扩散引起，应服用足量的广谱抗菌素，以先锋 VI 最多用，切不可服用止痛药，以免掩盖病情。等疼痛稍有缓解，应立即去医院就诊。

【名医叮嘱】

1. 定期做妇检，发现宫颈炎应予以积极治疗。

2. 保持外阴清洁，提倡淋浴，特别在经期、产褥期、流产后更应注意卫生。

3. 治疗期间应减少或避免性生活。勿过食辛辣厚味之品，以免滋生湿热。

4. 如是淋病引起的宫颈炎，应以及时、足量、规范、彻底为治疗原则，必要时也应同时治疗性伴侣。

5. 保持大便通畅，有利于毒素排出。

第七节　盆腔炎

【病证表现】

急性盆腔炎可因炎症轻重及范围大小而有不同的临床表现,可有下腹疼痛伴低烧。在月经期发病可引起经量增加,经期延长;非经期发作时可引起白带增多。严重时伴有全身症状:怕冷、高热、头痛、食欲不振、恶心、呕吐、腹胀、腹泻;有时还伴有膀胱刺激症状:排尿困难、尿频、尿痛;有时还有直肠刺激症状:腹泻、里急后重、排便困难;有的还可仅表现为不明原因的高热、长期持续低热、轻微下腹痛、久治不愈的阴道不规则出血。

慢性盆腔炎可表现为:易劳累、疲乏、精神不振、周身不适、失眠、下腹部坠痛及腰骶部酸痛,常在劳累、性交后及月经前后加剧,有的还会引起月经不调。

并发症:急性盆腔炎严重者可导致输卵管卵巢炎(又称附件炎)、卵巢脓肿、急性盆腔腹膜炎、败血症,若不及时控制,往往很快出现感染性休克,甚至死亡。慢性盆腔炎损伤卵巢功能可导致盆腔淤血,从而引起月经失调、输卵管粘连阻塞而致不孕。

【就医指南】

一般不需做任何检查,如经过一段时间仍不见好转,应化验血、尿、宫颈管黏液并做药敏试验,以有助于用药的针对性。

【一般治疗】

用金银花、生甘草煎汤代水频服,能起到清热解毒止痛的作用。同时还应服用消炎药。

【中药治疗】

1. 下腹痛伴发热、寒颤、高热、头痛者,属血瘀内扰、邪热内盛,应选用清热解毒、活血化瘀的方药:

银翘解毒丸

栀子金莲花胶囊

清热解毒口服液

片仔癀

2. 高热不退,神志不清,面色苍白,四肢厥冷属神昏窍闭,应选用清坚开窍、镇痉安神的方药:

安宫牛黄丸

紫血丹

3. 长期腹痛，绵绵不止，腰腿软，胸闷腹胀，小便短色黄，口苦、口粘，属湿热内盛，可选用清热利湿、活血化瘀的方药：

香莲丸

四妙丸

桂枝茯苓丸

大黄蜜虫丸

【西药治疗】

1. 联合运用多种抗生素（要求达到足量），积极予以消炎。

青霉素维钾片合庆大霉素针（可以口服）合甲硝唑

头孢Ⅳ合甲硝唑

克林霉素胶囊合庆大霉素

头孢呋新

地塞米松片

2. 可采用短波、超短波、电疗等物理疗法，促进盆腔局部血液循环，以利炎症消除。

3. 手术治疗。

【急症处理】

高热时，予以物理降温，同时加服广谱抗生素。

【名医叮嘱】

1. 卧床休息，防止劳累，多吃高营养的食物，多喝水。

2. 注意经期、孕期、产褥期卫生，加强锻炼以增强体质，注意性生活卫生，减少性传播疾病，经期禁止性交。

3. 及时彻底治疗急性盆腔炎，以防止其转成慢性。

4. 急性期，尽量避免妇科检查，以免引起炎症扩散。

5. 慢性盆腔炎，以湿热型居多，可选用清热利湿、活血化瘀的中草药（口服或保留灌肠）。

第八节　女性膀胱炎

【病证表现】

经常小便频数,但只能排出很少尿液,且尿味浓臭,有时还伴有血尿、脓尿。有时尿意非常强烈,甚至难以控制。有时伴有小腹部坠痛,腰背部有酸痛感。

此病可发生于各年龄段的女性,尤其以妊娠期,特别是妊娠期前三个月最易发生。膀胱炎一般不会影响健康,但常常给女性正常生活带来很多不便。如长期不予治疗,感染会上行扩散到肾脏,可能会引起急性肾盂肾炎等诸多疾病。

【就医指南】

一般需要做尿常规检查,看看尿中白细胞、红细胞等情况。

【一般治疗】

多喝水多排尿,以减轻尿道炎症。

【中药治疗】

1. 脾虚下陷型

少腹坠痛,空痛喜按,小便频、尿清、余沥难尽,面色白,神疲乏力,少气懒言,大便溏薄,应采用补益中气的方药:

补中益气丸

黄芪健中丸

2. 湿热下注型

小便短数,灼热刺痛,尿色黄赤、味恶臭,小腹拘急胀痛,腰痛,恶心,便秘,应采用清热利湿的方药:

八正散

五淋丸

三金片

3. 肾气亏虚型

小便赤涩不堪,溺病不著,淋沥不已,时发时止,遇劳累后加重,神疲乏力,腰膝酸软,应采用健脾益肾的方药:

无比山药丸

知柏地黄丸

4. 阴虚火旺型

小便频急，热涩刺痛，尿色赤红，夹有血丝或血块，少腹胀满疼痛，心烦，手足心热，口干口渴应采用滋阴清热、凉血止血的方药。

小蓟饮子

导赤散

二至丸

【西药治疗】

本症应以抗菌消炎为主，以喹喏酮类的药物为首选：

氟哌酸

氟嗪酸

环丙沙星

泰利必泰

【名医叮嘱】

1. 膀胱炎易复发，应坚持服用一段时间抗生素，不要症状稍有缓解或刚消失就停药。

2. 反复感染者极易导致肾炎，预后差。

3. 解除神经、精神因素，排除植物神经对排尿的影响。

4. 每次大便后，应由前向后擦拭，减少感染机会，平时注意清洁外阴及经期卫生。

5. 养成性交后立即排尿的习惯，减少性交对尿道的刺激。

第九节　念珠菌性阴道炎

【病证表现】

主要表现为外阴瘙痒，有灼痛感，严重时坐卧不安，非常痛苦。还可伴有尿频、尿痛及性交痛，白带量多、色白稠厚呈凝乳状或豆腐渣样。以阴道瘙痒和白带改变较为典型。

【就医指南】

需做妇科检查，取分泌物化验，呈阳性者，就可以诊断。如反复发作，应查血糖、尿糖，以排除糖尿病的可能性。

【一般治疗】

每天用2% ~4%碳酸氢钠溶液冲洗阴道，造成不利于念珠菌生长繁殖的碱性环境，能在一定程度上起到杀菌的作用。

【中药治疗】

1. 阴部瘙痒较重，白带厚稠、量多，尿黄、尿频者，属肝经湿热型，可选用清热利湿、杀虫止痒的方药：

三金片

程氏萆薢分清饮

紫地丁口服液

栀子金莲花胶囊

知柏地黄丸

2. 可加用一些清热祛湿止痒的方药外洗：

皮肤康洗剂

清阴灵

洁尔阴洗剂

【西药治疗】

1. 口服药和外用药联合用，效果较好：

(1)口服药：

斯皮仁诺胶囊

制霉菌素

酮康唑

(2)外用药(用碱性溶液清洗阴道后再用)：

米可定泡腾片

咪康唑栓剂

克霉唑栓

2. 局部用药无效或反复发作者，应选用：

里米劳

【急症处理】

瘙痒难忍，用药后仍不见缓解者，可选用1%龙胆紫水溶液涂抹阴道，每周3次，连续2周，切不可过频，以免破坏阴道内壁黏膜。

【名医叮嘱】

1. 积极找出发病原因，及时消除。

2. 做好预防工作，不穿化纤内裤，勤换内裤，保持外阴洁净。用过的内裤、毛巾应及时用开水煮烫。

3. 念珠菌阴道炎治疗后容易在月经前复发，所以治疗后应在下次月经前复查白带。

4. 治疗期间禁止或尽量减少性生活，防止夫妻间相互传染。

5. 平时应有针对性地服用广谱抗菌素，以免造成不必要的菌群失调。

6. 此病孕妇发病率较高，治疗时只能选用外用药。

7. 口服药对肝脏有损害，一般不要擅自服用，用药前及用药中期（指长时间服用的情况下），应化验肝功能。有肝病的患者禁用。

8. 患病后不要用手抓挠患部，以免损害皮肤，不利于治疗。

第十节　滴虫性阴道炎

【病证表现】

白带增多，呈灰黄色、泡沫状稀薄液体，有的红白相间、质粘，有的呈脓样，臭秽难闻，多伴有外阴瘙痒，有灼热感，还可有疼痛及性交痛。合并尿路感染者可有尿频、尿痛甚至伴有血尿，严重者也可导致不孕。

【就医指南】

一般需要做妇科常规物理检查和阴道分泌物化检，结果呈阳性，代表分泌物中确实有滴虫，就应按滴虫性阴道炎治疗。

【一般治疗】

用PP粉溶液灌洗阴道，以起到杀虫止痒的作用。

【中药治疗】

1. 白带量多、色黄或黄白、质稀，有时伴有轻微臭味，小便发热、作痛，应选用清利祛湿的方药：

龙胆泻肝丸

三妙丸

四妙丸

2. 白带偏黄、量多，外阴瘙痒，小便急、频，大便不爽，应选用清肝利湿的方药：

三金片

东泰清淋冲剂

金妇康片

【西药治疗】

1. 局部用药,可改善阴道内环境,抑制滴虫生长,以提高疗效:

乳酸

醋酸阴道冲洗

复方甲硝唑栓

2. 全身用药以起到彻底杀虫的目的,也可用于男女双方:

甲硝唑

替硝唑

【急症处理】

尿频、尿急、尿痛症状严重时,可选用车前子、黄柏、蛇床子各适量,煎汤趁热熏洗。

【名医叮嘱】

1. 预防非常重要。尽量不要使用他人的内衣物,提倡淋浴。

2. 甲硝唑应饭后服用,减少恶心呕吐、食欲减退等胃肠反应。

3. 孕妇不能口服甲硝唑、替硝唑,只能局部用药,选用中药制剂治疗时也应慎重。

4. 治疗过程中避免性交。

5. 为了避免重复交叉感染,应天天更换内裤、毛巾、浴巾等,洗涤时应煮沸 5 ~ 10 分钟以彻底消灭病原菌。

6. 治疗检查阴性后,仍需每次月经后复查白带,若连续 3 次化验均为阴性,才算治愈。

7. 外阴瘙痒严重时,禁止用手抓挠,以免抓破外阴皮肤,不利治疗。

第十一节　老年性阴道炎

【病证表现】

本病多发于绝经后的老年女性。主要表现为白带增多,终日淋漓不断,呈淡黄色,严重者可伴有脓血性白带、有臭味,小便痛,外阴有烧灼感或瘙痒。

【就医指南】

做妇科物理检查,观察阴道黏膜、宫颈的情况,再结合临床表现即可诊断。如伴有脓血性白带,应做宫颈刮片检查,排除宫颈子宫的恶性肿瘤。

【一般治疗】

用1:5000高锰酸钾液冲洗阴道，以起到杀菌的目的。

【中药治疗】

1. 白带量多、色白或淡黄、质稀，无臭气，四肢乏力，全身倦怠，两足浮肿，属脾虚、中阳不振，应选用健脾益气、升阳祛湿的方药：

人参健脾丸

启脾丸

太阳神猴头菇口服液

2. 白带清冷、量多质稀、终日淋漓不断，腰膝酸软，小腹凉，四肢不温，腹泻，夜间尿频，属肾阳虚、封藏失职，应选用温肾固涩的方药：

右归丸

内补丸

女宝胶囊

3. 白带多而黄，有臭味，小便黄而痛，口黏，属湿热下注，应选用清热利湿的方药：

龙胆泻肝丸

妇科千金片

金鸡胶囊

调经止带丸

【西药治疗】

本症治疗，原则上增加阴道抵抗力，抑制致病菌生长。

1. 提高阴道酸度，不利细菌生长，可用酸性溶液冲洗阴道：1%乳酸液或0.5%~1%醋酸溶液。

2. 杀灭已有细菌，可选局部用药：

甲硝唑栓

氧氟沙星胶囊

福尔净栓

3. 女性激素局部或口服用药，针对原发病因：

乙烯雌酚（片、软膏）

尼尔雌醇片

【急症处理】

小便灼热疼痛严重时，可口服呋喃坦啶片，外用氧氟沙星胶囊。待症状稍缓解后，再去医院做进一步治疗。

【名医叮嘱】

1. 积极做好个人卫生，把发病率降到最低。

2. 感染后，减少性生活，以减少对宫颈及阴道的刺激。

3. 及时发现、及时治疗，切不可延误时机。

4. 老年女性应定期做妇科检查，及早发现子宫、阴道的异常病变。

第十二节　外阴瘙痒

【病证表现】

本病多发于中年妇女，也有因蛲虫病引起的幼女肛周及外阴瘙痒（以夜间为重），无明显原因的较严重的外阴部瘙痒，一般仅发生于生育年龄或绝经后的妇女。主要表现为外阴及阴道瘙痒不适，有的可波及整个外阴，有的可局限于某部或单侧外阴，有时可累及肛周，常呈阵发性发作，也可为持续性，一般夜间加剧，痒痛难忍，坐卧不安，有的伴有白带黄、质稠、有味。

【就医指南】

需做妇科检查，化验分泌物，排除滴虫及念珠菌感染的可能性。外阴奇痒难忍者，应化验尿糖、血糖及其他项目，以找出原因。

【一般治疗】

用高锰酸钾溶液坐浴，不可局部擦洗。

【中药治疗】

1. 外阴瘙痒，甚至疼痛，坐卧不安，白带量多、色黄、有味，口苦口黏，常为阵发性发作者，属肝经湿热引起，应选用清热利湿止痒的方药：

金妇康冲剂

龙胆泻肝丸

2. 外阴瘙痒有灼热感，白带量少、色黄，夜间加重，自觉手足心热，头晕耳鸣，腰酸腿软，属肝肾阴虚引起，应选用滋阴降火、祛风止痒的方药：

知柏地黄丸

乌鸡白凤丸

3. 局部治疗，能起到更直接的作用：

皮肤康洗剂

肤阴洁洗剂

洁尔阴洗剂

【西药治疗】

1. 针对病因积极治疗。

2. 服用镇静抗过敏的药物：

扑尔敏

息斯敏

开瑞坦

莱海抗明

3. 采用局部消炎抗过敏的药物：

皮炎平

艾洛松

无极膏

【急症处理】

瘙痒难忍，可用黄水纱布或硼酸液局部湿敷，并口服抗过敏药物。

【名医叮嘱】

1. 平时保持外阴干燥、清洁，不要用手搔抓外阴，以防损害皮肤。

2. 不要用热水洗烫外阴，忌用肥皂清洁外阴。

3. 宜穿宽松棉质内裤。

4. 饮食以清淡为主，忌酒及辛辣刺激或过敏食物。

5. 患病后禁止盆浴，避免性生活，防止互相接触传染。

6. 若找到阴虱(长在阴毛间的虱子)，应剃除阴毛，煮洗内裤。同时用百部溶液涂擦外阴。

第十三节　不孕症

【就医指南】

检查男性外生殖器有无畸形或病变，化验精液、检查精子总数、活动度、液化程度、精液总量、畸形精子的数目是否正常。女性应检测血催乳素，排除垂体病变，监测基础体温，检查黄体及卵巢功能情况，通过输卵管通液术，检查输卵管通畅情况，再根据实际情况，进一步做免疫学方面的检查。

【一般治疗】

服用维生素E,能维持生殖器官的正常功能。

【中药治疗】

1. 不孕,月经延期,量少色淡或闭经,小腹坠痛,腰酸腿软,性欲低下,属肾阳虚,应选用温肾暖宫的方药:

鹿茸血口服液

五子衍宗丸

金匮肾气丸

紫河车胶囊

2. 不孕,月经提前,量少色红,体形偏瘦,头晕失眠,手足心热,口干,舌红,属肾阴虚,应选用滋阴养血的方药:

六味地黄口服液

大补阴丸

二至丸

麦味地黄丸

调经促孕丸

3. 长期不孕,月经有时提前、有时推后,经期腹胀、腹痛,血流不畅,色黯有块,经前乳房胀痛,平时脾气急躁、爱发火,舌黯,属肝气郁结,应选用疏肝解郁、养血调经的方药:

柴胡疏肝丸

加味逍遥丸

坤宝丸

4. 不孕,形体偏胖,经期常后延或已闭经,白带多、色白、质黏,胸口胀懑,浑身酸懒,属痰湿阻滞型,应选用祛湿化痰、调经醒脾的方药:

人参健脾丸

启脾丸

5. 不孕,月经延期、量少、色黯、有块,小腹剧痛,面黯无光,属血瘀内阻,气机不畅,应选用活血化瘀、理气调经的方药:

少腹逐瘀口服液

活血止痛胶囊

大黄蛰虫丸

桂枝茯苓丸

七厘散

【西药治疗】

1. 对症治疗各种生殖器疾病，消除诱因。

2. 应用促进卵泡发育、成熟，诱发排卵的药物，如：

克罗米芬

黄体酮

溴隐停

3. 应用促进或补充黄体分泌功能的药物，如：

黄体酮

4. 应用使宫颈黏液稀薄，有利于精子穿过的药物，如：

己烯雌酚

5. 治疗输卵管慢性炎症及阻塞，可采用电疗、加热等物理疗法，以促进局部血液循环，消除水肿，缓解组织粘连。也可采用手术剥离。

6. 人工授精。

7. 试管婴儿。

【名医叮嘱】

1. 引起不孕的因素有很多，其中也包括环境因素、心理因素等。

2. 增强体质，加强体育锻炼，纠正不良生活习惯，选择适当日期性交，增加受孕机会。

3. 放下思想包袱，不要过度紧张、忧虑。

4. 性交次数要适宜，不能过稀或过频。

5. 治疗不孕一般疗程较长，应有信心、耐心，积极配合医生治疗。

6. 可采用清热解毒、活血化瘀的中草药，如金银花、红花、赤芍、蒲公英、芦根等，煎汤保留灌肠，对因输卵管粘连引起的不孕有一定疗效。

7. 平时宜多吃热能高的食物，如牛、羊肉等，以起到助阳的功效。

第十四节　性交痛

【病证表现】

轻者仅感性交合时或性交后的轻微疼痛及不舒服。重者则在性交时疼痛剧烈，呻吟不止，有较长时间存在阴部火烧样痛，或下腹部坠痛，甚至阴道口或阴道内及阴道深部、顶端出现涩痛、刺痛、灼痛、胀坠痛。一般认为性交痛与心理性因素、盆腔疾病有关。根据疼痛性质临床分为四型：

1. 性交时出现轻微疼痛。

2. 阴茎进入阴道或抽动时疼痛。

3. 性交时阴道顶端疼痛剧烈。

4. 阴茎插入时疼痛加重，性交不能进行。

【就医指南】

一般来说性交痛不需要做任何治疗，疼痛剧烈应及时到妇科门诊进一步检查，可用B超检查以便确诊。

【一般治疗】

疼痛剧烈患者可用食盐炒微热，装入口袋内，放在下腹部热敷。

【中药治疗】

1. 肝肾阴虚型

性交时阴部出现干涩痛，出血，阴内红肿，经量少、色深红、黏稠，头晕耳鸣，口苦咽干，手足发热汗出，腰酸，四肢发软，小便发黄，大便干燥。宜滋肾养肝止痛，可选用方药：

知柏地黄丸

左归丸

六味地黄丸

2. 肝经内热型

性交时阴中胀痛，自感内热或阴道内及下腹疼痛，月经先期，色红量少，口苦咽燥，心烦易怒，两肋胁窜痛，宜清肝泻火止痛，可选用方药：

清肝丸

丹栀逍遥丸

加味逍遥丸

3. 肝郁气滞型

性交时阴内胀痛，或抽动时疼痛加重，涉及到小腹，上连两乳，月经先后不定，经行不畅，量少有血块、色黯，心烦郁闷，急躁易怒，两肋胁胀痛，恶心呕吐，宜疏肝理气止痛，可选用方药：

元胡止痛颗粒

平肝丸

开胸顺气丸

4. 湿热下注型

性交时阴内红肿、发热，疼引小腹，腰骶酸痛，带下量多、色黄黏稠、气味恶臭，心烦郁闷，口苦口粘，宜清热利湿止痛，可选用方药：

龙胆泻肝丸

二妙丸

除湿胃苓胶囊

5. 瘀血停阻型

性交时阴内刺痛，痛至小腹及大腿根部，经量少、色黯、有血块，经行不畅，小腹坠痛或刺痛，宜活血化瘀、舒经通络止痛，可选用方药：

活血止痛胶囊

血府逐瘀胶囊

少腹逐瘀口服液

桃红四物片

6. 气虚下陷型

性交时阴内胀痛，波及到小腹坠胀而痛，平时阴部有物挺出，带下量多、质稀，肢倦乏力，胸闷气短，大便稀薄，宜补中益气，可选用方药：

大补元丹

补中益脾丸

【西药治疗】

1. 阴道干涩、润滑度差的患者可选润滑剂。

水溶性胶冻

凡士林乳胶剂

2. 绝经后由于雌激素水平低，引起阴道萎缩干燥导致的性交痛，可口服少量雌激素，以改善阴道内膜情况，可选用：

倍美力

尼尔雌醇

3. 心理治疗

对无明显原因，久治不愈出现性交疼痛患者，应及早求助心理医生给予心理疏导和治疗，以解除患者存在的心理障碍。

【名医叮嘱】

1. 正确认识性行为，了解一些性知识，在性交合过程中相互配合。

2. 避免在劳累过度、情绪不佳的情况下性交。

3. 重视性交前的调情准备，禁止在经期中进行性交。

4. 掌握性生活中节奏，避免粗野、粗狂等行为。

5. 应早治疗外阴、阴道及盆腔各种疾病。

第十五节　性冷淡

【病证表现】

性欲减退患者对性生活缺乏兴趣，性交次数显著减少，一年只有 2～3 次，维持最低限度的性生活以维系家庭或婚姻，严重者可排斥一切性接触和性生活。

【就医指南】

根据病情，需查血、尿常规、肝肾功能、血液睾酮和心电图，以排除疾病因素。

【中药治疗】

1. 脾肾阳虚型

性欲淡漠，甚至厌恶，性高潮缺乏，对性不能产生快感，伴畏寒怕冷，腰腿酸软，耳鸣头晕，宜健脾温肾助阳，可选用方药如：

金匮肾气丸

男宝

鹿茸大补丸

鹿胎胶囊

龟龄集

海马补肾丸

2. 肝郁气滞型

性欲冷淡，甚至厌恶，性高潮缺乏，伴情绪抑郁，乳房发胀，行经不畅，小腹部疼痛，色紫暗红，两胁肋窜胀痛，口干咽干，宜疏肝解郁、理气健脾，可选用方药，如：

开胸顺气丸

平肝丸

柴胡疏肝散

丹栀逍遥丸

元胡止痛颗粒冲剂

3. 气血不足型

性欲冷淡，甚至回避房事，性不能兴奋，伴有少气懒言，面黄肌瘦无光泽，四肢倦疲乏力，口唇、指甲苍白，宜益气养血，可选用方药：

八珍丸

当归大补丸

归脾丸

【西药治疗】

1. 性感集中训练。

加强夫妻之间非语言的情感交流，解除夫妻双方或其中一方性交前和性交中的焦虑情绪，改变不良习惯，唤起自然的性反应，然后再进行性交。

2. 治疗发病原因。

3. 补充雌激素，刺激宫颈产生分泌液的药物，如：

乙烯雌酚

4. 补充雄激素，增加阴蒂敏感性，提高性交质量的药物，如：

甲基睾丸素

【名医叮嘱】

1. 矫正不正确的性交方法，提高性兴奋。

2. 提高情操修养，解除不利的精神因素。

3. 即使局部有轻微损伤也需要积极治疗，以清除影响性欲的不利因素。

第十六节　更年期综合症

【病证表现】

月经周期紊乱，持续时间长，月经量时多时少，无一定规律。面部、颈部皮肤阵阵发红，伴有烘热，继之汗出热退，持续时间短，呈多次发作，情绪低落，易激动易怒，不能自我控制，生活质量下降，乳房萎缩、下垂，常伴有尿失禁、色素沉着、皮肤瘙痒、多汗、浮肿。可出现不同程度的动脉硬化、心肌缺血、心肌梗死、骨质疏松和骨折。

【就医指南】

一般无需做任何实验室检查，通过临床症状即可判断。

【一般治疗】

可服用一些调节植物神经的药物，如谷维素、维生素 C 等，能在一定程度上起到缓解作用。

【中药治疗】

1. 肾阴虚

头晕目眩，烘热汗出，五心烦热，腰膝酸软，月经前后无定期、色红、量或多或少，皮肤干燥瘙痒，大便干，应选用滋肾养阴潜阳的方药：

左归丸

杞菊地黄丸

二至丸

天王补心丹

2. 肾阳虚

精神萎靡，腰膝酸冷，肢寒怕冷，下腹略肿，便稀尿频，月经偏多、色淡质稀、色黯有块，白带清如水样，应选用温肾扶阳健脾的方药：

右归丸

金匮肾气丸

【西药治疗】

1. 选用适量镇静及调节植物神经的药物，以帮助睡眠和稳定情绪，如：

艾司唑仑

谷维素

可乐定

2. 合理补充雌激素，以控制因其不足所引起的不适，如：

尼尔雌醇

异炔诺酮

3. 采用阴道塞、皮肤贴片、皮下埋藏雌激素及制品，也可取得满意疗效。

【急症处理】

情绪异常激动者，服用舒络安定，多虑平，维生素 C、E，谷维素以起镇定、抗痉挛的作用。

【名医叮嘱】

1. 保持心情舒畅，适当加强体育锻炼，注意自我调节。

2. 不吃或少吃辛辣或生冷食物及浓茶、浓咖啡，应禁烟、酒等。

3. 适当补充钙及维生素 D，如氨基酸螯合钙胶囊、氯甲双磷酸盐等，以防因激素减少而引起的骨质疏松及骨折。

4. 可长期服用六味地黄丸，以起补肾阴、调节阴阳的作用。

5. 注意合理运用雌激素，但一定注意剂量。

第十章　男科疾病

第一节　前列腺肥大

【病证表现】

前列腺肥大的症状完全是由于腺体肥大后对膀胱颈、后尿道造成压迫，而逐步产生的梗阻和一系列并发症的症状。疾病初期症状很不明显，以后逐渐出现。

早期即出现尿频。排尿次数增多，尤其在夜间，部分患者甚至可超过白天。开始时尿液不能立即排出，需要等待一些时候才能排出。以后患者需要增加腹压才能排尿，同时可出现尿线无力，尿流变细，进而尿流不能成线而呈淋沥点滴并有中断。排尿后仍有排尿感觉，膀胱内有残余尿存在。在排尿困难的基础上，可由于气候冷热变化、劳累或饮酒等因素，使前列腺局部和膀胱颈部发生充血、水肿，引起急性的完全性梗阻。膀胱内尿液完全不能排出，产生急性尿潴留。患者膀胱膨胀，下腹疼痛。

前列腺肥大后梗阻症状逐步加重，膀胱内的残余尿量亦随之增加，当残余尿量达到膀胱容量时即成为尿潴留状态。在夜间熟睡时，盆底骨骼肌松弛，尿液可自行流出，发生遗尿现象。当残余尿充满膀胱而尿液仍不断由肾脏排至膀胱，使膀胱内尿液的压力经常超过尿道内的阻力时，尿液可经常不断地从尿道外口溢出，引起充溢性尿失禁。

患者还会出现不同程度的血尿。后期可造成肾功能衰竭，并可并发痔疮、脱肛、血便、疝、下肢静脉曲张等并发症。

【就医指南】

临床经验告诉我们，凡 50 岁以上的老年男性，有排尿踌躇、夜尿增加等现象时，均应怀疑有前列腺肥大的可能，需要进行一系列的检查，以明确诊断。

直肠指检是诊断前列腺肥大的最简单而又极为重要的检查步骤。

B 超和 CT 对于诊断和鉴别诊断也有重要作用。

【一般治疗】

前列腺肥大不引起梗阻则不需治疗。已有梗阻但不影响正常生理机能可暂予观察,若已影响正常生理机能(有相当量的残余尿存在),则应尽早治疗。

【中药治疗】

排尿困难在祖国医学上称为癃闭。初病为溺闭,久病为溺癃。病因较多,治法亦因之而异。

1. 泻心中之火而兼利其膀胱。可选用下列方药:

导赤散

2. 为心中火旺,治疗不必泻肾火,而应利膀胱。可用下述方药:

导水散

3. 为命门火寒,治疗必须助命门之火。可用方药:

八味地黄丸

4. 小便不通系阴亏之至,治疗宜补其至阴。可用方药:

纯阴化阳汤

5. 小便不出为肺气干燥,治疗应当益其肺气。可用下述方药:

生脉散

6. 饮食失节,伤其胃气,亦可导致小便不通,故治疗应提其至阳之气。可用方药:

补中益气汤

【西药治疗】

激素治疗对于早期病例有一定效果,但应用的方法颇不一致。一般医生多用雌激素治疗,但也有应用雄激素而得到症状减轻的。现在有应用抗雄性激素或孕激素类的药物,也得到了很好的效果。α-肾上腺素能受体阻滞剂能降低尿道最大关闭压。常用药物包括:

酚苄明

酚妥拉明

哌唑嗪

麦角溴烟酯

甲基多巴

【急症处理】

并发急性尿潴留时的处理方法包括:

1. 下腹部、会阴部热敷。

2. 针灸,取中级、膀胱俞、三焦俞、阴陵泉。

3. 导尿。

4. 耻骨上膀胱穿刺或急诊手术治疗。

【名医叮嘱】

1. 应用激素治疗,应严格遵照医嘱。

2. 手术治疗是治疗严重前列腺肥大的最有效手段。

3. 患者应及时排尿,避免膀胱过度充盈,保持大便通畅。

4. 禁止大量饮酒,避免食用辛辣刺激性和寒凉食物。

第二节　前列腺炎

【病证表现】

急性前列腺炎起病急骤,全身症状为发热、畏寒、厌食、疲乏无力等,并有尿急、尿频、尿痛,排尿困难,终末血尿,腰骶部、会阴部和耻骨上区疼痛及直肠刺激症状。血行感染者首先发生全身症状。直肠指检可触及肿大的前列腺,表面光滑、规则,压痛明显,会阴部红肿等。对尿道口溢出的分泌物作镜检,发现有大量脓细胞,涂片可找到细菌,严重者可发生急性尿潴留。患者均同时有尿路感染。

慢性前列腺炎病变轻者临床上可以没有症状,而一般尿道外口有分泌物溢出,排尿时有不适或烧灼感,尿频、尿痛、尿急,会阴部、下腹隐痛不适,性功能减退,同时腰骶部、睾丸、精索均有不适和隐痛。部分病人因病程过长而忧虑,临床上有头昏、头胀、乏力、疲惫等神经官能症症状。直肠指检发现,前列腺大小不等,表面不光滑,部分除纤维化还可出现有小结节伴有压痛,前列腺液或脓、白细胞成堆成团,卵磷脂小体减少或消失。

【一般治疗】

应采用全身治疗和局部治疗相结合。

【中药治疗】

1. 湿热下注症。宜清热利湿、行气活血,可选用方药:

八正散

龙胆泻肝汤

2. 气滞血瘀症。宜活血化瘀、行气止痛,可用方药:

前列腺炎汤

3. 肾阴不足症。宜滋补肾阴、清泻相火，可用方药：

知柏地黄汤

4. 肾阳虚衰症。宜温肾助阳、行气活血，可用方药：

济生肾气丸

【西药治疗】

急性细菌性前列腺炎全身治疗利用抗菌药物时，应使用血浓度高的抗生素，如新明磺合甲氧苄啶、羧苄青霉素、头孢菌素类、氟哌酸、氟嗪酸等。局部治疗包括：早期用热水坐浴或卡那霉素离子会阴部透入。

慢性细菌性前列腺炎与急性不同。前列腺体外有一层类脂膜，因此抗菌药物弥散到达前列腺体内的浓度常不足。又因前列腺体感染后其分泌物引流不畅，故治疗上存在一定困难。目前资料认为有效者有新明磺 + 甲氧苄啶，羧苄青霉素，红霉素，头孢菌素类有先锋必，喹诺酮类药物如氟哌酸、氟啶酸、氟嗪酸等。一般疗程约 6 周。

慢性前列腺炎除抗菌药物外，还需要辅助治疗：

1. 高锰酸钾稀释液热水坐浴，每天至少 2 次，每次 20 ~ 30 分钟。

2. 节制性生活。

3. 会阴部离子透入（可用卡那霉素、链霉素和黄柏等），可直接透入前列腺体内。

4. 前列腺炎期间，许多分泌物滞留在前列腺腔内引流不畅，需定期作前列腺按摩术，挤压排除腺腔内的分泌性物质。

【急症处理】

急性期应卧床休息，软化大便，碱化尿液。使用解痉药物，如普鲁本辛或泌尿灵等。抗菌药物应使用血浓度高的抗生素。

【名医叮嘱】

急性细菌性前列腺炎应注重预防。同时急性期禁止作前列腺按摩，以防止感染扩散。抗炎治疗应彻底，以防止转为慢性前列腺炎。

第三节　膀胱炎

【病证表现】

膀胱炎有急性与慢性两种。前者发病突然，排尿时有烧灼感，并在尿道区有疼痛。有时有尿急和严重的尿频。但重要的一点是上述症状既发生于晚间，又发生在白天，终末血尿常见，时有肉眼血尿和血块排出。患者感到体弱无力，有低热，也可有高热，以及耻骨上不适和腰背痛。体格检查有时耻骨上有不适，但无腰部压痛。

慢性膀胱炎的症状与急性膀胱炎相似，但无高热，症状可持续数周或间歇性发作，使病者乏力、消瘦，出现腰腹部及膀胱会阴区不舒适或隐痛，有时会出现头昏、眩晕等神经衰弱症状。

【就医指南】

急性膀胱炎的诊断，除根据病史及体征外，需做中段尿液检查，并与急性肾盂肾炎相鉴别。对慢性膀胱炎的诊断，需详细进行全面的泌尿生殖系统检查。

【一般治疗】

急性膀胱炎患者，需卧床休息，多饮水，避免刺激性食物。热水坐浴可改善会阴部血液循环，减轻症状。

【中药治疗】

急性膀胱炎用下述方药可起到清热利湿、和胃健脾、疏肝理气的功效。

四妙散

柴胡清肝汤

慢性膀胱炎多属肝郁气滞劳淋症，可用方药：

柴胡疏肝散

若是属脾虚湿阻劳淋症，可用方药：

四君子汤

【西药治疗】

1. 选用合适的碱性药物，降低尿液酸度，缓解膀胱痉挛。如：

碳酸氢钠

枸橼酸钾

2. 选用可解除痉挛、减轻排尿刺激症状的药物，如：

泌尿灵

3. 选用合适的抗生素。

【急症处理】

急性期间应给予足量的抗生素，并禁行膀胱镜检查。

【名医叮嘱】

要注意个人卫生，使致病细菌不能潜伏在外阴部。感染控制后，尤其对久治不愈或反复发作的慢性膀胱炎，需做详细全面的泌尿系检查，主要解除梗阻，控制原发灶，使尿路通畅。

第四节 龟头炎

【病证表现】

在急性期表现为包皮与阴茎头红肿、疼痛和肿痛、潮湿伴奇痒。严重时可发生浅表溃疡与臭味分泌物，甚至阴茎头坏死、腹股沟部淋巴结肿痛、发热、寒战。炎症消退后，包皮与阴茎头发生粘连或尿道外口狭窄。

【就医指南】

应注意与阴部疱疹和淋病相鉴别。

【一般治疗】

除全身抗菌药物治疗外，尚应清洗局部。但应注意，有包茎的人在勉强翻起包皮清洗时可引起嵌顿。

【中药治疗】

中医经过辨证认为龟头炎主要有三种症型：

1. 毒火郁结型。主要表现为龟头及其包皮红肿、疼痛，有红斑、丘疹、水疱、脓疱或溃烂，同时伴小便黄赤或疼痛，排尿不畅，心烦、急躁，甚或口舌生疮，头痛，目赤，舌红苔黄，脉弦数。治疗以清热泻火、解毒为主。可用方药如：

黄连解毒汤合导赤丹

2. 湿热生虫型。主要表现为龟头部潮红，起水疱或糜烂，伴有痒痛，并有阴囊部潮湿，口苦、口粘，小便黄，大便粘滞不畅，舌红、苔黄腻，脉弦滑。治疗以清热利湿、杀虫为主。可用方药如：

龙胆泻肝汤

3. 肝肾阴亏型。主要表现为龟头包皮部慢性炎症，或有斑块，或有肥厚，或有脱屑，或有萎缩，或有硬化。多无痒痛。伴有腰膝酸软，遗精，早泄，舌淡红、苔花剥，脉细。治疗以滋补肝肾为主。可用方药如：

六味地黄丸

【西药治疗】

全身抗生素治疗可口服使用下列药物：

氟哌酸

先锋Ⅳ号

局部清洗时，浸泡液可放入下述药物：

黄连素

【急症处理】

急性期在清洗困难、引流不畅时，可行包皮背侧切开术，同时肌注红霉素、青霉素等抗生素。

【名医叮嘱】

注意清洁，保持局部卫生。急性炎症时严禁使用皮质类固醇软膏。炎症消退后应做包皮环切术。若尿道外口狭窄，可给予扩张或尿道外口整形术。

第五节 阳痿

【病证表现】

深入了解会发现病人主诉有三种不同情况：

1. 在任何情况下阴茎均不能勃起，即阴茎在性兴奋时不能勃起也无自发的勃起（如睡梦中或在膀胱胀满时）。

2. 在性兴奋时阴茎不能勃起，但有自发的勃起。

3. 在性兴奋时阴茎勃起，但企图性交时勃起消失。

这些差别在病因诊断方面有一定的重要性，对第一种情况多考虑器质性阳痿，后两种情况很可能是功能性阳痿。精神过度紧张、焦虑、抑郁、内疚，对自己性能力缺乏自信心，人际关系不协调，首次性交的创伤以及时以往手淫的精神负担，甚至医师的出言不慎或病人错误理解医师的解释，都可能是功能性阳痿的直接原因或促进原因。

【就医指南】

患者应以正确的心态，配合医生的诊察积极治疗。

【一般治疗】

生活要有规律，注意劳逸结合，不要过度紧张和疲劳，保持心情舒畅；勿过量饮酒，不要吸烟。

【中药治疗】

中医经过辨证认为阳痿主要有六种症型：

1. 肝气郁结型。主要表现为素日多悲忧烦恼，家庭不和，情志抑郁，胸肋不舒，性欲低下，阳事不兴，急躁易怒，善叹息，舌淡红、苔薄白，脉弦。治疗以疏肝解郁、振痿兴阳为主。可用方药为：

四逆散

2. 肝胆湿热型。主要表现为阴茎不能勃起，或勃起不坚，阴囊潮湿，臊臭坠胀，心烦口苦，肢体困倦，小便短赤，舌红、苔黄腻，脉滑数。治疗以泻肝利胆、清热化湿为主。可用方药为：

龙胆泻肝汤

3. 肾阳虚衰型。主要表现为性欲减退，阴茎不能勃起或勃起不坚，多见小腹、龟头发凉，腰膝酸软，畏寒怕冷，精神萎靡，夜尿频，舌淡苔白，脉沉细无力。治疗以温补下元、益肾兴阳为主。可用方药为：

赞育丹

4. 气血瘀阻型。主要表现为阳事不兴或勃起不坚，甚或性欲淡漠，舌质暗、有瘀斑，脉象沉涩或弦。治疗以行气活血、通脉振阳为主。可用方药为：

四物汤

5. 心脾两虚型。主要表现为阳事不举或勃起无力，食欲不振，面色无华，神疲倦怠，失眠健忘，心悸胸闷，大便溏薄，舌淡苔白，脉细无力。治疗以益气健脾、养心补血为主。可用方药为：

归脾汤

6. 惊恐伤肾型。多有惊恐史，阳痿不举或举而不坚，胆怯多疑，心悸易惊，失眠多梦，可有自发性勃起但性交时却疲软无力，舌淡苔薄，脉沉弦。治疗以安神定志、益肾振痿为主。可用方药为：

安神定志丸

另外，中药治疗阳痿的单方验方很多，据报道比较有效的药物包括：

健阳片

延龄长春丹

兴阳冲剂

【西药治疗】

对性腺功能低下所引起的阳痿可试用性腺激素进行治疗。如：

丙酸睾丸酮

绒毛膜促性腺激素

对血清催乳素升高所造成的阳痿，可服用：

溴隐停

对神经血管源性阳痿可用药物如：

痿必治

万可艾

【名医叮嘱】

性生活要有节制，不宜过度，但也不要间隔时间过长，一般以每周1~2次为宜。

第六节　早泄

【病证表现】

除了早泄情况之外，一般没有其他特殊表现。

【就医指南】

患者不可仅以自觉性交时间不够，没有达到预想中的效果而自认为早泄，早泄患者应积极就医，在医生的指导下进行诊治。

【一般治疗】

患者应加强体育锻炼，增强体质。房事应选择适宜的时间和环境，消除精神紧张情绪，夫妻双方相互体贴、配合治疗，以达到治疗最佳效果。

【中药治疗】

中医经过辨证认为早泄主要有四种症型：

1. 肝经湿热。主要表现为性欲亢进，泄精过早，头晕目眩，口苦咽干，心烦，小便黄赤，或淋浊，阴痒，舌质红、苔黄或黄腻，脉弦数。治疗以清泻肝经湿热为主。可用方药如：

龙胆泻肝汤

2. 阴虚阳亢。主要表现为虚烦不寐，阳事易举，早泄滑精，腰膝酸软，五心烦热，潮热盗汗，舌红苔少，脉细数。治疗以滋阴潜阳为主。可用方药如：

知柏地黄丸

3. 肾气不固。主要表现为性欲减退，早泄遗滑，腰膝酸软，小便清长，夜尿多，舌淡苔白，脉沉弱。治疗以益肾固精为主。可用方药为：

金匮肾气丸

4. 心脾两虚。主要表现为早泄，并见肢体倦怠、面色无华、形体消瘦、心悸气短、健忘多梦，或自汗纳呆、便干、舌淡苔白、脉细。治疗以补益心肾为主。可用方药为：

人参归脾汤

【西药治疗】

酚苄明可消除输精管、精囊及射精管的蠕动，延长性交时间。其他降低性兴奋的药物包括甲基多巴、胍乙啶、氯丙咪嗪等，应用时间不宜过长，应用剂量不宜过大。

【名医叮嘱】

1. 如果身体处于疲劳状态，不要进行性生活。

2. 发生早泄次数较多的人，最好暂时停止一段性生活。

3. 如果发生了早泄，女方要更加亲切地关怀和体贴，帮助男子消除心理上的恐惧。

4. 逐渐掌握性生活的规律，早泄是可以避免的。

第七节　包茎和包皮过长

【病证表现】

包茎严重者可形成包皮口狭小如同针孔样，这可能造成排尿时包皮鼓起如球状，发生排尿困难、尿流梗阻，甚至引起上尿路扩张、感染和肾功能不全等严重并发症。

【就医指南】

包茎患者应尽早行包皮环切术，同时对预防阴茎癌也有一定的意义。

【一般治疗】

治疗的根本是进行包皮环切术，其余则为对症治疗。

【西药治疗】

西药对包皮过长与包茎无效，出现感染时可应用抗生素。

【急症处理】

由于包皮口紧小，强行向上翻转未及时完全复位，易造成包皮口紧勒在冠状沟处，使远端包皮和阴茎头的血液、淋巴回流障碍，环状绞窄更加重局部瘀血、水肿和疼痛，如不及时处理，包皮和阴茎头可发生溃烂，甚至广泛坏死。嵌顿性包茎在早期容易手法复位成功。对于嵌顿严重者，须在局麻下，将嵌顿的阴茎背侧包皮的皮肤与深筋膜纵行切开2～3厘米，再行复位。

【名医叮嘱】

应定期清洗包皮垢，及早行环切术。

第八节 隐睾症

【病证表现】

除造成畸形、心理影响，易并发扭转与损伤外，最大危害是引起不育和恶变。

【西药治疗】

应用于治疗的药物包括绒毛膜促性腺激素和黄体素释放激素，需在医生指导下使用。

【名医叮嘱】

治疗最适年龄应在1～2岁，即在隐睾出现组织结构退行性改变之前进行。除伴有斜疝等解剖因素者外，单侧或双侧隐睾均应首选内分泌治疗。其目的是促进睾丸发育，使已退化受损的 Leydig 细胞和 Sertoli 细胞功能恢复或改善，并增加睾丸酮分泌促使睾丸下降。

第九节 男子不育症

【病证表现】

除原发病的表现之外，并无特殊临床表现。

【就医指南】

通过详细询问病史及全面体格检查，一般不育病例不难明确病因，但部分病例却要进行一系列专科特殊检查才能达到病因诊断的目的。

【一般治疗】

治疗相关疾病，消除有害因素影响。

【中药治疗】

中医经过辨证认为男子不育症主要有四种症型：

1. 肾阳虚弱型。主要表现为腰酸腿软，疲乏无力，面色㿠白或灰黯，性欲减退，阳痿早泄，小便清长，精子数少、活动力弱，或肾气虚弱，无力送出精液，舌质淡、苔薄白，脉沉细。治疗以温补肾阳、益肾填精为主。可用方药为：

羊睾丸汤

2. 肾阴不足型。主要表现为头晕耳鸣，浑身乏力，手足心热，遗精滑精，精少精薄，精子活动力弱或精液黏稠不化，舌红苔少，脉细而微数。治疗以滋补肾阴、清泄相火为主。可用方药为：

知柏地黄丸

3. 肝郁气滞型。主要表现为精神抑郁，胸闷不舒，两肋胀痛，嗳气反酸，不思饮食，性欲低下，阳痿不举或举而不坚，精子质量下降，或性交时不能射精，舌黯苔薄，脉弦细。治疗以疏肝解郁为主。可用方药为：

柴胡疏肝散

4. 气血两虚型。主要表现为身体虚弱，神疲力倦，面色萎黄，头昏目眩，性欲减退，阳事不兴或精子数少、成活率低、活动力弱，舌淡苔薄，脉沉细无力。治疗以双补气血为主。可用方药为：

十全大补汤

【西药治疗】

对少精或精液质量差的病例可用激素类药物治疗，包括绒毛膜促性腺激素、氯酚胺和睾丸酮，但应严格在医生指导下应用。

【名医叮嘱】

性生活要适度。性交次数不要过频，也不宜相隔时间太久，一般每周 1～2 次为宜。如果能利用女方排卵的时间进行性交，往往可以提高受孕机会。

第十一章　性疾病

第一节　淋病

【病证表现】

本病主要临床症状有尿痛、尿急、尿频、尿道口溢脓或宫颈口、阴道口有脓性分泌物排出，也可无明显的症状。轻微的有眼、咽、盆腔、腹膜、肝周、关节、心内膜、脑膜炎性症状以及菌血症、高热等全身反应，应根据不同的临床表现确定不同的临床类型。

【就医指南】

临床告诉我们，确诊淋病患者，必须进行必要的体格检查。男性脱下内裤仔细查看有无分泌物，尿道口有无红肿、有无脓痂，主要查看外生殖器；女性检查外阴，有无排尿困难、有无脓性分泌物、水肿及宫颈糜烂，年轻妇女应做盆腔检查，通过阴道前壁向耻骨联合方向压迫尿道，观察有无渗出物排出。

如想早期快速诊断可选用涂片和淋球菌培养，必要时可作糖发酵试验及荧光抗体检查加以确诊。

【一般治疗】

木通、金钱草、车前子各适量混合煎服，对预防淋病有一定疗效。

【中药治疗】

可根据病情辨证治疗：

1. 湿热下注型

男性尿频，尿急，尿痛，尿道口溢脓性或血性分泌物；女性外阴潮红，瘙痒，白带增多呈脓性，大便稀而不畅，四肢困重或身热恶痛，口苦，舌干、红，苔黄腻。可选用具有清热利湿、通淋下浊作用的方药：

二妙丸

四妙丸

八正散胶囊

龙胆泻肝丸

2. 肝阴不足型

尿道口时有清稀分泌物流出或晨起尿道口被少许分泌物粘着，伴尿道口疼痛、轻度刺痛，排尿时尤甚或会阴少暖、重坠胀痛，口干肢倦，饮食无味，舌淡红苔黄。可选用具有疏肝利湿、解毒养阴作用的方药：

程氏萆薢分清饮口服液

沉香散胶囊

六合汤冲剂

3. 脾肾亏虚型

淋病日久，遇劳发作，分泌物清稀量少，尿后余沥不尽，会阴少腹重坠，腰背酸痛，膝软无力，食欲不振，大便溏稀，舌质淡或薄红、苔薄白。可选用具有健脾补肾、清热解毒作用的方药：

无比山药丸

知柏地黄丸

右归丸

二至丸

鹿茸补涩丸

【西药治疗】

1. 阴道脓性分泌物增多，宫颈明显充血，可有水肿及糜烂、宫颈管流出脓性分泌物。可选用药物有：

氟哌酸

环丙氨哌酸

阿奇霉素片

阿莫西林胶囊

2. 尿道口有轻度瘙痒、灼热和疼痛感，尿道外口有轻度潮红、肿胀，还有少量透明黏液性分泌物排出尿道口，会阴部可有钝痛和压迫感，部分患者可出现发热、头痛等全身症状。可选用药物有：

氟嗪酸

头孢曲松胶囊

氨苄西林钠胶囊

3. 阴道口黏膜发红肿胀、有黄绿色脓液，阴道周围黏膜皮肤发红，可有糜烂及渗液，有尿急、尿频症状。可选用药物有：

丙磺舒片

氨苄青霉素

强力霉素

【急症处理】

对有并发症反复发作患者,可在内服退热镇痛药的同时配合针灸治疗,主要取足三里、大椎、三阴交、关元、气海、肾俞、长强等穴位。

【名医叮嘱】

1. 加强宣传教育,提倡性道德,保持一夫一妻的优良传统,禁止性乱交,严禁嫖娼。

2. 淋病患者生活饮食用具应注意消毒。

3. 提倡使用避孕套,减少传染机会。

4. 淋病患者性伴侣应同时接受检查和治疗。

5. 淋病患者发病 6 周后应常规进行梅毒血清检查,必要时进行 HIV 测查。

第二节　梅毒

【病证表现】

临床分为一期、二期、三期梅毒。

一期梅毒:

可表现为硬下疳及腹股沟淋巴结肿大。

二期梅毒:

皮肤黏膜出现多种多样的皮疹(如斑丘疹、玫瑰糠疹、脓疱疹、溃疡)及瘙痒、灼热感、全身淋巴结肿大、骨关节疼痛剧烈、角膜实质炎和视网膜炎等。

三期梅毒:

除皮肤黏膜损害外,血管、内脏、骨骼、神经系统均可受累或损害,甚至造成残疾或死亡。

【就医指南】

患者应及时到专科医院检查,为了进一步确定,可用梅毒血清试验、梅毒螺旋体抗原血清试验。

【一般治疗】

可用适量土茯苓煎汤当茶饮之,对梅毒有一定的治疗效果。

【中药治疗】

1. 肝经湿毒型

由于不洁性交，出现阴部下疳，患处红肿、热痛、溃烂、溃疡，小便涩痛，大便干燥，口干口苦。宜清热解毒、疏肝利湿。可选用方药如：

龙胆泻肝丸

土茯苓合剂

2. 血热毒蕴型

全身皮肤红斑，无痛不痒，丘疹色如玫瑰，有脓疱，口干口渴喜饮，口舌生疮，大便干燥。宜清疫解毒、泻火散瘀。可选用方药如：

清血搜毒丸

三仙丹

解毒紫金丹

3. 瘀毒内阻型

梅毒发无定处，外袭皮肤黏膜，内侵脏腑骨骼，疮面凹凸不平、腐臭不堪、边缘整齐，鼻梁塌陷，久治不愈。宜选用活血化瘀、解毒的方药如：

通仙五宝散

4. 心脾两虚型

症见心悸不安，失眠多梦，四肢倦怠乏力，头晕目眩，爪甲色淡，面色白光，气短懒言。宜调补气血、健脾养心。可选用方药如：

归脾汤冲剂

炙甘草合剂

当归补血丸

补中益气丸

【西药治疗】

治疗梅毒的药物如下：

盐酸四环素

红霉素片

强力霉素

丙磺舒

美满霉素

【急症处理】

少数患者出现昏迷不清时，可先口服安宫牛黄丸，再送到医院给予处理。

【名医叮嘱】

1. 加强宣传教育,树立良好社会风气。

2. 对与梅毒患者密切接触者及时检测和治疗。

3. 性交时使用避孕套有预防作用。

4. 性交后立即用肥皂水冲洗阴道。

第三节　非淋菌性尿道炎

【病证表现】

本病一般可以潜伏在体内1~3周不发病,甚至毫无病状。男性与女性的临床症状有明显不同。男性表现为:尿道口刺痒或轻重不等的尿痛或灼热感,有脓性或浆液性尿道分泌物,症状一般较轻于淋病。女性表现为:主要以宫颈感染为主,尿道刺激症状不明显,多与急慢性宫颈炎、宫颈糜烂等症状相似,以白带的性状改变及腹部疼痛为主。孕妇感染后,可引起宫内感染,导致胎儿发育不良、早产儿,甚至死亡,也可经产道感染或出生后母亲喂养,及抚摸等接触性传染,致新生儿肺炎、外阴炎、结膜炎、中耳炎,甚至鼻咽部严重梗阻窒息而致死亡。无论男女患者,均可在整个发病过程中表现为无任何症状或临床表现不典型。本病的并发病也因临床症状不同和男女性别差异而不同。男性多表现为急性附睾炎、睾丸炎、前列腺炎等,以单侧居多,有触痛感,常伴阴囊水肿、输精管增粗、尿道狭窄等。女性患者常并发急性输卵管炎、子宫内膜炎、盆腔炎等,甚至导致不孕症、宫外孕等。

【就医指南】

根据临床表现,需做特异性化验(取宫颈或尿道分泌物),证实是否就是由支原体或衣原体感染所致。有时还需做其他化验,如尿常规(检查尿道中炎症情况)、分泌物涂片化验(是否有白色念珠菌、霉菌等)、血清检查(准确率很高),以排除梅毒的可能性。

【一般治疗】

千里光、苦参、野菊花、黄柏各适量,煎汤外洗或熏。

【中药治疗】

1. 膀胱湿热型

尿频、尿急、尿痛较明显,有时还伴有小便不爽或尿余沥不尽,口干、口苦,大便秘结,心烦。应选用清热解毒、利湿的方药:

八正散

导赤丸

五淋丸

2. 肝肾阴虚型

小便灼痛，手足心热，腰膝酸软，尿浊有时如米泔水样，头晕耳鸣。应选用滋补肝肾、清退虚热的方药：

知柏地黄丸

地骨皮散

二至丸

3. 肾气亏虚型

小便短赤、涩痛，带下淋沥，面色无华，下腹坠痛，神疲懒言，四肢乏力。应选用温肾化气的方药：

菟丝子丸

右归丸

左归丸

【西药治疗】

1. 西医治疗以抗菌消炎为主，选用：

四环素

强力霉素

2. 对上述药物耐受或疗效不佳者，改用：

琥乙红霉素

罗红霉素

阿奇霉素

泰利必妥

美满霉素

【名医叮嘱】

1. 治疗期间禁止性生活，对患病者的性伴侣进行检查治疗。

2. 坚持一夫一妻制，消除性乱。

3. 提高防病意识，对病人用过的衣物实行消毒处理，防止传染他人。

4. 坚持服药，直到痊愈。服药结束1周后进行复查，以自觉症状消失，尿道或阴道无异常分泌物，尿沉淀物涂片为阴性为准。

第四节　尖锐湿疣

【病证表现】

由于男性与女性解剖结构不同,因而好发部位也不同。潜伏期长短不一,估计为1~8个月,平均为3个月。初起为小而柔软的淡红色疣状丘疹,后逐渐增多变大,表现为凹凸不平,湿滑柔软呈鸡冠状、乳头状、菜花状。底部常有蒂,有的合成较大的团块,易发生糜烂、渗液,带有恶臭味。男性好发于龟头、冠状沟、包皮内侧、包皮系带、尿道口及阴茎根部;同性恋者好发于肛周及直肠部;女性好发于大小阴唇、宫颈、阴道、尿道、肛门直肠以及会阴、阴阜等部位。

包茎及白带过多的患者尤易复以或受染。

【就医指南】

尖锐湿疣一般通过临床症状就可诊断,为了更准确的诊断,并与其他疾病进行鉴别,可做皮肤活组织病理检查。

【一般治疗】

可服用如双黄连口服液、复方双花口服液等具有清热解毒作用的中成药。

【中药治疗】

1. 湿热下注型

生殖器和肛门部出现一个或多个疣状丘疹,大小不一,或呈菜花状、鸡冠状,多呈红色或污灰色,可有糜烂、渗液,有恶臭味,尿赤便结,口苦口干。可选用具有清热解毒、化湿除疣作用的方药:

黄连解毒丸

甘露消毒丹

二妙丸

2. 瘀血凝结型

疣体黯红或紫红色,时感会阴部或肋胁部刺痛。可选用具有活血化瘀、化毒散结作用的方药:

桃红四物片

桃核承气丸

当归红冲剂

3. 脾气亏虚型

湿疣反复发作，疣体淡红，神疲乏力，女性白带多而稀薄，大便稀薄。可选用具有健脾除湿、解毒消疣作用的方药。

除湿胃苓丸

参苓白术丸

当归健脾丸

【西药治疗】

1. 采用免疫疗法：可口服抗病毒及增强机体免疫力的药物。

阿昔洛韦片

复方氨基酸胶丸

左旋咪唑

2. 理疗：一般能彻底治愈。

CO_2 激光疗法

高频电刀电灼治疗

液氮冷冻治疗

【名医叮嘱】

1. 治疗期间，应禁止性生活，以防止病情恶化。

2. 此病患者应及早治疗，病程越长，疗效越差。因其复发率很高，平时应适当服用增强免疫力的药物，加强体育锻炼以提高抵抗力。

3. 尖锐湿疣反复发作可诱发生殖器癌。

第五节　艾滋病

【病证表现】

根据细胞免疫缺陷程度和临床表现异同，可分为四期：

一期：此期无 HIV（人类免疫缺陷病毒）感染，常无任何症状及体征。

二期：此期体重减轻，有轻度皮肤黏膜表现（反复发作口腔溃疡、痒疹）及上消化道反复感染。

三期：此期体重明显减轻，间歇性或经常性发热 1 个月以上，原因不明的慢性腹泻 1 个月以上，口腔黏膜毛状白斑病，严重细菌感染。

四期：此期体重大幅度下降，持续不规则低热 2 个月以上，原因不明的全身淋巴结肿大，慢性腹泻每日 6 次以上，中青年出现痴呆症，肝脾或淋巴结外器官发生感染，皮肤黏膜感染在 1 个月以上或发生内脏感染及恶性肿瘤。

【就医指南】

临床告诉我们，艾滋病患者应及时到指定医院进行系统检查与治疗。

【一般治疗】

用大青叶、野菊花、鱼腥草、白花蛇舌草等中草药煎服，对抗艾滋病毒有效。

【中药治疗】

1. 肝郁气滞型

精神抑郁，胸闷叹息，情绪不稳，烦躁易怒，胸胁或少腹胀痛，淋巴结肿大，妇女可见乳房作胀痛，月经不调，甚至精神恐惧。宜选用具有疏肝理气、止痛作用的方药：

柴胡疏肝散

逍遥丸

五磨饮子

金铃子散

2. 气滞血瘀型

性情急躁，胸胁胀闷，胁下痞块，刺痛拒按，四肢和躯干出现多个肿瘤，淋巴结肿大，妇女痛经或闭经，经色紫暗夹有血块，及其他恶性肿瘤。宜选用具有活血化瘀、理气散结作用的方药：

血府逐瘀胶囊

血府逐瘀口服液

膈下逐瘀丸

消瘰丸

桃红四物片

活络效灵丹

3. 湿热内蕴型

身热缠绵，发热忽高忽低，心烦胸闷，恶心呕吐，口干口苦，肢体困重或水肿，皮肤发有疱疹，咽痛或口舌生疮，浅表淋巴结肿大。宜选用具有清热利湿作用的方药：

龙胆泻肝丸

活血通脉宁

二仁汤胶囊

4. 气血亏虚型

素体虚弱，容易得病，抗病能力较差，面色苍白或呈慢性病面容，失眠健忘，头晕头痛，记忆力减退。宜选用具有调补气血作用的方药：

八珍胶囊

四物汤丸

当归补血丸

生脉饮口服液

冬虫夏草口服液

5. 肺气阴虚型

面色苍白，神疲乏力，气短懒言，持续低热，咳嗽气喘，咽喉疼痛，咳嗽痰少、痰中带血，怕风自汗。宜选用具有补肺气、滋阴作用的方药：

大补阴丸

生脉饮

百合固金丸

6. 脾肾阳虚型

面色苍白，怕冷，腰膝及下腹部发冷，五更泄泻，小便不利。宜选用具有温补脾肾作用的方药：

金匮肾气丸

四神丸

济生肾气丸

六君子丸

7. 肾阴阳皆虚型

面苍白，畏寒肢冷，腰膝酸软，头晕耳鸣，咽干口燥，手、足心烦热，失眠健忘，动作迟钝、痴呆。宜选用具有滋补肾阴阳作用的方药如：

金匮肾气丸

六味地黄丸

右归丸

左归丸

鹿茸大补丸

济生肾气丸

【西药治疗】

1. 抗艾滋病逆转录病毒药物：

双脱氧肌苷

病毒唑

无环鸟苷

2. 抗结核和细胞内多型分支杆菌药物：

利福平

异烟肼

乙胺丁醇

3. 抗非特异性细菌感染药物：

环丙沙星

头孢唑啉

万古霉素

【急症处理】

艾滋病患者在昏厥时，应及时送往医院吸氧。

【名医叮嘱】

1. 了解 HIV 的由来，熟悉它的传染方式和预防措施。
2. 严禁性乱交。
3. 防止与他人合用可能被血液传染过的用具，如牙刷、剃须刀、注射针头等。
4. 提倡使用避孕套。
5. 对 HIV 患者的饮食中加适量的含硒食物，有助于改善患者的病情。

第六节　生殖器疱疹

【病证表现】

本病的潜伏期为 4 ~ 5 天，发病后外阴先有灼热感，接着出现一簇或多簇的丘疹，继之形成小疱。数日后，水疱变成脓疱，破溃后形成糜烂或溃疡，有疼痛感，大约 2 ~ 3 周后，结痂自愈，不留瘢痕。男性表现为包皮、龟头、冠状沟、阴茎等处有水疱及破损；女性主要表现于大小阴唇、阴蒂、子宫颈等处。两者均可见于尿道口的水疱。

根据临床表现不同，可分为原发性生殖器疱疹和复发性生殖器疱疹，前者病情较重，常伴有持续低热、头痛等全身不适症状，有时也可伴有局部淋巴结肿大。复发性生殖器疱疹多由前者复发形成，发病较轻，损害少，往往无全身症状相伴。男性同性恋者会因感染 HSV - 2 出现肛门直肠炎，伴有肛门直肠疼痛、便秘、尿道口分泌物增加、肛门坠痛等，肛周出现疱疹性溃疡等症状。孕妇感染后，可通过胎盘血行性感染及产道感染新生儿（发病率为 40% ~ 80%），均可导致流产、早产及新生儿黄疸、痉挛、紫绀，甚至造成中枢神经系统及各脏器的损害，严重者导致死亡。本病与宫颈癌的发病关系密切。单纯疱疹病毒潜伏性很强，可长期不发病，当机体处于某些应激状态下或身体抵抗力降低时，包括感染、创伤、发烧、月经、寒冷等刺激下，均可激活病毒而复发。

【就医指南】

一般根据病史及典型临床表现即可诊断。症状不典型时，需要做疱疹病毒细胞学检查、阴道分泌物病原体培养。

【一般治疗】

用炉甘石洗剂外搽患处，能起到消炎止痒的作用。

【中药治疗】

1. 肝胆湿热型

外阴灼热疼痛，多个或数十个水疱聚集，破溃流水或溃疡，偶有瘙痒感，发热恶寒，全身不适，大便秘结，小便黄，口干舌燥。应选用具有清利肝胆、湿热作用的方药：

龙胆泻肝丸

三妙丸

栀子金莲花胶囊

2. 中焦湿阻型

水疱反复发作，面大易烂，流水较多，口淡无味，食欲不振，面色苍白，体胖，大便稀溏，肢酸乏力。应选用具有健脾利湿、解毒作用的方药：

参苓白术丸

胃苓散

香砂养胃丸

以上三种药可以辨证的与板蓝根冲剂或复方大青叶口服液或蒲公英片或清热解毒口服液合用，可起到更好的效果。

3. 肝肾阴虚型

疱疹时发时愈，反复多次，水疱干瘪较小，腰膝酸软，口干，五心烦热，失眠多梦，心烦。应选用具有清热解毒、滋养肝肾作用的方药：

知柏地黄丸

【西药治疗】

西药治疗原则以抗病毒药物为主，抑制病毒复制，阻止病毒 DNA 的合成，可联合应用干扰素转移因子素，提高机体免疫力，减少复发。

1. 内服药：

阿昔洛韦片

丽珠克毒星胶囊

左旋咪唑

病毒唑

2. 外用药：

阿昔洛韦软膏或眼药水

酞丁胺软膏

0.1% 龙胆紫溶液

【急症处理】

对疱疹疼痛严重者，可采取口服止痛药等，暂时得到缓解，然后再到医院做进一步治疗。

【名医叮嘱】

1. 发现病人或可疑人群，应严格予以隔离消毒，病人用过的衣物、用具要彻底消毒，完全切断传染途径，禁止病人性生活。

2. 怀孕病人应积极治疗。妊娠 28 周前，原发性生殖器疱疹者应终止妊娠；妊娠晚期感染者，应在羊水破膜之前行剖宫产。

3. 加强体育锻炼，增强体质，减少精神刺激等诱因。

4. 复发性生殖器疱疹者，可在稍有灼热疼痛时，给予服用无环鸟苷以起到预防作用。

第十二章　肿瘤疾病

第一节　鼻咽癌

【病证表现】

临床主要表现为涕血或鼻血、鼻塞、耳鸣、听力减退、头痛等。由于该病在短期内可发生颅内或颈部转移，甚至出现远处转移，所以部分患者可以表现为与耳鼻无关的症状，如颈部肿块、嗅觉减退、面神经瘫痪、视力模糊等症状。

【就医指南】

1. 一般情况下，大部分病人可在间接鼻咽镜下观察鼻咽壁的病灶，并进行鼻咽部活检，如不能确诊，可进行颈部肿块活检。

2. EB 病毒血清学检测对鼻咽癌的早期诊断有一定的帮助。

3. 另外，病人还需接受鼻咽侧位片、颅底片及 CT 检查。

【一般治疗】

有如下中药对治疗鼻咽癌有效：莪术、山慈姑、生南星、山豆根、生半夏、夏枯草、半枝莲、全蝎、蜈蚣等。

【中药治疗】

根据病情辨证治疗：

1. 痰浊凝聚型：症见涕血，微咳或鼻塞，胸闷，口苦咽干，痰多，舌质淡胖、苔白腻、边有齿痕，脉滑。可服用涤痰散结的方药，如：

清气化痰丸加减

2. 气血凝结型：症见涕血，颈部肿块，耳鸣、耳聋，胸胁胀闷，口苦咽干，舌红、苔薄，脉弦细。可服用疏肝理气、软坚散结的方药，如：

丹栀逍遥丸

3. 热邪内聚型：症见涕血量多，污秽腥臭，头痛剧烈，视力模糊，口苦咽干，咳嗽痰黄，耳鸣、耳聋，心烦不寐，大便干结，小便黄少，舌质红、苔黄腻，脉数。可服用泻火、解毒、散结的方药，如：

三黄汤加减

【西药治疗】

根据鼻咽癌的病理类型，可分为根治性放疗、姑息性放疗和以放射治疗为主的综合治疗，其中放射治疗是鼻咽癌的首选治疗方法。当肿瘤在放疗后复发，或发生向淋巴结及远处转移时，应采用化疗。

联合化疗方案：

1. 长春新碱顺铂

2. 阿霉素环磷酰胺环己亚硝脲

【名医叮嘱】

患者在放疗期间有疲乏、食欲减退、恶心、呕吐、便干等症状，可服用复方阿胶浆，每天2次，每次1支。或服用中药汤剂以养阴生津，如沙参、麦冬、玄参、生地等，或长期口服六味地黄丸辅助放疗。加强口腔卫生，每日用多贝尔液漱口。鼻腔干燥者用复方薄荷油滴鼻以保护鼻黏膜。

第二节　口腔肿瘤

【病证表现】

肿瘤可发生于口腔的不同部位，如发生于舌、颊黏膜、口唇、牙龈等部位，表现为疼痛、黏膜白斑、红斑，或溃疡、肿块、出血等。

【就医指南】

对病变局部进行活检的病理检查或细胞学检查是诊断口腔肿瘤的常规方法。

【一般治疗】

局部溃疡用麝香散、三黄散外敷，或用锡类散吹在患处。

【中药治疗】

1. 舌癌、牙龈癌多属于心脾火毒凝聚型，可给予清心泻火、解毒的方药：

黄连解毒汤加味

2. 唇癌多属于痰浊凝聚型，可给予化痰散结的方药：

二陈汤加味

【西药治疗】

早期肿瘤采用手术或放疗的局部疗法可取得较好的疗效，手术前或放疗前施行诱导性化疗对预防和消除残留细胞和远处微小转移灶有重要作用。

联合化疗方案:

1. 顺铂+
氟尿嘧啶

2. 顺铂+
平阳霉素
氨甲喋呤
博莱霉素

3. 顺铂+
平阳霉素
氨甲喋呤
氟尿嘧啶

4. 顺铂+
氨甲喋呤
平阳霉素
长春新碱

【名医叮嘱】

加强口腔卫生,每日用多贝尔液漱口,疼痛时可用0.25%的普鲁卡因液含漱,饮食应注意营养全面,松软可口。

第三节 甲状腺癌

【病证表现】

表现为可触及的甲状腺结节,有的结节进行性增大,质硬、固定,伴声带麻痹等症状。有些患者有颈部淋巴结转移征象,前来初诊时,经检查后诊断为甲状腺癌。

【就医指南】

对有甲状腺结节者进行放射性碘扫描,以区分"冷"、"热"结节。"热"结节作T_3抑制试验,如结节受到抑制,采用甲状腺素治疗,如结节不被抑制,须做手术探查。"冷"结节做甲状腺超声检查,查看病变是否为囊性病变,如为囊性,作针吸穿刺,如囊液纯清,可密切随访,如囊液呈血性须尽快手术。超声检查为实质肿块考虑为恶性病变。

【一般治疗】

海藻、昆布、黄药子、海螵蛸、生牡蛎各适量，水煎服，每日一剂。

【中药治疗】

根据病情辨证治疗：

1. 痰浊凝聚型：症见颈前肿物逐渐增大、胀痛，胸闷，咳嗽痰多，舌质淡胖、苔白腻、边有齿痕，脉滑。可服用涤痰、消瘿、散结的方药：

海藻玉壶汤

2. 气血凝结型：症见颈前肿物质硬，推之不移，口苦咽干，头晕目眩，舌暗、苔薄，脉弦细。可服用疏肝理气、行气散结的方药：

丹栀逍遥丸加味

3. 热邪内聚型：症见颈前肿物增大较快，头痛剧烈，口苦咽干，耳鸣，心烦不寐，大便干结，小便黄少，舌质红、苔黄腻，脉数。可服用泻火解毒、散结消瘿的方药：

清肝芦荟丸

【西药治疗】

甲状腺癌的治疗，主要采用外科手术治疗。另有其他辅助治疗方法：

1. 放射治疗。

2. 内分泌治疗：甲状腺素对预防复发和治疗晚期甲状腺癌有一定作用。

3. 化疗：

阿霉素

顺铂

长春新碱

平阳霉素

【名医叮嘱】

患有甲状腺增生性疾病或良性肿瘤的病人应尽早去医院接受正规治疗。甲状腺癌放疗期间可多吃百合、梨、藕汁等清热养阴的食物，平日多吃海带、黑木耳等食品。

第四节　肺癌

【病证表现】

常见咳嗽、咯血或痰中带血、胸闷、胸痛等症状，胸部 X 线检查可见肿块、阴影。

还有一些病人表现为由气道阻塞引起的气促、气喘等症状。

另外,当肿瘤压迫或侵犯上腔静脉时,患者有颈部增粗伴静脉曲张症状,可表现为上腔静脉综合症;侵犯膈神经可导致呼吸困难;侵犯胸壁和臂丛神经可致肩、背痛,手臂放射痛;侵犯交感神经节可致同侧局部无汗、眼睑下垂、瞳孔缩小。

【就医指南】

根据病史和症状,长期吸烟并有慢性咳嗽,尤其是当病人出现痰中带血时,应警惕并及时检查。

1. 胸部正侧位片是较简单的检查方法,如有胸部阴影或异常淋巴结肿大可以初步发现病证。

2. CT 扫描有助于异常纵隔淋巴结的诊断,可以帮助确诊。

3. 痰细胞学检查是在痰液中寻找癌细胞,这种检查方法安全、无痛苦,阳性率可达 80% 以上。

4. 纤维支气管镜检查操作方便,患者的痛苦较少,是常规的诊治方法,对最后的确诊有重要意义。

5. 淋巴结活检或细胞涂片的病理学检查对肺癌的确诊和分型有重要意义。

6. 其他的抽血化验,如 CEA 和某些酶的检查也有助于确诊。

【一般治疗】

回生口服液,每日 2 次。

【中药治疗】

根据病情辨证治疗:

1. 肺气虚损型:症见全身无力,咳嗽痰稀,胸闷气短,食欲差,腹胀、腹泻,舌质淡、苔薄、边有齿痕,脉弱。可服用益肺健脾的方药:

成药:贞芪扶正冲剂

汤药:四君子汤加味

2. 肺阴亏虚型:症见咳嗽,痰少,潮热盗汗,气短,舌红、苔薄,脉弦细。可服用滋阴益肺的方药:

成药:肺瘤平一号

汤药:四君子汤加味

3. 痰湿蕴肺型:症见咳嗽痰多,胸闷憋气,食欲差,腹泻,舌质淡胖、苔白腻,脉滑。可服用健脾化痰、散结的方药:

二陈汤合三子养亲汤加味

4. 淤血阻滞型:症见咳嗽,痰中带血,胸闷、胸痛,心烦,大便干,舌质黯、苔薄,脉弦。可服用活血化瘀的方药:

桃仁四物汤加味

【西药治疗】

1. 小细胞肺癌的治疗：化学治疗 + 放射治疗

联合化疗方案：

(1)环磷酰胺 + 长春新碱 + 甲氨蝶呤 + 鬼臼乙叉甙

(2)卡铂 + 鬼臼乙叉甙

(3)鬼臼乙叉甙 + 顺铂

(4)鬼臼乙叉甙 + 异环磷酰胺 + 顺铂

2. 非小细胞肺癌的治疗：首选手术，非手术综合治疗。

联合化疗方案：

(1)诺维本 + 顺铂

(2)泰素 + 顺铂

(3)环磷酰胺 + 阿霉素 + 顺铂

(4)丝裂霉素 + 长春酰胺 + 顺铂

3. 生物免疫治疗：增强患者的免疫功能，增强抗癌能力，延长生存期。

干扰素

白介素 2

香菇多糖

黄芪多糖

云芝多糖

【急症处理】

上腔静脉综合症：出现面颈、上半身水肿，胸闷、气喘，端坐呼吸，颈部、胸壁静脉曲张等症状。应卧床休息，吸氧，使用激素、利尿药、平喘药等。

癌性发热：体温常在 38 ~ 39℃，给予常规降温药，如复方氨基比林、柴胡注射液、消炎痛栓等，或采用物理降温法如冰袋冷敷、酒精擦浴。

咯血病人可服用云南白药，大咯血病人应将头偏向一侧，以免血块倒流引起窒息。

【名医叮嘱】

早发现、早诊断、早治疗。肺癌的早期表现多见咳嗽、咯痰、咯血、胸痛等，如果病人有长期吸烟史，年龄在 45 岁以上，应高度警惕肺癌的可能性。

肺癌病人要树立信心，以乐观积极的态度配合治疗，要特别注意预防上呼吸道感染，应少吃生蒜、生葱等刺激性食物，控制摄入的盐量，禁烟酒。

第五节　胃癌

【病证表现】

食欲不振，上腹不适，有饱胀感，或上腹部触及包块，原因不明的呕血或大便呈柏油样。严重者见食后即吐，腹部疼痛难忍，锁骨上可触及肿大的淋巴结。

【就医指南】

1. 常规实验室检查，如血常规，大便潜血，胃液分析，肝、肾功能等。

2. 胃肠 X 线双重对比造影可以发现癌灶，也可以做胃镜检查与活检以进一步确诊。

3. B 超检查判定胃癌转移情况。

4. CT 检查可以检查是否有占位病变。需要定性时，可在超声引导下做针吸细胞学检查。

5. 生化免疫检查，如 CEA、LDH、AFP、AKP 等，仅作参考指标，不能依此确诊。

6. 在以上检查手段均未确诊时采用开腹探查。

【一般治疗】

白花蛇舌草、白茅根、山楂各适量，水煎服，每日一剂。亦可选用犀黄丸、复方天仙胶囊、复方蟾皮胶囊等药物。

【中药治疗】

根据病情辨证治疗：

1. 肝胃不和型：症见脘腹胀痛，情绪急躁，两胁不舒或闷胀，或有嗳气、吞酸，舌质淡、苔薄白，脉弦。可服用疏肝理气、和胃的方药：

逍遥丸加味

2. 痰湿蕴结型：症见胸闷，恶心、呕吐痰黏，头晕目眩，四肢沉重，舌淡、苔白腻，脉滑。可服用健脾利湿、化痰散结的方药：

二陈汤加味

3. 胃热阴虚型：症见胃脘嘈杂、疼痛，消瘦，五心烦热，大便干结，口渴，舌质红、苔薄，脉弦数或弦细。可服用养阴生津的方药如：

麦门冬汤加味

4. 淤血阻滞型：症见胃脘刺痛，或上腹部可触及肿块，消瘦乏力，舌质暗紫或有淤斑、苔薄白，脉涩。可服用活血化瘀的方药：

膈下逐瘀汤加味

5. 脾胃虚寒型：症见胃脘隐痛，喜食热饮、热食，或朝食暮吐、暮食朝吐，面色苍白，大便稀溏，舌质淡、苔白腻，脉沉缓。可服用健脾温中的方药：

理中汤加味

健脾益肾冲剂（中医研究院广安门医院）

【西药治疗】

胃癌的诊断一旦确立，应尽量采用胃癌根治性切除术，对不能手术的晚期胃癌患者，采用放、化疗等综合治疗的方法以改善生存质量和延长生存期。联合化疗方案：

1. 阿霉素＋丝裂霉素＋氟尿嘧啶
2. 顺铂＋阿霉素＋鬼臼乙叉甙
3. 氟尿嘧啶＋叶酸钙

此外，也可进行生物治疗：

香菇多糖

云芝多糖

干扰素

白介素2

【急症处理】

急性呕血的患者宜平卧，头侧向一边，以防血液和胃内容物逆流于气道而发生窒息，可饮冰水，加服云南白药或三七粉，并及时送往医院救护。

【名医叮嘱】

建议长期饮用牛奶，养成良好的饮食习惯，多吃新鲜蔬菜、水果，注意合理的膳食结构，尽量少吃腌制、煎熏或发霉的食品。

恶心、呕吐的患者宜少食多餐，忌食生冷、油腻食物，禁烟酒。

第六节 原发性肝癌

【病证表现】

肝癌早期常无特殊症状，中晚期患者出现腹痛、右上腹肿块、恶心、体重减轻及腹水、黄疸等症状，有的病人伴有蜘蛛痣和男乳肥大。

【就医指南】

1. 对有临床表现的患者检查甲胎蛋白(AFP),但无特异性。B超、CT、MRI、肝动脉造影等是肝癌确诊的主要检查,同时也是重要的定位检查。

2. 另外还需进行其他生化检查:碱性磷酸酶(ALP)、γ－谷氨酰转肽酶(γ－GT)、癌胚抗原(CEA)等也可以帮助诊断。

【一般治疗】

可用土茯苓与大米熬成粥,每日食用。亦可选用复方斑蝥素胶囊、回生口服液、冬凌草片等药物来治疗原发性肝癌。

【中药治疗】

根据病情辨证治疗:

1. 肝气郁结型:症见情绪急躁,两胁闷胀、疼痛,恶心,嗳气,呃逆,舌质淡、苔薄白,脉弦。可服用疏肝理气的方药:

逍遥丸加味

2. 气滞血瘀型:症见两胁刺痛,右腹部可摸触到肿块,疼痛固定不移,舌质黯或有淤斑、苔薄白,脉细涩。可服用活血化瘀的方药:

四物汤加味

3. 脾虚湿滞型:症见腹胀如鼓,脘腹胀满,便稀溏,舌淡胖、苔白腻,脉滑。可服用健脾利湿的方药:

五皮饮加味

4. 湿热瘀结型:症见目肤黄染,脘腹胀满、疼痛,大便干结,小便短赤,舌质红、苔黄腻,脉滑数。可服用清热利湿、散结的方药:

茵陈蒿汤加味

5. 热毒伤阴型:症见午后低热,烦热盗汗,肋胁疼痛,大便干结,小便短赤,舌质红、苔少,脉细数。可服用养阴清热的方药:

当归六黄汤加味

【西药治疗】

早期肝癌以手术切除的效果最好,如肿瘤偏大不能切除则多采用肝动脉插管加灌注化疗药的疗法,或合并放疗、化疗、中药治疗,效果较好。

目前,生物免疫治疗也常在临床中使用。

【急症处理】

合并食道静脉曲张的患者易发生上消化道大出血,宜平卧,头侧向一边,以防血液逆流气道而发生窒息,可先服云南白药或三七粉,并及时送往医院救护。

【名医叮嘱】

肝癌的患者常合并食道静脉曲张,应以软食为主,禁食过硬食物以免引起出血。同时应注意饮食营养丰富,利于消化吸收。

第七节　大肠癌

【病证表现】

大便习惯或形状发生改变,如便秘、腹泻或两者交替出现,大便带血或黏液便,大便变形、变细等,或同时伴有腹痛、腹胀、消瘦、乏力、腹部可触及肿块等症状。

并发急性肠梗阻时表现为:呕吐、腹痛、腹胀、肠鸣。

并发急性结肠穿孔和腹膜炎时表现为:腹痛剧烈、发热、板状腹。

【就医指南】

1. 大便潜血检查是结肠疾病的常规检查方法,试验前 4 天开始进食无肉类饮食,连续检查 3 天大便。阳性者需进一步进行以下检查。

2. 结肠气钡双重对比造影和纤维结肠镜检查是结肠病变的重要检查方法。

3. 肛门指检对诊断直肠癌最为简单实用。

4. 怀疑有其他转移占位病变,需进一步检测与验证时选用 CT 检查、B 超检查。

【一般治疗】

鸦胆子水煎后保留灌肠,亦可口服地龙胶囊。

【中药治疗】

根据病情辨证治疗:

1. 大肠湿热型:症见下腹疼痛,腹泻,或大便带血色鲜红,舌质红、苔黄腻,脉滑数。可服用清热利湿的方药:

葛根芩连汤加味

2. 气血两虚型:症见腹泻,便稀,乏力消瘦,或有脱肛,舌淡、苔薄白,脉弱。可服用益气养血的方药:

八珍汤

3. 脾肾阳虚型:症见腹痛,大便稀溏,四肢冷,舌质淡、苔白腻,脉弱或沉细。可服用健脾益肾的方药:

四神丸加味

4. 淤血阻滞型:症见腹痛,大便带血色紫暗,或上腹部可触及肿块,消瘦乏力,舌质黯紫或有淤斑、苔薄白，脉涩。可服用活血化瘀的方药：

桃红四物汤

【西药治疗】

对大肠癌的治疗以手术切除为主，术后5年生存率在50%左右。手术前化疗的目的是增加手术切除率，手术后辅助性化疗可使术后5年生存率提高10%左右。

联合化疗方案：

1. 氟尿嘧啶

叶酸钙

2. 氟尿嘧啶

左旋咪唑

【名医叮嘱】

建议低脂肪、多纤维素类食物。避免饮食过量，保持大便通畅。

第八节　胰腺癌

【病证表现】

早期常无明显症状，或有上腹部不适、隐痛等不典型症状。进行性体重减轻常易被忽视，出现黄疸、腹痛等症状时已属病程的中晚期。疼痛的性质常是模糊和不明确的，多为中上腹平稳的钝痛、锥痛，夜间加剧。黄疸进行性加重，伴有四肢、腹部瘙痒，也是夜间加重。

【就医指南】

当有食欲不振、上腹胀痛、体重减轻，或突发的无家族史的糖尿病时，应首选CT检查，进一步检查X线（胰胆管造影）、B超、CT等，或同时进行细胞学检查以进一步确诊。

【一般治疗】

伏梁丸：人参、茯苓、厚朴、枳壳、三棱、半夏、白术粉碎后调为丸，如梧桐子大，每次适量，米汤水送服。

【中药治疗】

根据病情辨证治疗：

1. 肝气郁结型：症见上腹痛，或两胁胀痛，情绪急躁，或郁郁寡欢，舌质黯淡、苔薄白，脉弦。可服用疏肝理气的方药：

逍遥丸

2. 湿热蕴结型：症见腹部胀满、疼痛，目肤黄染，食欲不振，或有恶心、呕吐，舌红、苔黄腻，脉滑数。可服用清热利湿、化痰散结的方药：

龙胆泻肝汤加味

3. 瘀毒内阻型：症见腹痛剧烈，腹部肿块坚硬如石，身目黄染，低热，消瘦，乏力，舌质黯或有淤斑、苔薄，脉沉弦。可服用活血化瘀的方药：

膈下逐瘀汤加味

4. 气血两虚型：症见腹部疼痛，消瘦乏力，食欲差，头晕心悸，舌质黯淡、苔薄白，脉细。可服用益气补血的方药：

八珍汤加味

【西药治疗】

胰腺癌切除率低，早期发现者应施行手术切除术，或在术前、术中放疗、术后辅助化疗，但胰腺癌对放、化疗均不敏感，所以临床上常采用综合治疗的方法以延长病人的生存期。

主要联合化疗方案：

阿霉素

丝裂霉素

氟尿嘧啶

【名医叮嘱】

保持心情舒畅，乐观向上，戒烟酒，避免接触化学致癌物和石棉尘等。

第九节　肾癌

【病证表现】

早期常无任何症状，当出现血尿、腰痛、腹部肿块和不明原因的发热时，已是肿瘤的中、晚期。有些还表现为高血压或红细胞增多症。

【就医指南】

静脉肾盂造影检查能显示是否有占位肿块和肾盂、肾盏变形的情况；B 超、CT 的检查可以检测肿块的密度、局部蔓延以及淋巴结、静脉受累的情况；因肾癌易发生肺和骨转移，所以还需检查胸片和骨扫描。

【中药治疗】

根据病情辨证治疗：

1. 肾气不足型：症见尿血，腰酸乏力，舌质淡、苔薄白，脉沉细。可服用补肾益气的方药：

金匮肾气丸加味

2. 肾阴虚型：症见尿血，腰膝酸软，乏力，头晕，午后低热，盗汗，舌红、苔少，脉弦细。可服用滋阴益肾的方药：

六味地黄丸加味

3. 淤血凝滞型：症见腰腹疼痛，腹部肿块坚硬不移，尿血，食欲差，舌质黯、苔薄，脉沉弦。可服用化瘀止血的方药：

四物汤加味

4. 正气虚损型：症见腰腹疼痛，尿血，消瘦乏力，食欲差，舌质黯、苔白，脉弦数。可服用益气解毒、化痰的方药：

八珍汤加味

【西药治疗】

尽可能行根治性肾切除，手术前后行辅助性化疗和放疗。目前，临床上还在应用激素治疗和生物治疗。

1. 激素治疗：肾癌的发生可能与患者体内的激素水平有关，临床上应用激素会产生一定的疗效，如：

甲羟孕酮

甲孕酮

甲地孕酮

强的松龙

2. 生物治疗：近年来，应用生物制剂治疗肾癌取得了较好的疗效。

LAK 细胞加白介素 2

重组干扰素

【名医叮嘱】

肾癌有一定的遗传因素，家中直系亲属患肾癌时应引起其他成员的注意。

尽量避免接触化学致癌物和过量的雌激素，戒烟酒，多食新鲜蔬菜、水果，少吃高脂肪食品。

第十节　睾丸肿瘤

【病证表现】

早期常无症状，或有睾丸肿块，当有肿瘤内出血时则有疼痛症状。

【就医指南】

自我睾丸扪诊是早期发现的最好方法；阴囊超声检查能观察肿瘤的大致轮廓，进一步检查排泄性尿路造影，以明确周围组织受侵情况；腹部 CT 帮助分期诊断，检查肺部 CT 明确是否有转移病灶。α－胎甲球和绒毛膜促性腺激素放射免疫检查可以帮助确诊。

【一般治疗】

生苡仁、半枝莲、白花蛇舌草各适量，水煎服，每日一剂。

【中药治疗】

根据病情辨证治疗：

1. 湿毒下注型：症见睾丸红肿胀痛，尿少短赤，身热，舌质红、苔黄腻，脉滑数。可服用清热解毒、利湿的方药：

八正散加味

2. 肾阴亏虚型：症见睾丸肿块，腰膝酸软，乏力，头晕，舌淡、苔薄，脉沉细。可服用滋阴益肾的方药：

六味地黄丸

3. 气滞血瘀型：症见睾丸紫胀疼痛，舌质暗黯、苔薄，脉沉弦。可服用活血化瘀、解毒的方药：

桃红四物汤加味

【西药治疗】

发现睾丸癌后，首先要做高位睾丸切除术及精索结扎，手术后辅助化疗或放疗。

1. 联合化疗方案：

(1)顺铂＋鬼臼乙叉甙＋平阳霉素

(2)卡铂＋鬼臼乙叉甙

2. 内分泌治疗：

甲孕酮

甲地孕酮

【名医叮嘱】

手术后的患者饮食宜清淡，利于伤口的愈合。放、化疗期间可以服用中药，如沙参、麦冬、花粉、玉竹等，以减毒增效。

第十一节　膀胱癌

【病证表现】

典型表现是肉眼血尿，间歇性发作，有的病人有脓尿、排尿困难、尿频、尿痛症状。

【就医指南】

膀胱或静脉尿道造影能显示是否有癌变病灶；尿细胞学检查可帮助确诊；B超、CT的检查可以检测临近组织受累的情况以临床分期；膀胱镜检查和经尿道切除标本活检可以最后确诊。

【一般治疗】

天葵、萹蓄、瞿麦、茜草、石韦、土茯苓各适量，水煎服，每日一剂。每日食用冬瓜赤小豆粥，可有利尿解毒的作用。

【中药治疗】

根据病情辨证治疗：

1. 湿热下注型：症见尿血、尿频、尿急、尿痛，身热，舌质红、苔黄腻，脉滑数。可服用清热利湿的方药：

小蓟饮子

2. 肾阴虚型：症见尿血、尿频，腰膝酸软，乏力，头晕，午后低热，盗汗，舌红、苔少，脉弦细。可服用滋阴益肾的方药：

六味地黄丸加味

3. 淤血凝滞型：症见尿血，腰腹疼痛，腹部肿块坚硬不移，食欲差，舌质黯、苔薄，脉沉弦。可服用化瘀止血的方药：

四物汤加味

4. 正气虚损型：症见尿血，腰腹疼痛，消瘦乏力，食欲差，舌质黯、苔白，脉弦数。可服用益气解毒、止血的方药：

八珍汤加味

【西药治疗】

1. 对于浅表型膀胱癌，以膀胱灌注化疗为主，常用的化疗药物如下：

顺铂

阿霉素

丝裂霉素

喜树碱

噻替哌

2. 晚期或远处转移的膀胱癌多采用全身化疗，常用方案如下：

(1)环磷酰胺

顺铂

阿霉素

(2)环磷酰胺

顺铂

阿霉素

长春花碱

3. 局部免疫治疗：

卡介苗

干扰素(膀胱灌注)

【名医叮嘱】

日常生活中尽量避免接触化学致癌物，膀胱癌患者应多吃西瓜、绿豆、冬瓜等具有利尿解毒作用的食品，饮食宜清淡、易消化，忌油腻，忌烟酒。

第十二节　前列腺癌

【病证表现】

前列腺癌发展缓慢，早期无症状，晚期可有排尿不畅，有的病人有脓尿、血尿、尿痛等症状。

【就医指南】

最基本的检查方法是肛门指诊，扪到前列腺硬块或结节时要高度怀疑本病，再采用经直肠或会阴部穿刺活检术，一般即可确诊。前列腺特异性抗原和前列腺特异性酸性磷酸酶可以帮助确诊。B 超、CT、MRI 的检查能了解肿块的浸润程度，以帮助分期。骨扫描有助于了解是否有骨转移。

【中药治疗】

根据病情辨证治疗：

1. 湿热下注型：症见小便淋沥不畅，尿少短赤，身热，舌质红、苔黄腻，脉滑数。可服用清热利湿的方药：

八正散加味

2. 肾虚型：症见小便不畅，腰膝酸软，乏力，头晕，舌淡、苔薄，脉沉细。可服用益肾化气的方药：

金匮地黄丸加味

3. 气滞血瘀型：症见小便不畅或小便不通，下腹疼痛，食欲差，舌质黯、苔薄，脉沉弦。可服用活血化瘀、行气的方药：

四物汤加味

4. 正气虚损型：症见小便不畅，消瘦乏力，食欲差，舌质黯、苔白，脉弱。可服用健脾益气的方药：

补中益气汤加味

【西药治疗】

前列腺癌首选手术治疗，晚期患者可有以下治疗方法：

1. 内分泌治疗：

己烯雌酚

戊酸雌二醇

甲地孕酮

甲孕酮

氨基导眠能

酮康唑

2. 联合化疗方案：

(1)顺铂

阿霉素

(2)阿霉素

丝裂霉素

氟尿嘧啶

3. 生物免疫治疗：

干扰素

卡介苗

短棒菌苗

【名医叮嘱】

有前列腺增生病史或前列腺癌家族史的人应警惕此病的发生，戒烟酒，健康饮食。

第十三节　宫颈癌

【病证表现】

阴道分泌物增多伴腥臭、阴道接触性出血或不规则阴道出血，部分患者伴腰疼、下腹痛或消瘦、低热证状。

【就医指南】

1. 首先做妇科检查：双合诊及三合诊检查癌灶的大致情况和子宫、附件情况。

2. 阴道脱落细胞检查：巴氏Ⅱ级以上者应重复涂片或做阴道镜检查，巴氏Ⅳ及Ⅴ级者应做碘试验和阴道镜检查或直接取活检以确诊。

3. 其他检查：根据患者不同情况做不同的检查，如X线、内腔镜、骨扫描等。

【一般治疗】

1. 宫颈癌的局部治疗：

催脱钉(北京妇产医院)：外用，适用于宫颈癌的早期患者。

掌叶半夏(上海妇产医院)：片剂口服，栓剂或棒剂外用。

2. 宫颈癌煎(引自《抗癌中草药制剂》，人民卫生出版社，1981)。

3. 消瘤丸(中国中医研究院广安门医院)。

4. 征癌片(中国中医研究院广安门医院)。

【中药治疗】

根据病情辨证治疗：

1. 湿热蕴结型：症见阴道分泌物增多、色黄、气味腥臭，腹胀，发热，舌质红、苔黄腻，脉滑数。可服用清热利湿、解毒的方药：

黄连解毒汤加味

2. 气血两虚型：症见阴道分泌物多、色白、质清稀，神疲乏力，不思饮食，口干渴，便干结，舌质淡、苔薄，脉弱。可服用扶正益气、化瘀解毒的方药：

补中益气汤加味

3. 肝气郁滞型：症见阴道分泌物多，或可见阴道出血，色鲜红，烦躁易怒，胸胁胀满不适，舌质红、苔黄，脉弦。可服用行气清热、疏肝的方药：

丹栀逍遥丸加味

4. 肝肾不足型：症见阴道流血或白带增多，患者手足心热，心烦易怒，舌红、苔薄，脉弦细。可服用补肝益肾的方药：

六味地黄丸加味

【西药治疗】

首选手术和放射治疗，或配合化疗。

常用联合化疗方案如下：

1. 丝裂霉素

长春新碱

博莱霉素

顺铂

2. 博莱霉素

异环磷酰胺

顺铂

3. 氟尿嘧啶

顺铂

【名医叮嘱】

妇科门诊对30岁以上的妇女常规进行宫颈刮片检查，每隔1～2年复查1次。宫颈炎症和宫颈糜烂的患者应积极治疗，普及性卫生常识。宫颈癌的患者应多食富含维生素的食物和高蛋白食物。

第十四节　乳腺癌

【病证表现】

乳房能摸到肿块，同侧或两侧腋下可摸到结节；或乳房皮肤呈橘皮样，乳房皮肤红肿、溃疡；或同侧锁骨上能摸到结节，可看见肿块、阴影。

【就医指南】

乳房的自我检查是很好的保健措施，能显著增加乳腺癌的早期诊断率，检查时应采用坐位或卧位，手呈螺旋形，起自乳晕部逐步向周围扩展。另外，影像学检查和超声波检查是乳腺癌确诊的常用手段，主要有X线检查、CT、核磁共振、热图象、超声波、导管造影等检查。对乳腺肿块针吸活检等细胞学检查常是乳腺癌最后确诊的方法。

【中药治疗】

根据病情辨证治疗：

1. 肝气瘀滞型：症见情绪急躁或郁郁寡欢，两胁不舒或闷胀，经前乳房胀痛，舌质黯淡、苔薄，脉弦数。可服用疏肝理气的方药：

逍遥丸加味

小柴胡汤加味

2. 痰湿蕴结型：症见经前乳房胀痛，经后减轻，乳房肿块坚硬，或腋下、颈部有疙瘩，或大龄未婚、未育，或多次流产，舌淡、苔白腻，脉滑。可服用疏肝理气、化痰解郁的方药：

小柴胡汤加味

3. 热毒血瘀型：症见乳房肿块破溃、疼痛，流液味臭，发热口干，舌质红、苔黄，脉弦数。可服用清热解毒、活血化瘀的方药：

四物汤合五味消毒饮

【西药治疗】

手术是基本治疗手段，手术方式包括：肿块切除、部分乳房切除、1/4 乳房切除、皮下乳腺切除、全乳切除、改良根治术、根治术及超根治术等。另外，还需配合放疗、化疗和内分泌治疗。

1. 放射治疗：有以下几种治疗方法：

(1) 术前放射治疗

(2) 根治性放射治疗

(3) 术后放射治疗

2. 联合化疗方案：

(1) 环磷酰胺

氨甲喋呤

氟尿嘧啶

(2) 环磷酰胺

阿霉素

氟尿嘧啶

(3) 环磷酰胺

阿霉素

顺铂

(4)诺维本

阿霉素

3. 内分泌治疗：

绝经后的乳腺癌患者和在做乳腺癌切除术时，测定雌激素受体及孕激素受体阳性者可口服三苯氧胺和氨苯哌酮，绝经后的患者还可口服甲孕酮。

【名医叮嘱】

1. 乳腺癌患者应常食海产品，如海鱼、螃蟹。

2. 提倡少饮酒，多食蔬菜水果，控制热量的摄入。

3. 常做自我乳房检查，如有数周内乳房显著增大，乳房肿块，乳房皮肤红肿或呈橘皮状，乳头内陷，或有血性分泌物，应高度警惕。

第十五节　卵巢癌

【病证表现】

早期患者可无任何不适，随着肿瘤的增大，出现下腹部肿块、子宫出血或月经不规则，由于肿块压迫出现大小便不畅、腹痛，或者出现发热、胸水、腹水、下肢浮肿、静脉曲张，或由于出现肠梗阻而呕吐、不欲饮食等，晚期患者消瘦、贫血、出现恶液质体征。

【就医指南】

妇科检查发现盆腔肿块或有腹水，抽取腹水查癌细胞呈阳性者，可以初步诊断。进一步做影像学检查如B超、CT、核磁共振等。检查肿瘤的部位、大小和周围组织的关系。血清卵巢上皮癌相关抗原CA_{125}是卵巢上皮癌的肿瘤标记，阳性率达80%。还可做肿瘤细针穿刺活检以明确诊断。

【一般治疗】

苡仁、半枝莲、白花蛇舌草、白英、龙葵各适量，水煎服，每日一剂。

【中药治疗】

根据病情辨证治疗：

1. 痰湿蕴结型：症见腹胀，腹部肿块，胸闷，舌质淡、苔白腻，脉滑。可服用化痰利湿、散结的方药：

二陈汤加味

2. 气血两虚型：多见于卵巢癌手术后患者神疲乏力，不思饮食，口干渴，便干结，舌质淡、苔薄，脉弱。可服用扶正益气、补血的方药：

八珍汤

3. 肝气郁结型：症见腹部肿块或可见月经不调，烦躁易怒，胸胁胀满不适，舌质红、苔黄，脉弦。可服用行气清热、疏肝的方药：

丹栀逍遥丸加味

4. 气滞血瘀型：症见腹部肿块坚硬不移，患者面色黧黑，心烦易怒，舌黯、苔薄，脉涩。可服用活血化瘀的方药：

桃红四物汤加味

【西药治疗】

治疗以手术切除为主，辅助放射治疗，配合化疗。

1. 卵巢上皮癌的内科治疗：

(1) 单药化疗

米尔法兰

瘤可宁

环磷酰胺

(2) 腹腔内化疗

(3) 常用联合化疗方案如下：

①顺铂

阿霉素

环磷酰胺

②六甲嘧胺

环磷酰胺

氟尿嘧啶

2. 恶性生殖细胞瘤的常用化疗方案：

长春新碱

更生霉素

环磷酰胺

【名医叮嘱】

凡45岁以上未生育，第一次妊娠在30岁以上，以及累积排卵超过40年的妇女，均应警惕卵巢癌的发生。卵巢癌术后的患者应加强饮食营养，放化疗期间饮食宜清淡，易消化，宜食清热滋阴的食物。

第十六节　恶性淋巴瘤

【病证表现】

何杰金淋巴瘤占恶性淋巴瘤的14%，临床表现主要为：无痛性的淋巴结肿大，伴发热、皮痒、盗汗及体重减轻。非何杰金淋巴瘤患者常有淋巴结肿大和疲乏无力，随着病情的进展，症状可以加重。

有的恶性淋巴瘤的患者表现为皮肤丘疹、带状疱疹、色素沉着、鱼鳞病、剥脱性皮炎等非特异性皮肤病变。

【就医指南】

恶性淋巴瘤的确诊主要依靠病理学检查，包括对肿大的淋巴结针吸活检。X线检查能观察可疑受侵部位的淋巴结情况，对恶性淋巴瘤的诊断有重要参考价值。CT、核磁共振和B超检查可以发现其他无表现肿大的淋巴结。必要的实验室检查有血常规、血沉、血清碱性磷酸酶、乳酸脱氢酶、肝肾功能等。

【一般治疗】

明雄黄适量研细末，每天分3次口服。平日常食海带、猕猴桃等食物可有效治疗恶性淋巴瘤。

【中药治疗】

根据病情辨证治疗：

1. 肝气郁结型：症见情绪急躁或郁郁寡欢，两胁不舒或闷胀，腋下或大腿根处有肿大淋巴结，舌质黯淡、苔白腻，脉弦或滑。可服用疏肝理气、化痰散结的方药：

小柴胡汤加味

2. 痰湿壅阻型：症见腋下或大腿根处有可触及的肿大淋巴结，伴有腹泻，舌淡、苔白腻，脉滑。可服用健脾利湿、化痰散结的方药：

二陈汤加味

3. 寒湿凝滞型：症见浅表淋巴结肿大，多见于颈部、腋下、大腿根部，患者畏寒怕冷，食欲差，舌质淡、苔白腻，脉沉弦。可服用软坚散结、温化寒痰的方药：

痰饮丸

4. 正气虚损型：症见浅表淋巴结肿大，坚硬如石、疼痛，消瘦乏力，食欲差，舌质黯、苔白，脉弦数。可服用益气化痰、解毒的方药：

四君子汤加味

【西药治疗】

1. 何杰金淋巴瘤的治疗方法：放射治疗 + 化疗。

联合化疗方案：

(1)氮芥

长春新碱

甲基苄肼

强的松

(2)博莱霉素

阿霉素

长春花碱

氮烯酰胺

2. 非何杰金淋巴瘤的治疗方法：手术 + 放疗 + 化疗，自体骨髓移植，生物治疗。

主要联合化疗方案：

(1)环磷酰胺

阿霉素

长春新碱

强的松

(2)环磷酰胺

长春新碱

甲苄肼

强的松

(3)环磷酰胺

长春新碱

氨甲喋呤

阿糖胞苷

(4)环磷酰胺

长春新碱

甲苄肼

强的松

阿霉素

博莱霉素

【急症处理】

发热在38℃以上的病人可以使用退热剂，如消炎痛栓。可以在病人所服中药中加入以下药物：生石膏、柴胡、青蒿、地骨皮。

皮肤瘙痒的病人可以加入：苦参、白藓皮、地肤子等。

盗汗不止的病人可以加入：浮小麦、五味子、五倍子等。

【名医叮嘱】

预防感冒，发生不明原因的发热、皮肤瘙痒和浅表淋巴结肿大应警惕本病。恶性淋巴瘤病人宜少食生冷、油腻食品，保持积极、乐观的生活态度。

恶性淋巴瘤晚期的患者应谨慎使用消炎痛栓剂，以防体温骤降引起虚脱。

第十七节 骨肿瘤

【病证表现】

骨肉瘤可发生于骨骼的任何部位，主要表现为局部疼痛和肿胀，根据肿瘤发生的部位不同可有不同的表现：发生于脊椎可致截瘫或坐骨神经痛；发生在下肢可致跛行，病情进展迅速，早期可发生肺转移，表现为胸痛、咳嗽、咯血等症状。

尤文氏瘤主要表现为局部疼痛，可为刺痛或钝痛，伴有寒战、发热、全身不适等症状。

【就医指南】

X 线检查、CT、MRI、骨扫描等检查均有高度特异性表现，骨肉瘤较易得到确诊。尤文氏瘤 X 线表现主要为溶骨性破坏，即所谓“融冰”样改变。血化验检查：血沉加快、白细胞计数增多、碱性磷酸酶及 LHD 升高。

【一般治疗】

熟地、女贞子、杜仲、寻骨风、川断、骨碎补、黄芪、羊蹄根各适量，水煎服，每日一剂。亦可服和平消丹。

【中药治疗】

根据病情辨证治疗：

1. 肾气不足、骨髓瘀毒型：症见患处肿胀疼痛，腰酸乏力，头晕耳鸣，舌质淡、苔薄白，脉沉细。可服用填精补髓的方药：

金匮肾气丸合龟鹿二仙胶

2. 肝肾阴虚型：症见患处红肿疼痛，腰膝酸软，腿足乏力，头晕，午后低热，盗汗，舌红、苔少，脉弦细。可服用滋阴益肾的方药：

虎潜丸

3. 淤血毒热、蕴结型：症见患处肿胀疼痛，逐渐加重，刺痛拒按，食欲差，口干，舌质黯、苔薄，脉沉弦。可服用化瘀凉血、解毒的方药：

白虎桂枝汤

4. 阴毒阻滞、脉络型：症见患处肿胀疼痛，得温痛减，大便稀溏，舌质黯、苔白腻，脉滑或沉迟。可服用散寒解毒、通络的方药：

乌头汤加味

【西药治疗】

1. 骨肉瘤的治疗以手术切除为主，术前、术后辅助化疗，可显著提高5年生存率。常用化疗药物如下：

环磷酰胺

阿霉素

氨甲喋呤

顺铂

丝裂霉素

更生霉素

氟尿嘧啶

2. 尤文氏瘤的治疗采用手术＋化疗＋放疗

常用联合化疗方案：

(1)更生霉素＋长春新碱＋环磷酰胺

(2)更生霉素＋长春新碱＋环磷酰胺＋阿霉素

【名医叮嘱】

发现四肢疼痛或不明原因的骨折时应尽快查出病原。多食强筋健骨的食物，如猪牛骨汤、杜仲、枸杞子、桂圆、荔枝、桑葚等，戒烟酒，多食新鲜蔬菜、水果。

第十八节　多发性骨髓瘤

【病证表现】

胸、背或肋骨疼痛，消瘦乏力，食欲不振，或有慢性感染长期不能治愈，或出现全身浮肿，少尿等肾功能衰竭的症状。

【就医指南】

就诊时进行一系列的检查，并出现以下改变可以帮助确诊，X线检查：有局部或广泛的骨质疏松或病理性骨折。血液检查：血沉加快、血清球蛋白升高、A/G倒置、出现M蛋白。尿液检查：本－周氏蛋白阳性。骨髓象检查：骨髓中浆细胞达20%以上，或其他组织出现经病理证实的浆细胞瘤。

【一般治疗】

一般服用六味地黄丸治疗多发性骨髓瘤可有效。

【中药治疗】

根据病情辨证治疗：

1. 肾气不足、骨髓瘀毒型：症见胸背疼痛，活动受限，腰酸乏力，头晕耳鸣，舌质淡、苔薄白，脉沉细。可服用填精补髓的方药：

金匮肾气丸合龟鹿二仙胶

2. 肝肾阴虚型：症见胸背疼痛，活动不利，肌肉麻木萎缩，腰膝酸软，腿足乏力，头晕，午后低热，盗汗，舌红、苔少，脉弦细。可服用滋阴益肾的方药：

虎潜丸

3. 淤血毒热炽盛型：症见全身疼痛，逐渐加重，持续高热，烦躁，食欲差，口干，舌质绛、苔黄，脉数。可服用化瘀凉血、解毒的方药：

安宫牛黄丸

白虎桂枝汤

4. 脾肾阳虚型：症见胸背疼痛，得温痛减，肢体浮肿，尿少，面色苍白，乏力，大便稀溏，舌质黯、苔白腻，脉滑或沉迟。可服用温脾益肾、利水的方药：

实脾散

【西药治疗】

西医治疗以化疗为主，常用的化疗药物如下：

苯丙氨酸氮芥

甲酰溶肉瘤素

长春新碱

强的松

【名医叮嘱】

患者不宜长期卧床，应经常进行散步、打太极拳等轻度体力活动，防止病理性骨折。多吃动物骨髓，忌烟酒，不吃刺激性食物。

第十九节 脑恶性肿瘤

【病证表现】

突然出现头晕、视力减退、复视，或无明显诱因出现剧烈头痛、喷射状呕吐，或出现抽搐、癫痫。有的患者出现不明原因的身体迅速长高，女性闭经或溢乳，男性性功能减退，毛发、胡须脱落等。

【就医指南】

患者就诊时有上述症状，怀疑脑瘤者应做头颅CT、MRI检查。

【一般治疗】

可选用复方抗瘤粉。

【中药治疗】

根据病情辨证治疗：

1. 肝火上炎型：症见情绪急躁，两胁闷胀不适，头痛剧烈，恶心呕吐呈喷射状，面红目赤，舌质红、苔薄白，脉弦数。可服用清肝泻火的方药：

龙胆泻肝汤加味

2. 气滞血瘀型：症见头刺痛，疼痛固定不移，面黧黑，舌质黯或有淤斑、苔薄白，脉细涩。可服用活血化瘀的方药：

通窍活血汤

3. 痰湿内阻型：症见头胀满、头晕，便稀溏，舌淡胖、苔白腻，脉滑。可服用健脾利湿的方药：

二陈汤加味

4. 肝肾阴虚型：症见头痛头晕，耳鸣，大便干结，舌质红、苔少，脉细数C可服用补肝肾、滋阴潜阳的方药：

六味地黄丸加味

【西药治疗】

脑瘤的治疗以手术+放疗为主，化学药物治疗也在临床逐渐采用。

联合化疗方案：

1. 环己亚硝脲

甲苄肼

长春新碱

2. 环已亚硝脲

甲基苄肼

长春新碱

3. 威猛

环已亚硝脲

【名医叮嘱】

头颅放射治疗后的并发症主要为头痛、发热、呕吐等，宜服六味地黄丸合丹栀逍遥丸。患者平日宜清淡饮食，不急躁，保持情绪稳定。

第二十节　皮肤癌

【病证表现】

基底细胞癌：肿瘤呈肉色或粉红色透明结节，伴有溃疡的生长，或有脓液分泌，气味恶臭。

鳞状细胞癌：大部分局限于表皮，表面有鳞屑、溃疡或结痂，向边缘扩展，日久不愈。

【就医指南】

凡年龄在50岁以上，皮肤上出现质地较硬、隆起于皮肤的斑块或结节，向四周扩展，或者表皮出现的小结节逐渐生长，中心产生浅溃疡，经久不愈者，应高度警惕皮肤癌的可能性，及早做病变活检切片，送病理检查。

【一般治疗】

苦参、白蘚皮、地肤子、蛇床子、败酱草、龙葵各适量，水煎外洗，每日1～2次。亦可选用五妙水仙膏（江苏省准阴中药厂生产）及蟾蜍软膏外敷。

【中药治疗】

根据病情辨证治疗：

1. 湿热蕴结型：症见皮肤隆起结节，覆有结痂，或有溃疡，日久不愈、溃烂、流脓、疼痛、气味恶臭，发热，舌质红、苔黄腻，脉滑数。可服用清热利湿、解毒的方药：

除湿解毒汤加味

2. 气血两虚型：症见皮肤结节破溃，日久不愈，神疲乏力，不思饮食，口干渴，便干结，舌质淡、苔薄，脉弱。可服用扶正益气、化瘀解毒的方药：

补中益气汤加味

3. 气郁肝热型：症见皮肤肿块或结节破溃，色红、坚硬，烦躁易怒，胸胁胀满不适，舌质红、苔黄，脉弦。可服用行气清热、舒肝的方药：

丹栀逍遥丸

4. 寒痰凝聚型：症见皮色不变，或有紫斑或有溃疡，患者畏寒，怕冷，舌淡、苔白腻，脉沉迟。可用温化寒痰的方药：

当归四逆汤

金匮肾气丸

【西药治疗】

首选手术和放射治疗，或配合化疗。

1. 局部治疗：

氟尿嘧啶软膏

博莱霉素软膏

皮癌膏

2. 全身治疗：

博莱霉素

顺铂

阿霉素

3. 冷冻疗法：用快速超低温的方法破坏癌细胞。

4. 激光治疗：激光照射病变部位，使癌组织气化或碳化而杀死癌细胞。

【名医叮嘱】

1. 尽量减少紫外线照射。

2. 放疗或激光治疗后，应多食富含维生素 A 的食品，如动物的肝脏、红枣、黄花菜、黑芝麻、核桃等。

3. 禁食烟酒及辛辣食物。

第二十一节　软组织肉瘤

【病证表现】

横纹肌肉瘤是最常见的软组织肉瘤，可发生于人体任何部位的横纹肌。

多型性横纹肌肉瘤多发生于下肢，表现为肌肉肿块，表皮红肿，或有溃疡、出血、疼痛。

胚胎性横纹肌肉瘤多发生于眼眶、泌尿道，表现为局部肿块，质硬、疼或不疼。

腺泡性横纹肌肉瘤多发生于头颈、躯干、四肢，表现为局部肿块、皮肤水肿、破溃。

葡萄状横纹肌肉瘤多发生于阴道、膀胱、前列腺，表现为局部肿块，阴道分泌物增多，或有尿频、尿急、尿痛等。

【就医指南】

X 线检查、CT、MRI 等检查对软组织肉瘤的确诊均有高敏感性和特异性。

【一般治疗】

白花蛇舌草、半枝莲、当归、野菊花各适量，水煎服用，每日一剂。

【中药治疗】

根据病情辨证治疗：

1. 肝经火盛、邪热壅阻型：症见患处红肿疼痛，心烦易怒，耳鸣，舌质红、苔黄或苔干，脉弦。可服用舒肝清热、解毒的方药：

丹栀逍遥丸加味

2. 气血两虚型：症见患处肿胀疼痛，或有溃疡日久不愈，乏力，头晕，舌淡、苔薄，脉细弱。可服用益气养血的方药：

八珍汤

3. 淤血蕴结型：症见患处肿胀疼痛，逐渐加重，刺痛拒按，食欲差，口干，舌质黯、苔薄，脉沉弦。可服用活血化瘀、软坚散结的方药：

桃红四物汤

【西药治疗】

软组织肉瘤的治疗行局部广泛切除，术后行局部放疗和全身辅助化疗。

常用联合化疗方案：

1. 阿霉素

达卡巴嗪

2. 环磷酰胺

长春新碱

阿霉素

达卡巴嗪

3. 阿霉素

异环磷酰胺

【名医叮嘱】

患者放疗后，病变处皮肤发红，有皮屑伴瘙痒，即为放射性皮炎，应服用养阴清热的中药，如沙参、玄参、麦冬、五味子、生地等，宜食银耳、百合等食物，多吃新鲜蔬菜、水果。

第二十二节　恶性黑色素瘤

【病证表现】

色素痣的近期变化如：短时间内突然增大，颜色明显加深，刺痒或刺痛，痣体表面发生结痂、糜烂、破溃等。各种类型的恶性黑瘤有不同的表现。

浅表播散型恶性黑瘤：色素加深，外观扁平，周边可呈齿状或凹凸状。

结节型恶性黑瘤：常呈黄黑色，病变呈息肉或菜花样。

雀斑型恶性黑瘤：扁平，棕褐色，周边呈齿状。

肢端着色斑型恶性黑瘤：发生手、足掌面及甲床下，边缘不规则，呈棕褐色。

【就医指南】

任何色素痣的近期变化均应考虑本病，并应进行全部病灶切除后的活检。

【一般治疗】

苦参、白藓皮、地肤子、蛇床子、龙葵各适量，水煎外洗，每日 1 ~2 次。

【中药治疗】

根据病情辨证治疗：

1. 热毒蕴结型：症见病变红肿、溃烂、疼痛，气味恶臭，发热，舌质黯红、苔黄，脉数。可服用清热解毒的方药：

清营汤加味

2. 气阴亏虚、余毒未清型：症见患者放、化疗后神疲乏力，不思饮食，口干渴，便干，舌质淡、苔薄，脉弱。可服用益气养阴、化瘀解毒的方药：

生脉散加味

【西药治疗】

早期原发病灶应进行根治性切除术，术后再进行辅助化疗或免疫治疗。

1. 联合化疗方案：

(1)达卡巴嗪

卡莫司汀

顺铂

三苯氧胺

(2)卡莫司汀

达卡巴嗪

长春新碱

(3)博莱霉素

长春花碱

环己亚硝脲

达卡巴嗪

2. 生物免疫治疗:

干扰素

白介素 2

卡介苗

转移因子

LAK 细胞

【名医叮嘱】

1. 尽量减少紫外线照射,对色素痣近期内的突然变化应引起高度警惕。

2. 多食富含维生素 A 的食品,如动物的肝脏、红枣、黄花菜、黑芝麻、核桃等。

3. 禁烟酒及辛辣食物。